全国中医药行业高等教育"十三五"创新教材

中医临床研究进展

ZHONGYI LINCHUANG YANJIU JINZHAN

刘敬霞　主编

U0335344

中国中医药出版社
·北　京·

图书在版编目（CIP）数据

中医临床研究进展 / 刘敬霞主编 . —北京 : 中国中医药出版社 , 2018.8
全国中医药行业高等教育"十三五"创新教材
ISBN 978-7-5132-4760-3

Ⅰ . ①中… Ⅱ . ①刘… Ⅲ . ①中医临床 – 研究进展 – 研究生 – 教材
Ⅳ . ① R24

中国版本图书馆 CIP 数据核字 (2018) 第 014371 号

中国中医药出版社出版

北京市朝阳区北三环东路 28 号易亨大厦 16 层
邮政编码　100013
传真　010-64405750
廊坊市三友印务装订有限公司印刷
各地新华书店经销

开本 787×1092　1/16　印张 24.25　字数 353 千字
2018 年 8 月第 1 版　　2018 年 8 月第 1 次印刷
书号　ISBN 978 – 7 – 5132 – 4760–3

定价　68.00 元
网址　www.cptcm.com

社 长 热 线　010–64405720
购 书 热 线　010–89535836
维 权 打 假　010–64405753

微信服务号　zgzyycbs
微商城网址　https://kdt.im/LIdUGr
官 方 微 博　http://e.weibo.com/cptcm
天猫旗舰店网址　https://zgzyycbs.tmall.com

如有印装质量问题请与本社出版部联系（010-64405510）
版权专有　侵权必究

《中医临床研究进展》
编委会

编写说明

本教材的编写目的是通过对中医临床研究进展内容的学习，以提高临床技能为宗旨，传承中医学术精华，使研究生掌握中医临床学科的重点、热点、难点和疑点，学习处理临床问题的思维及方法，并应用中医理论与方法分析和解决临床问题，熟练掌握临床常见病、重点病、优势病的诊断和辨证论治方法。

本教材的章节分布在内科、儿科、外科、妇科、五官科、针灸推拿、急诊、心理、养生保健等内容的编写中，每一章节的主要内容包括四个方面：源流发展，即从本病证的中医文献研究进行编写，厘清不同时代的学术进展和贡献；病类范畴，即从学科建设的角度对病证的内涵和外延的研究进行编写，并对相关病证的中西医对应关系进行编写；优势病种，即结合中医硕士专业学位研究生在进入科室的住院医师规范化培训学习时，对本重点专科的优势病种从概念、诊断标准、治疗方案、疗效评价方面进行学习和掌握；研究集萃，主要是对有创新性的研究成果进行编写，以培养研究生的科研思维和创新能力。部分编者根据其学科自身特点和病证特点，结合临床诊疗情况，对编写布局和内容有适当调整，以更加切合临床实际和应用，并且更为合理地体现本学科临床研究的进展，以助学生的掌握和应用。

本教材适用于中医临床型硕士研究生，兼顾博士生，并可作为业内参考用书。教材编写过程中仍有很多不足，希望各位读者不吝指教，愿通过大家的努力，不断提高中医硕士专业学位研究生的培养质量。

在此对在本教材编写过程中给予大量支持和帮助的中国中医药出版社表示感谢！

刘敬霞

2018 年 3 月

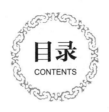

目录
CONTENTS

第一章
内科疾病临床研究进展

第二章
外科骨伤疾病临床研究进展

第三章

妇科疾病临床研究进展

第四章

儿科疾病临床研究进展

第五章

眼科及耳鼻喉科疾病诊疗研究进展

第六章

针灸推拿疗法研究进展

第七章

急症临床诊治及方药应用研究进展

第八章

心理疗法研究进展

第九章

中医养生保健研究进展

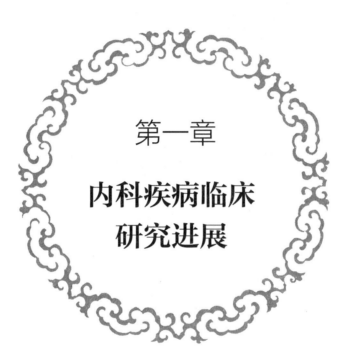

第一章

内科疾病临床
研究进展

第一节 肺系病证

肺系病证，概于肺字，考其病因，不外乎外感、内伤，或由外感与内伤相互影响，引起肺系发生疾病。外邪侵袭或内伤及肺，影响肺气的宣发和肃降，引起以呼吸不畅、胸闷、鼻塞、咳嗽、气喘等为主要表现的病证。

【源流发展】

（一）病名提出与沿用

1. 感冒 感冒之名，首见于南宋《仁斋直指方论·诸风》，兹后历代医家沿用此名，并将感冒与伤风互称。

2. 咳嗽 咳嗽首见于《黄帝内经》。《素问·宣明五气》曰："五气所病……肺为咳。"

3. 哮病 《黄帝内经》中虽无哮病之名，但记载的"喘鸣"与本病发作特点相似；《金匮要略》则称为"上气"；《诸病源候论》除沿用"上气"病名外，又称作"呷嗽"；元代朱丹溪首创"哮喘"病名，把本病从笼统的"喘鸣""上气"中分离出来，成为一个独立的病名。古医籍中还有哮吼、齁䶗等名称。

4. 喘证 病证首见于《黄帝内经》。《灵枢·五阅五使》说："故肺病者，喘息鼻张。"《灵枢·本脏》曰："肺高则上气，肩息咳。"提示喘证以呼吸急促、鼻翼扇动、张口抬肩为特征。

5. 肺痈 《金匮要略》首次列有肺痈病名，并作专篇进行讨论。《金匮要略·肺痿肺痈咳嗽上气病脉证治第七》曰："咳而胸满，振寒，脉数，咽干不渴，时出浊唾腥臭，久久吐脓如米粥者，为肺痈。"

6. 肺痨 历代医家命名甚多，有以其具有传染性命名者，如尸疰、劳疰、虫痓、毒痓、传尸；有以症状特点命名者，如劳嗽、骨蒸、急痨等；直到宋代《三因极一病证方论》始以"痨瘵"定名；现今一般称为"肺痨"。

7. 肺胀 病名首见于《黄帝内经》。《灵枢·胀论》说："肺胀者，虚满而喘咳。"《灵枢·经脉》说："肺手太阴之脉……是动则病肺胀满，膨膨而喘咳。"指出了本病虚满的基本性质和典型症状。

8. 肺痿 病名最早见于《金匮要略》，列专篇论述，《金匮要略·肺痿肺痈咳嗽上气病脉证治第七》说："寸口脉数，其人咳，口中反有浊唾涎沫者何？师曰：为肺痿之病。"

（二）发病与治疗渊源

1. 感冒 《黄帝内经》提出感冒主要是外感风邪所致；《伤寒论》论感冒的中风、伤寒两证，给出桂枝汤、麻黄汤两个汤证；《诸病源候论》从具有较强传染性的时行感冒而言，所指的"时气病"之类；《丹溪心法·伤风》明确指出病位属肺，根据辨证常规，分列辛温、辛凉两大治法；《类证治裁·伤风》《证治汇补·伤风》等对虚人感冒有了进一步认识，提出扶正祛邪的治疗原则。

2. 咳嗽 《素问·咳论》认为咳嗽是由于"皮毛先受邪气"所致，同时指出"五脏六腑皆令人咳，非独肺也"；《素问·咳论》以脏腑命名，分为肺咳、心咳、脾咳、肝咳、肾咳等，《诸病源候论·咳嗽候》提出十咳之称，除五脏咳外，尚有风咳、寒咳、久咳、胆咳、厥阴咳等；张景岳首次把咳嗽归纳为外感、内伤两大类；《医学法律》论述了燥伤及肺为病而致咳嗽，创立温润和凉润治法。

3. 哮病 《金匮要略》具体描述了本病发作时的典型症状，提出了治疗方药，并从病理上将其归属于痰饮病中的"伏饮"，成为后世顽痰伏肺为哮病夙根的理论渊源；《诸病源候论》明确指出本病病理为"痰气相击，随嗽动息，呼呷有声"，治疗"应加消痰破饮之药"；朱丹溪阐明病理因素"专主于痰"，提出"未发以扶正气为主，既发以攻邪气为急"的治疗原则，确定了本病的施治要领；《医学正传》进一步对哮与喘做了明确的区分，提出"哮以声响言，喘以气息言"。

4. 喘证 《黄帝内经》提出多脏致喘，主要是肺与肾病变；张仲景提出多病致喘，认识到许多疾病，如伤寒、肺痿、肺痈、水气、黄疸、虚劳可导致喘病发生，《金匮要略》中的"上气"即是指喘息不能平卧的喘证，给出具体方药，如射干麻黄汤、葶苈大枣泻肺汤等；《丹溪心法·喘》提出多因致喘，"六淫七情之所感伤，饱食动作，脏气不和，呼吸之息，不得宣畅而为喘急。亦有脾肾俱虚体弱之人，皆能发喘"；张景岳把喘证归纳为虚实两证，作为喘证辨证纲领，《景岳全书·喘促》说："实喘者有邪，邪气实也；虚喘者无邪，元气虚也。"

5. 肺痈 《诸病源候论》提出"肺痈者……寒乘虚伤肺，寒搏于血，蕴结成痈，热又加之，积热不散，血败为脓"，认为风寒化热亦可为痈；《医学纲目》提出饮食及燥热致病；《医门法律》认为病由五脏之火，治疗主张以"清肺热，救肺气"为要点；《杂病源流犀烛》提出病机为肺热成痈，"肺痈，肺热极而成痈也"；《柳选四家医案》提出血瘀热壅成痈，"肺痈之病，皆因邪瘀阻于肺络，久蕴生热，蒸化成痈"，突出"瘀热"概念；《外科正宗》提出分期治疗，初起在表者宜散风清肺，已有里热者宜降火益阴，脓成则平肺排脓，脓溃正虚者宜补肺健脾的治疗原则；《张氏医通》提出治疗注意事项，主张"乘初起时极力攻之""慎不可用温补保肺药，尤忌发汗伤其肺气"。具体方药，《金匮要略》指出未成脓者用葶苈大枣泻肺汤，成脓者用桔梗汤；《备急千金要方》创用苇茎汤以清肺排脓、活血消痈。

6. 肺痨 《灵枢·玉版》提出肺痨形体和脉象特点，"咳，脱形；身热，脉小以疾"；《外台秘要》指出肺痨有骨蒸、烦躁、食无味、消瘦、盗汗、咳嗽、两颊如胭脂色等症状，还指出本病可见"腹中有块，或脑后近下两边有小结"等兼症；《医学入门·痨瘵》提出肺痨六大主症；《肘后备急方》提出本病具有传染性，"死后复传之旁人，乃至灭门"，并创立"尸疰""鬼疰"之名；《备急千金要方》明确了病位在肺，病因是"劳热生虫在肺"；《仁斋直指方》已提出"治瘵疾，杀瘵虫"的重要观点；葛可久《十药神书》为我国现存第一部治疗肺瘰专著；《丹溪心法·瘰疬》倡"瘰疬主乎阴虚"之说，确立了滋阴降火的治疗大法。

7. 肺胀　《金匮要略》提出肺胀可出现浮肿、烦躁、目如脱等症状，认为与痰饮有关，用越婢加半夏汤、小青龙加石膏汤等辨证论治；《诸病源候论》提出发病机制，"肺虚为微寒所伤则咳嗽，嗽则气还于肺间则肺胀，肺胀则气逆，而肺本虚，气为不足，复为邪所乘，壅痞不能宣畅，故咳逆短气也"；《丹溪心法·咳嗽》说"肺胀而嗽，或左或右不得眠，此痰挟瘀血碍气而病"，充实了痰瘀阻碍肺气理论；《张氏医通·肺痿》说"盖肺胀实证居多"；《证治汇补·咳嗽》提出分虚实辨治，"又有气散而胀者宜补肺，气逆而胀者宜降气，当参虚实而施治"。

8. 肺痿　《金匮要略·肺痿肺痈咳嗽上气病脉证治第七》提出伤津致病，"或从汗出，或从呕吐，或从消渴小便利数，或从便难，又被快药下利，重亡津液，故得之"；《诸病源候论》提出因伤风和正虚而病；《证治准绳》认为"久嗽咯血成肺痿"；《外科正宗》指出脓毒未尽伤肺，肺痈溃后，热毒不净，伤阴耗气，转为肺痿；《张氏医通·肺痿》将肺痿的治疗要点概为"缓而图之，生胃津，润肺燥，下逆气，开积痰，止浊唾，补真气"等7个方面，"以通肺之小管""以复肺之清肃"；《杂病源流犀烛·肺病源流》对肺痿的用药忌宜进行补充，"宜急治之，切忌升散辛燥温热……大约此症总以养肺、养气、养血、清金、降火为主"。

（三）标志性学术观点

1. 感冒典型症状辨析　《素问·骨空论》说："风者百病之始也……风从外入，令人振寒、汗出、头痛、身重、恶寒。"

2. 咳嗽分外感内伤辨治　张景岳的《景岳全书·咳嗽》指出："咳嗽之要，止惟二证，何为二证？一曰外感，一曰内伤而尽之矣。"

3. 哮病特征及分期论治　朱丹溪提出"未发以扶正气为主，既发以攻邪气为急"的分期治疗原则。

4. 喘证分虚实论治纲领 张景岳确立从虚实辨证喘证的纲领，《景岳全书》云："气喘之病，最为危候……欲辩之者，亦惟二证而已。所谓二证者，一曰实喘，一曰虚喘也。"

5. 肺痈分四期论治 《外科正宗》对肺痈分为初起、已成、溃后、正虚论治。

6. 肺痈杀虫补虚治疗 《医学正传》确立了杀虫与补虚的两大治疗原则。

7. 肺胀痰瘀碍气病机 《丹溪心法》提出："肺胀而嗽，或左或右不得眠，此痰挟瘀血碍气而病。"

8. 肺痿分虚寒和虚热论治 《金匮要略》曰："肺痿吐涎沫而不咳者……此为肺中冷，必眩，多涎唾，甘草干姜汤以温之。"

【病类范畴】

（一）肺系病证和范围聚类分析

1. 肺病命名沿袭经典医著 《黄帝内经》作为第一部系统的中医理论奠基之作，是肺系病证命名方式产生的学术根据。《黄帝内经》以"病因、病位、病性、病机、主症"构成基本要素，形成"单要素"和"复合要素"为主的命名方式。如《素问·阴阳别论》"阴争于内……四逆而起，起则熏肺，使人喘鸣"中的"喘鸣"是以主症命名；《灵枢·胀论》"肺胀者虚满而喘咳"中的"肺胀"是以病位与主症结合为命名根据。后世医家多遵循《黄帝内经》疾病命名方式予以命名。

《伤寒论》在肺系病证方面多强调"六经的传变""方药""病证"之间的联系，使得各病证命名别具特色。如以六经命名的"太阳证"，以病因病机命名的"风寒表证"，以主治证候方剂命名的"桂枝证"，至今这些病证仍用于临床肺系病证的辨治。《金匮要略》所建立的"以病为纲、病证结合、辨证论治的杂病诊疗体系"，对肺系病证的确立更为明确。

2. 肺系病证名称划分范围　基于对中医理论的理解与认识不同，所提出的肺系病证范围不同。《中医呼吸病学》将肺系常见疾病分为咳嗽、哮证、喘证、肺痈、肺痿、肺痨、悬饮、鼻渊、鼻窒、乳蛾、喉痹、喉瘤 12 类；《国家标准中医临床诊疗术语》将肺系病证主要分为肺热病、肺咳、哮病、肺胀、肺络胀、肺痿、肺痈、肺痨、肺癌、肺水、肺厥、肺衰、尘肺、悬饮等；新世纪第 2 版《中医内科学》将肺系常见疾病分为感冒、咳嗽、哮病、喘证、肺痈、肺痨、肺胀、肺痿 8 个病证；《中医内科五脏病学》肺病分类除《中医内科学》中提到 8 个病证，还包括西医常见肺系病证（尘肺和矽肺、肺癌、登革热和登革出血热、钩端螺旋体病、疟疾、败血症、吸入性肺炎、呼吸衰竭、成人呼吸窘迫综合征等）。

3. 肺系病证范畴聚类分析　通过对肺病文献数据库研究发现，中医肺系病证涉及范围较广，在古代文献中以"咳""嗽""喘""痰""上气""呀呻声""水鸡声"等证候名称和"感冒""咳嗽""哮病""喘证""肺痈""肺痨""肺胀""肺痿"等疾病名称的形式存在。病案聚类分析显示，肺系病证根据临床特征聚为三类：恶寒发热，畏风易感，自汗，周身酸痛，口、鼻、唇、咽、皮肤干燥，息粗，声低懒言，喉中痰鸣，喷嚏，语声重浊，声音嘶哑，咽痒，咽喉肿痛，痰黄，痰多，痰少，痰清稀，痰难咳，咳血色鲜红，咯血色紫暗，咳吐脓血腥臭痰，鼻塞，鼻流清涕，鼻流浊涕，脉浮，皮肤红斑瘙痒，腹痛，腹胀，便血，里急后重等症状可聚为一类；胸胁胀闷，气喘，痰白，痰黏稠，痰易咳，舌苔薄等症状可聚为一类；咳嗽为一类。

（二）肺系病证分类及范围

1. 基于中医理论的肺系病证分类　依据对《黄帝内经》相关理论的理解总结出肺系病证病名的分类主要有肺本身生理功能改变的疾病病名、肺系统鼻腔部疾病病名、肺系统咽喉部疾病病名、肺系统皮肤及体表组织部位病名、肺系统津液改变病名、肺系本经络所经过部位改变病名、肺系统相关其他病名等。

2. 结合西医呼吸系统功能的肺病范围　随着中医的发展，在传统中医对疾病理解的基础上，逐渐认识到中医所指肺疾病的发生与西医学呼吸系统的主要功能密切相关，同时涉及内分泌、血液、代谢等方面的功能变化。因此，基于中医对肺系病证的认识及其临床表现的特殊性，中医内科肺系病证包括咳嗽、哮病、喘病、咳喘、哮喘、肺胀、肺络张、肺痈、肺痿、肺痨、肺水、肺厥、肺衰、尘肺、悬饮、痰饮、肺积、肺痹、肺部肿块、咯血、肺热病、感冒等22 种。

3. 肺系病证范围与西医疾病的对应　与中医内科肺系病证对应的西医疾病包括变异性咳嗽、急性气管支气管炎、细支气管炎、慢性阻塞性肺疾病、肺气肿、慢性支气管炎、慢性肺源性心脏病、支气管哮喘、支气管扩张、肺炎、肺脓肿、弥漫性间质性肺疾病、原发性支气管肺癌、细支气管肺泡癌、肺纤维瘤、支气管腺瘤、肺转移性肿瘤、肺不张、肺水肿、胸腔积液、胸膜炎、脓胸、气胸、肺囊性纤维化、呼吸衰竭、肺性脑病、急性呼吸窘迫综合征、普通感冒、流行性感冒、严重急性呼吸综合征、急性上呼吸道感染、反复呼吸道感染等32 种。

【优势病种】

（一）咳嗽（感冒后咳嗽或感染后咳嗽）诊疗方案

1. 咳嗽概述　咳嗽是人体清除呼吸道内的分泌物或异物的保护性呼吸反射动作。以咳嗽、咳痰为主要症状，相当于西医急性气管 - 支气管炎、慢性支气管炎，气管、支气管黏膜及其周围组织的慢性非特异性炎症。

2. 咳嗽诊断标准

（1）西医诊断标准：①病史。由呼吸道感染引起，感染控制以后迁延不愈的一类咳嗽。②主要症状。多表现为刺激性干咳或咳少量白色黏液痰。③主要体征。肺部无阳性体征。④辅助检查。胸部 X 线检查无明显病变，肺通气功能正常，支气管激发试验阴性，诱导痰检测细胞学检查嗜酸细胞比例<2.5%。

（2）中医诊断标准：①有明确的感冒或呼吸道感染史；②咳嗽为主，或伴有咳痰，或咽干、咽痒；③胸部查体及X线无明显异常。

（3）证候诊断标准：①风邪犯肺证。咳嗽气急，或呛咳阵作，咽痒，遇冷空气、异味等因素突发或加重，或夜卧晨起咳剧，多呈反复性发作，干咳无痰或少痰，舌苔薄白，脉浮，或紧，或弦。②风寒恋肺证。咳嗽日久，遇风或寒加剧，少量白稀痰，有夜咳，口不干，舌淡，苔白或白滑，脉浮紧或浮弦。③风热郁肺证。咳嗽日久，口干，咽干，日咳较多，食辛辣燥热之品则咳，少量白黏痰，舌红，苔薄黄，脉弦数或弦。④风燥伤肺证。咳嗽，少痰，口干，咽干，鼻燥，鼻痒，大便干，夜间咳甚，舌淡红、少津，脉细数。

3. 咳嗽治疗方案

（1）内服方药：①风邪犯肺证。治法：疏风宣肺，止咳利咽；方药：风咳汤加减；中成药：苏黄止咳胶囊等。②风寒恋肺证。治法：疏风宣肺，散寒止咳；方药：小青龙汤加减；中成药：通宣理肺丸等。③风热郁肺证。治法：疏风宣肺，清热止咳；方药：桑菊饮加减；中成药：麻杏止咳片等。④风燥伤肺证。治法：疏风宣肺，润燥止咳；方药：桑杏汤加减；中成药：养阴清肺丸等。

（2）其他疗法：①针灸。根据病情可选择大椎、肺俞、定喘、风门、天突、合谷、尺泽、足三里等穴。②药物贴敷。根据病情可辨证选择药物贴敷治疗。③砭术、刮痧、拔罐疗法。万花油或甘油涂搽后背暴露部位，用砭石反复刮、擦背部膀胱经、督脉，可配合风门、大椎、肺俞等穴闪罐，达到疏通经络、驱散风邪的作用。④热敏、刺络、雾化吸入。根据临床情况选用雷火灸、热敏灸疗法，也可配合使用经络刺激法，伴咽痒、咽部不适等症状时，可配合雾化吸入治疗。

4. 咳嗽疗效评价

（1）评价标准：以咳嗽症状划分疗效评价标准。痊愈：咳嗽症状完全消失（治疗后降至0分）；显效：咳嗽症状明显减轻（治疗后较治疗前减少6~9

分）；有效：咳嗽症状减轻（治疗后较治疗前减少 2~5 分）；无效：咳嗽症状无改善或加重。

（2）评价方法：咳嗽症状计分。由患者每天根据自己前 24 小时的咳嗽症状，对照计分表进行判断及记录：总分值＝日间计分＋夜间计分。

（二）哮病（支气管哮喘）诊疗方案

1. 哮病概述　多因感受外邪，或饮食情志等失调，引动内伏于肺的痰气而阻塞气道，使肺气不得宣降。以突然出现呼吸喘促，喉间哮鸣有声为主要表现。相当于西医支气管哮喘。

2. 哮病诊断标准

（1）西医诊断标准：①反复发作喘息、气急、胸闷或咳嗽，多与接触变应原、冷空气、物理及化学性刺激、病毒性上呼吸道感染、运动等有关。②发作时在双肺可闻及散在或弥漫性，以呼气相为主的哮鸣音，呼气相延长。③上述症状可经治疗缓解或自行缓解。④除外其他疾病所引起的喘息、气急、胸闷和咳嗽。⑤临床表现不典型者（如无明显喘息或体征），应至少具备以下 1 项试验阳性：支气管激发试验或运动激发试验阳性；支气管舒张试验阳性 FEV_1 增加≥12％且 FEV_1 增加绝对值≥200mL；呼气流量峰值（PEF）日内（或 2 周）变异率≥20％。符合①~④条或④、⑤条者，可以诊断为支气管哮喘。

（2）中医诊断标准：①发作时喉中哮鸣有声，呼吸困难，甚则张口抬肩，不能平卧，或口唇指甲发绀。②呈反复发作性，常因气候突变、饮食不当、情志失调、劳累等因素而诱发。发作前多有鼻痒、喷嚏、咳嗽、胸闷等症状。③有过敏史或家族史。④两肺可闻及哮鸣音或伴有湿啰音。⑤血嗜酸性粒细胞可增高。⑥痰液涂片可见嗜酸细胞。⑦胸部 X 线检查一般无特殊改变，久病可见肺气肿征。

（3）哮病病期诊断：①急性发作期指喘息、气急、咳嗽、胸闷等症状突然发生，或原有症状急剧加重。常有呼吸困难，以呼气流量降低为其特征，常因接触变应原等刺激物或治疗不当等所致。②慢性持续期是指每周均不同频度和

（或）不同程度地出现症状（喘息、气急、胸闷、咳嗽等）。③缓解期指经过治疗或未经治疗症状、体征消失，肺功能恢复到急性发作前水平并维持 3 个月以上。

（4）中医证候诊断

1）发作期（病期诊断中属急性发作期和部分慢性持续期患者）。①风哮：时发时止，发时喉中哮鸣有声，反复发作，止时又如常人，发病前多有鼻痒、咽痒、喷嚏、咳嗽等症，舌淡苔白，脉浮紧。②寒哮：喉中哮鸣如水鸡声，呼吸急促，喘憋气逆，痰多、色白多泡沫，易咳，口不渴或渴喜热饮，恶寒，天冷或受寒易发。肢冷，面色青晦，舌苔白滑，脉弦紧或浮紧。③热哮：喉中痰鸣如吼，咳痰黄稠，胸闷，气喘息粗，甚则鼻翼扇动，烦躁不安，发热口渴，或咳吐脓血腥臭痰，胸痛，大便秘结，小便短赤，舌红苔黄腻，脉滑数。④虚哮：喉中哮鸣如鼾，声低，气短息促，动则喘甚，发作频繁，甚至持续喘哮，咳痰无力，舌质淡或偏红，或紫暗，脉沉细或细数。

2）缓解期（病期诊断中属缓解期和部分慢性持续期患者）。①肺脾气虚证：气短声低，喉中时有轻度哮鸣，痰多质稀，色白，自汗，怕风，常易感冒，倦怠乏力，食少便溏，舌质淡，苔白，脉细弱。②肺肾两虚证：气短息促，动则为甚，吸气不利，咳痰质黏起沫，脑转耳鸣，腰膝酸软，心慌，不耐劳累，或五心烦热，颧红，口干，舌质红，少苔，脉细数；或畏寒肢冷，面色苍白，舌苔淡白，质胖，脉沉细。

3. 哮病治疗方案

（1）内服方药

1）发作期：①风哮。治法：祛风涤痰，降气平喘；方药：黄龙舒喘汤加减。②寒哮。治法：宣肺散寒，化痰平喘；方药：射干麻黄汤加减。③热哮。治法：清热宣肺，化痰定喘；方药：定喘汤加减。④虚哮。治法：补肺纳肾，降气化痰；方药：调补肺肾方合补肾益气颗粒方加减。

2）缓解期（病期诊断中属缓解期和部分慢性持续期患者）：①肺脾气虚证。治法：健脾补肺益气；方药：玉屏风散合六君子汤加减。②肺肾两虚证。治法：

补益肺肾，纳气平喘；方药：补肾益气颗粒方合生脉地黄汤；中成药：金水宝胶囊、六味地黄丸等。

（2）静脉滴注中药注射液：①痰热证可选取清开灵注射液；②阳虚证明显可选用参附注射液；③气虚或气阴两虚证明显可选用生脉注射液、黄芪注射液。

（3）针灸治疗：可根据不同分期、不同证候选择针刺清喘穴（急性期）、火针疗法、热敏灸疗法（缓解期）、雷火灸（缓解期）和拔罐等。采用传统针、灸、拔罐方法需辨证取穴和（或）循经取穴，在选择治疗方案的同时，根据急性期常见症状如痰多、发热、气喘等加减穴位。

（4）其他疗法：穴位贴敷、穴位注射、穴位埋线、电磁波治疗、经络（针）刺激法等。经络刺激法可选用数码经络导平治疗仪、经络导平治疗仪、针刺手法针疗仪。电磁波治疗可选用特定电磁波治疗仪等设备。寒哮证、肾虚寒哮证者，口服中药同时，肺俞、肾俞等穴位外敷固本咳喘膏、注射喘可治注射液、埋线。

（5）西医治疗：主要包括呼吸功能维持与并发症的预防和治疗、某些缓解药物的使用、合并感染及发热的处理原则与方法等。患者喘憋严重、缺氧的情况下，及时吸氧；痰黏难咳可视情况采取雾化吸入、机械辅助排痰；喘憋持续不缓解，出现呼吸衰竭时可选用。

4. 哮病疗效评价

（1）评价标准

1）哮喘控制测试（ACT表）。完全控制：25分；部分控制：20～24分；未得到控制＜20分。

2）中医证候疗效判定标准。临床痊愈：临床症状、体征消失或基本消失，中医证候积分减少≥95%。显效：临床症状、体征明显改善，中医证候积分减少≥70%。有效：临床症状、体征均有好转，中医证候积分减少≥30%。无效：临床症状、体征无明显改善，甚或加重，中医证候积分减少不足30%。

（2）评价方法：①临床控制测试。哮喘治疗的目标是达到并维持哮喘控制。一些经过临床验证的哮喘控制评估工具，如哮喘控制测试（ACT）、哮喘控制问卷（ACQ）、哮喘治疗评估问卷（ATAQ）等，也可用于评估哮喘控制水平。哮喘评估工具 ACT 经国内多中心验证表明，不仅易学易用且适合中国国情。②中医证候量化评分。各种证候的评价具体参照《中药新药临床研究指导原则》。

（三）肺胀病（慢性阻塞性肺疾病稳定期）中医诊疗方案

1. 肺胀概述　肺胀是多种慢性肺系疾患反复发作，迁延不愈，肺、脾、肾三脏虚损，从而导致肺管不利，肺气壅滞，气道不通，不能敛收的病证。临床表现为喘息、胸闷、气短或呼吸困难等。肺胀相当于西医学中的慢性阻塞性肺疾病。

2. 肺胀诊断标准

（1）西医诊断：疾病诊断和分期标准参照原卫生部（现国家卫生健康委员会，下同）《慢性阻塞性肺病诊疗规范（2011 年版）》进行诊断。

（2）中医诊断：①喘息、胸闷、气短或呼吸困难、咳嗽、咳痰，动则气短、呼吸困难，早期仅于活动时出现，后逐渐加重，以致日常活动甚至休息时也感气短。②常有吸烟、反复的加重病史。③或伴有消瘦、纳差、心烦等。④肺功能检查，使用支气管扩张药后 $FEV_1/FVC < 70\%$ 表示存在不可逆气流受限。

（3）证候诊断

1）急性期：①寒饮伏肺证。咳嗽气急，甚则喘鸣有声，痰多易咳，色白清稀多泡沫，胸膈满闷，形寒背冷，喜热饮，咳多持续，时有轻重。舌淡苔白滑，脉细弦或沉弦。②痰热郁肺证。喘咳气涌，胸部胀痛，痰多质黏色黄，或夹有血色，伴胸中烦闷，身热有汗，口渴而喜冷饮，面赤，咽干，小便赤涩，大便或秘，舌质红，舌苔薄黄或腻，脉滑数。③痰浊阻肺证。喘而胸满闷塞，甚则胸盈仰息，咳嗽，痰多黏腻色白，咳吐不利，兼有呕恶，食少，口黏不渴，舌苔白腻，脉象滑或濡。④阳虚水泛证。临床症状：面浮足肿，腹满尿少，心悸喘咳不得卧，咳清稀痰，形寒怕冷，气短动则甚，面唇青紫，舌胖质暗，苔白滑，脉沉细数或结代。

2）缓解期：①肺脾气虚证。咳嗽或喘息、气短，动则加重；神疲、乏力或自汗，动则加重；恶风，易感冒；纳呆或食少；胃脘胀满或腹胀或便溏；舌体胖大或有齿痕，舌苔薄白或腻，脉沉细或沉缓或细弱。②肺肾气虚证。症状：喘息、气短，动则加重；乏力或自汗，动则加重；易感冒，恶风；腰膝酸软；耳鸣，头昏或面目虚浮；小便频数、夜尿多，或咳而遗尿；舌质淡，舌苔白，脉沉细或沉弱。

3. 肺胀治疗方案

（1）辨证论治

1）急性期：①寒饮伏肺证。治法：温肺化痰，涤痰降逆；方药：小青龙汤；中成药：小青龙合剂。②痰热郁肺证。治法：清热化痰，宣肺平喘；方药：桑白皮汤加减；中成药：肺力咳合剂、鲜竹沥口服液等。③痰浊阻肺证。治法：祛痰降逆，宣肺平喘；方药：二陈汤合三子养亲汤加减；中成药：川贝枇杷膏口服等。④阳虚水泛证。治法：益气温阳，健脾利水。方药：真武汤合五苓散加减；中成药：桂龙咳喘宁胶囊。

2）缓解期：①肺脾气虚证。治法：补肺健脾，降气化痰；方药：六君子汤合玉屏风散加减；中成药：健脾丸联合玉屏风颗粒、金咳息胶囊（参蛤补肺胶囊）等。②肺肾气虚证。治法：补肾益肺，纳气定喘；方药：补肺汤加减；中成药：黄芪生脉饮、麦味地黄丸（胶囊）、金水宝胶囊。

（2）穴位贴敷。①药物组成：主要由白芥子、延胡索、甘遂、细辛等组成，磨成粉，姜汁调敷；②穴位选择：选取膻中、肺俞、脾俞、肾俞、膏肓，或辨证选穴。

（3）穴位注射。可选曲池、足三里、尺泽、丰隆，或者辨证取穴注射卡介菌多糖核酸注射液、喘定注射液。

4. 肺胀疗效评价

（1）疾病疗效评价标准。痊愈：临床症状、体征消失，实验室检查恢复正常。显效：临床症状、体征消失，实验室检查基本正常。有效：临床症状、体征显著缓解，实验室检查有所改善。无效：临床症状、体征不缓解或加重，实验室检查无改善。

（2）中医证候疗效评价标准。临床痊愈：中医临床症状、体征消失或基本消失，证候积分减少≥95%。显效：中医临床症状、体征明显改善，证候积分减少≥70%。有效：中医临床症状、体征均有好转，证候积分减少≥30%。无效：中医临床症状、体征均无明显改善，甚或加重，证候积分减少不足30%。

【研究集萃】

（一）雾霾所致肺系病证研究

1. 中医对新型邪气雾霾的认识 雾霾成分多样，性质复杂，中医结合雾霾的特性，对雾霾邪气进行研究。雾霾的基本性质是存在于外界自然环境中能使人致病的物质，应归属于外邪范畴，雾霾致病特点包括 3 个方面：①病邪由上受，首先犯肺。雾霾悬浮空中，其性轻扬，极易通过口鼻而入，首先犯肺。②雾霾为雾露兼夹污浊而成，故易困阻气机。③兼夹湿邪，易犯脾胃。雾霾之邪本身含雾露水气，兼夹湿邪，易犯脾胃，导致脾胃功能失常。

2. 防治雾霾"环境毒"损伤的排毒治疗 由于雾霾的"环境毒"有着致病广泛、作用时间长、复杂性和多样性的特点，针对雾霾所导致的肺系病证从培固正气和管道排毒进行防治。培固正气，增强体质，以玉屏风散等中医药预防肺系外感疾病。清除雾霾毒邪，以姜良铎的"排毒管道理论"论治，雾霾初犯于肺，治当宣肺化痰以排毒；肺被雾霾所伤，子病及母，脾受累，治当燥湿理气以排毒。

（二）治疗肺胀中药制剂研究

1. 治疗肺胀中药注射剂的应用 ①参附注射液：参附注射液主要成分为红

参、附片，具有回阳救逆、益气固脱的功效，常用于肺心病、肺性脑病及呼吸衰竭等重症患者。②热毒宁注射液：主要成分为青蒿、金银花、栀子，具有清热、疏风、解毒的功效，主要用于上呼吸道感染（外感风热证）所致高热、微恶风寒、头身痛、咳嗽、痰黄等。热毒宁可用于 COPD 急性加重期患者。③黄芪注射液：主要成分为黄芪，具有益气养元、扶正祛邪、养心通脉、健脾利湿的作用。黄芪注射液能调节患者的免疫功能，促进患者疾病的恢复；可通过抑制 COPD 的炎症反应和氧化、抗氧化失衡调节方面起作用，改善肺功能和血气指标。

2. 治疗肺胀中药雾化吸入应用 ①喘可治雾化剂：主要成分为淫羊藿、巴戟天，具有温阳补肾、平喘止咳的功效。雾化吸入可有效改善肺功能，促进疾病恢复。②细辛脑注射液雾化吸入：主要成分为细辛脑，适用于肺炎、支气管哮喘、慢性阻塞性肺等疾病。细辛脑注射液雾化吸入治疗肺胀急性加重期患者。③痰热清雾化吸入：主要成为黄芩、熊胆粉、山羊角、金银花、连翘，具有清热、解毒、化痰的功效。雾化吸入可减轻临床症状，改善肺胀机械通气患者呼吸力学状态。

3. 治疗肺胀中药口服制剂的应用 ①金水宝胶囊：为冬虫夏草提取物，具有养肺阴、补肾阳的功效。常用于改善肺胀患者的免疫功能，预防肺胀的急性发作与病情的进展。金水宝胶囊联合化痰药和平喘药可明显改善肺胀患者肺功能、增加 6 分钟步行距离、减少急性发作的次数，从而提高患者的生存质量。②玉屏风口服液（颗粒）：由防风、黄芪、白术三味中药组成，可敛汗固表，是体质虚弱者预防感冒等感染性疾病的良方。玉屏风散具有调节免疫力的功效，可减少稳定期肺胀的急性发作、提高机体免疫力，对肺气虚型上呼吸道感染有预防作用。③苏黄止咳胶囊：具有疏风宣肺、止咳利咽作用。可改善患者肺功能，促进肺胀恢复。

参考文献

［1］马重阳，程发峰，王雪茜，等．雾霾致病的中医病因认识探讨．现代中医

临床，2016，23（1）：55 –57.

［2］李建生，余学庆，王明航，等．中医治疗慢性阻塞性肺疾病研究的策略与
实践．中华中医药杂志，2012，27（6）：1607 –1614.

［3］张伟，卢绪香，贾新华，等．肺系病中医证候规律性的聚类分析研究．中
医药学报，2012，40（5）：66 –68.

第二节 心系病证

心系病证是指因心的生理功能紊乱及相关形体官窍病变所致的病证。气、血、阴、阳亏损，寒、痰、火、瘀阻滞，饮食失节、七情内伤、劳倦体虚，或有其他脏腑病变累及，引起以心悸、惊惕、真心痛、失眠、健忘、喜哭失常、谵语等为主要表现的病证。

【源流发展】

（一）病名提出与沿用

1. 心悸 《黄帝内经》虽无心悸或惊悸、怔忡之名，但已有类似记载，并最早记载了脉律不齐表现，《素问·三部九候论》"参伍不调者病"；张仲景《伤寒论》及《金匮要略》中以"惊悸""心动悸"为病证名，记载了心悸表现的结、代、促脉及其区别；宋代《济生方·惊悸怔忡健忘门》率先提出怔忡病名；明代《医学正传·惊悸怔忡健忘证》对惊悸与怔忡加以鉴别；现代称为"心悸"。

2. 胸痹心痛 "胸痹"病名首见于《黄帝内经》。《灵枢·本脏》云："肺大则多饮，善病胸痹。"指出痰饮阻痹胸中是胸痹的主要病机；"心痛"病名最早见于马王堆汉墓出土的《足臂十一脉灸经》云："臂太阴脉，其病心痛，心烦而噫。"东汉张仲景首先明确提出了"胸痹心痛"病名。

3. 心力衰竭 《黄帝内经》无心力衰竭病名，但有相关症状和病机论述；张仲景提出与心力衰竭有关的"心水""支饮"概念；《脉经》最早记录"心衰"二字，"心衰则伏，肝微则沉，故令脉伏而沉"；宋代《圣济总录·心脏门》曰："心衰则健忘，心热则多汗。"

4. 不寐　《黄帝内经》中称为"目不瞑"，后世称为"不得眠""不得卧"；《难经》最早提出"不寐"这一病名；明清后沿称为不寐。

（二）发病与治疗渊源

1. 心悸　《黄帝内经》认识到心悸病因有宗气外泄、心脉不通、突受惊恐、复感外邪等，并最早认识到心悸时严重脉律失常与疾病预后的关系；张仲景对心悸结、代、促脉加以区别，提出基本治则及炙甘草汤等方剂；明代《医学正传·惊悸怔忡健忘证》认为惊悸怔忡与肝、胆有关；清代叶天士对惊悸认识更趋完善，认为病因病机主要有内伤七情，操持劳损，痰饮或水湿上阻，清阳失旷，以及暑热时邪，内传心神等；王清任《医林改错》补充了瘀血导致心悸，用血府逐瘀汤每多获效。

2. 胸痹心痛　病因方面，《黄帝内经》中认为风寒湿燥热诸淫邪所胜，皆能病心痛，提出本病与寒邪、热邪内犯心脉关系密切。《黄帝内经》所言"胸痹"是肺系疾病，指出痰饮阻痹停留是主要病机。治疗方面，《灵枢·五味》"心病宜食薤"的记载为后世创立方药奠定了基础；张仲景将本病的病机归纳为"阳微阴弦"，即上焦阳气不足，下焦阴寒气盛，乃本虚标实之证，治疗用瓜蒌薤白白酒汤、瓜蒌薤白半夏汤、乌头赤石脂丸等代表方；宋代《太平惠民和剂局方》提出"苏合香丸"治疗卒心痛，至今仍用于临床。

3. 心力衰竭　《黄帝内经》论述心力衰竭症状，如"心胀者，烦心短气，卧不安"，"若心气虚衰，可见喘息持续不已"，"水病下为胕肿大腹，上为喘呼，不得卧者，标本俱病"，"夫不得卧，卧则喘者，是水气之客也"。张仲景《金匮要略·水气病脉证并治第十四》曰："心水者，其身重而少气，不得卧，烦而躁，其人阴肿。""水停心下，甚者则悸，微者短气。""水在心，心下坚筑、短气、恶心不欲饮。"张仲景对于心水症状的描述与现代的心力衰竭相似，其心水理论适用于现代心力衰竭的治疗。

4. 不寐　《黄帝内经》认为，失眠有两种病因：一是其他病证影响，如咳嗽、呕吐、腹满等，使人不得安卧；二是气血阴阳失和，使人不能入寐。《素问·逆调论》记载有"胃不和则卧不安",后世医家延伸为凡脾胃不和,痰湿、食滞内扰,以致寐寝不安者均属于此。《难经·四十六难》认为老人不寐的病机为"血气衰,肌肉不滑,荣卫之道涩,故昼日不能精,夜不得寐也"。张仲景记载了用黄连阿胶汤及酸枣仁汤治疗失眠,至今沿用。《景岳全书·不寐》中指出:"无邪而不寐者……宜以养营气为主治……即有微痰微火皆不必顾,只宜培养气血,血气复则诸症自退";"有邪而不寐者,去其邪而神自安也。"

(三)标志性学术观点

1. 心悸 朱丹溪"责之虚与痰"。

2. 胸痹心痛 张仲景提出"阳微阴弦"病机,治疗用宣痹通阳法。

3. 心力衰竭 王清任指出"治血以治水",以补气活血化瘀治疗心力衰竭。

4. 不寐 张景岳提出"有邪者多实,无邪者皆虚"。

【病类范畴】

(一)心系疾病证候和范围聚类分析

1. 心系疾病单元组合辨证分类法研究 单元组合辨证分类是心系疾病诊断标准的核心,也是中医理论的原创。"单元组合辨证分类法",即将心病先确立虚实各3个单元;心气虚损、心阴不足、心阳不振、痰浊闭塞、心血瘀阻、寒凝气滞,每个单元以舌脉和1个必备主症加以区分。如心气虚损:苔薄白,舌质淡,脉沉细,心悸气短;心阴不足:苔净质红,脉象细数,五心烦热;心阳不振:苔薄白,质淡胖,脉沉细,尺部弱,形寒心惕;痰浊闭塞:苔腻脉滑,胸闷痞满;心血瘀阻:舌紫暗脉涩结,怔忡心痛;寒凝气滞:苔薄白腻,脉弦紧代,遇寒心痛。临床根据病变和证候加以组合,如"胸痹心痛之心气虚损、痰浊闭塞证"等。

2. 冠心病所属中医病证范畴 冠心病在中医学中有不同的病名,归纳有二:

一是以主证命名,如心痛、厥心痛、真心痛、心悸、怔忡、喘证等;二是以病机命名,如胸痹、心痹、脱证、厥证等。中西医病名从概念上分析各自存在着从属、并列、交叉关系。冠心病为现代医学病名,在中医文献中,历代医家据其证候冠以胸痹、心痛、胸痛、心痹、厥心痛、真心痛等不同名称。结合冠心病的临床症状特点,轻者仅有短暂轻微的胸部隐痛或沉闷感,重者胸闷如窒,疼痛如绞,伴有气短、心悸、汗出等症,持续时间较长,考虑到心系急痛主要表现为冠心病心绞痛,故将"胸痹心痛"这一中医病证名称的内涵定在冠心病心绞痛范畴。

3. 心系病证问诊信息频数分析和聚类分析 心系疾病定位辨证的主要问诊症状有心悸、胸闷、胸痛、心烦、失眠、健忘等;定性辨证的重要问诊症状有乏力懒言、畏寒、肢冷、盗汗、自汗、咽干口渴等,这些症状出现的频率均在前 40 位。运用聚类分析方法,发现问诊信息组合具有规律性,这种规律与中医辨证分型存在一致性,如畏寒、肢冷与乏力懒言组合成心阳虚;活动后诸症加重或诱发、休息后诸症缓解、胸闷、气短、心悸组合成心气虚;胸胀痛、胁肋胀满、喜叹息,组合成肝气郁滞等。心系疾病常见证候有心气虚、心阳虚、心阴虚、气滞、瘀血、痰浊等,少见心火亢盛、心血虚等。

(二)心系病证分类及范围

1. 基于中医理论的心系病证分类 《黄帝内经》是心系疾病病名的学术渊薮。据统计,除《素问》两"遗篇"外,《黄帝内经》中共载疾病名称 762 个。根据心系疾病的概念和功能异常及相关形体官窍的病变,对《黄帝内经》中心系疾病病名进行了整理,发现《素问》(除遗篇)中涉及心系疾病病名 65 个;《灵枢》中涉及心系疾病病名 43 个;两书合并后去掉重复者,得出《黄帝内经》提及的心系疾病病名有 95 个。现按本脏生理功能紊乱及相关形体官窍病变,把心系疾病分为五大类:心主血脉失常类病名 36 个,心藏神失常类病名 31 个,舌病类病名 14 个,汗病类病名 11 个,其他脏腑相关类病名 5 个。中医心病学的命名定义应当是中医学"心主血脉、司神明,开窍于舌",与其他脏腑关联 3 个功能的各种病证。其基本概念应当是心系病证的病名沿革、病因病机、诊断鉴别、辨证论治、转归预后、护理康复、保健预防的各种诊疗措施，内容特点应当是以心病为中心联系脏腑经络以及精神活动的病证和从心论治而奏效的各类病证。

2. 西医疾病对应心系病证范畴 西医学中的各种功能性或器质性疾病引起的心律失常以及甲状腺功能亢进、贫血等以心悸为主症时，对应于心悸范畴；20 世纪 80~90 年代，国家中医药管理局胸痹急症协作组以"胸痹心水""胸痹心厥""胸痹心悸""胸痹心痛"分别与西医冠心病心力衰竭、冠心病心肌梗死、冠心病心律失常和冠心病心绞痛等病相对应，冠心病隐匿型、缺血型心肌病型及猝死型等目前无对应病名；其他如心包炎、二尖瓣脱垂综合征、病毒性心肌炎、心肌病等出现胸闷、心痛彻背、短气、喘不得卧等症状者，对应于中医胸痹心痛范畴；西医各种心力衰竭以喘息心悸，不能平卧，咳吐痰涎，水肿少尿为主要表现的疾病，对应于中医心力衰竭范畴；西医因疼痛、瘙痒、咳嗽、喘息、夜尿、吐泻等躯体因素，生活习惯改变、更换住所、声音嘈杂、光线刺激等环境因素，咖啡、浓茶、中枢兴奋药物、戒断反应等生物药剂因素，或其他神经精神疾病所引起以失眠为主要表现时，对应不寐辨证论治。

【优势病种】

（一）心悸（心律失常——室性期前收缩）诊疗方案

1. 心悸概述 心悸是指病人自觉心中悸动、惊惕不安、甚则不能自主的一种病证。多呈发作性，常由情志刺激、惊恐、紧张、劳倦、烟酒等诱发且常伴胸闷、气短、失眠、健忘、眩晕、耳鸣等症。轻者仅为惊悸，重者为怔忡。可见结脉、代脉、促脉等脉象；最常见的症状是心悸不适，并可伴有相应体征和心电图改变。

2. 心悸诊断标准

（1）西医诊断标准：参照《室性心律失常的治疗指南》（ACC/AHA/ESC 制

定，2006年）。①临床表现。症状：最常见的症状是心悸不适，部分病人还可以出现心前区重击感、头晕、乏力、胸闷，甚至晕厥；较轻的室性期前收缩常无临床症状。体征：心脏听诊有提前出现的心搏，其后有较长的间歇，提前出现的室性期前搏动的第一心音增强，第二心音减弱或消失，有时仅能听到第一心音。桡动脉搏动有漏搏现象。②心电图特征。提前出现的宽大畸形的QRS波群，时限>0.12s，其前无P波，其后常有完全性代偿间期，T波方向与QRS波群主波方向相反；室性期前收缩的类型：室性期前收缩可孤立或规律出现。

（2）中医诊断标准：参照中华中医药学会发布《中医内科常见病诊疗指南》（ZYYXH/T19—2008）与《中药新药临床研究指导原则》（中国医药科技出版社，2002年）。①自觉心中跳动，惊慌不安，不能自主；②可见结脉、代脉、促脉等脉象；③常有情志刺激、惊恐、紧张、劳倦、烟酒等诱发因素。

（3）证候诊断标准：①气阴两虚证。心悸，气短，体倦乏力，少寐多梦，心烦，自汗盗汗，口干，舌质红少苔，脉细数无力。②心脾两虚证。心悸气短，头晕乏力，面色不华，腹胀纳呆，舌淡苔薄白，脉细弱结代。③阴阳两虚证。心悸，怔忡，胸闷气短，面色苍白，头晕乏力，自汗或盗汗，舌质淡红或嫩红，舌苔薄白，脉结代。④痰瘀互阻证。心悸怔忡，胸闷痛，形体肥胖，痰多气短，伴有倦怠乏力，纳呆便溏，口黏，恶心，咳吐痰涎，舌质淡紫或紫暗，苔白腻，脉弦滑或结代。⑤气滞血瘀证。心悸、胸闷，胸痛阵发，痛无定处，时欲太息，遇情志不遂时容易诱发或加重，或兼有脘胀闷，得嗳气或矢气则舒，苔薄或薄腻脉细弦。⑥痰火扰心证。心悸，呕恶，口苦尿赤，痰多气短，舌暗红苔黄腻，脉滑数。

3. 心悸治疗方案

（1）内服方药：①气阴两虚证。治法：益气养阴，安神定悸；方药：生脉散加味；中成药：稳心颗粒、参松养心胶囊等。②心脾两虚证。治法：健脾益气，养心安神；方药：归脾汤加减；中成药：归脾丸、补心气口服液、安神补心胶囊等。③阴阳两虚证。治法：滋阴补血，通阳复脉；方药：炙甘草汤加减；中成药：桂附地黄丸。④痰瘀互阻证。治法：化痰泄浊，活血化瘀；方药：二陈汤合桃红四物汤加减。⑤气滞血瘀证。治法：活血祛瘀，理气通脉；方药：血府逐瘀汤加减。⑥痰火扰心证。治法：清热化痰，宁心定悸；方药：黄连温胆汤加味。

（2）静脉滴注中药注射液：根据病情，可辨证选择参附注射液、生脉注射液、红花注射液、川芎嗪注射液、复方丹参注射液等。

（3）针灸疗法：①体针。主穴：内关、神门、心俞、膻中、厥阴俞；配穴：气虚加脾俞、足三里、气海；阴虚加三阴交、肾俞；心脉痹阻加膈俞、列缺；阳虚加关元、大椎；痰湿内蕴加丰隆、脾俞；阴虚火旺加厥阴俞、太冲、太溪。②耳针。选穴：心、交感、神门、皮质下、肝、内分泌、三焦、肾。

4. 心悸疗效评价

（1）评价标准：①中医证候疗效评价标准。参照2002年《中药新药临床研究指导原则》。显效：临床症状、体征明显改善，证候积分减少≥70%；有效：临床症状、体征均有好转，证候积分减少≥30%；无效：临床症状、体征无明显改善，甚或加重，证候积分减少<30%。②西医疗效判断标准。参照1979年全国中西结合防治冠心病、心绞痛、心律失常研究座谈会修订的《常见心律失常病因、严重程度及疗效判断标准》制定。显效：室性期前收缩完全不发作或偶有发作（ECG示<5次/分，DCG示<30次/小时）；有效：室性期前收缩发作减少60%以上（时间和次数）；无效：达不到显效或有效标准者。

（2）评价方法：①中医证候评价。按照中医证候积分量表进行积分评价。②西医疗效评价。按照西医疗效评价标准以自身症状积分及DCG的结果评价。③生活质量评价。基于病人结局报告的PRO量表及生活质量量表（SF-36健康简表）评分进行评价。

（二）胸痹心痛（慢性稳定型心绞痛）诊疗方案

1. 胸痹心痛概述 是由于正气亏虚，饮食、情志、寒邪等所引起的以痰浊、瘀血、气滞、寒凝痹阻心脉，以膻中或左胸部发作性憋闷、疼痛为主要表现的一种病证。常伴有心悸，气短，呼吸不畅，甚至喘促，惊恐不安，面色苍白，冷汗自出等。多由劳累、饱餐、寒冷及情绪激动而诱发，亦可无明显诱因或安静时发病。

2. 胸痹心痛诊断标准

（1）西医诊断标准：参照我国 2007 年中华医学会心血管病学分会、中华心血管病杂志编辑委员会公布的《慢性稳定型心绞痛诊断与治疗指南》。心绞痛分级标准参照 1972 年加拿大心血管学会心绞痛分级标准。

（2）中医诊断标准：参照中华人民共和国中医药行业标准《中医病症诊断疗效标准》（ZY/T001.1—94）、1990 年中西医结合心血管学会修订的《冠心病中医辨证标准》和 1995 年国家中医药管理局胸痹急症协作组《中医心病诊断疗效标准与用药规范》。①心前区憋闷疼痛，甚则痛彻左肩背、咽喉、左上臂内侧等部位。呈发作性或持续不解，常伴有心悸气短、自汗，甚则喘息不得卧。②胸闷胸痛一般几秒到几十分钟而缓解。严重者可疼痛剧烈，持续不解，汗出肢冷，面色苍白，唇甲青紫，心跳加快，或心律失常等危象，可发生猝死。③多见于中年以上，常因操劳过度，抑郁恼怒或多饮暴食，感受寒冷而诱发。④查心电图、动态心电图、运动试验等可辅助诊断。根据病情可做心肌酶谱测定，心电图动态观察。⑤必要时行冠状动脉 CT、心肌核素显像或冠状动脉造影检查以明确诊断。

（3）证候诊断标准

1）心痛发作期。①寒凝血瘀证：遇冷则疼痛发作，或闷痛，舌淡暗、苔白腻，脉滑涩；②气滞血瘀证：疼痛剧烈多与情绪因素有关，舌暗或紫暗，苔白，脉弦滑。

2）心痛缓解期。①气虚血瘀证：胸痛、胸闷，动则尤甚，休息时减轻，乏力气短，心悸汗出，舌体胖有齿痕，舌质暗有瘀斑或瘀点、苔薄白，脉弦或有间歇；②气阴两虚、心血瘀阻证：胸闷隐痛、时作时止，心悸气短，倦怠懒言，面色少华，头晕目眩，遇劳则甚，舌暗红少津，脉细弱或结代；③痰阻血瘀证：胸脘痞闷如窒而痛，或痛引肩背，气短，肢体沉重，形体肥胖，痰多，纳呆恶心，舌暗苔浊腻，脉弦滑；④气滞血瘀证：胸闷胸痛，时痛时止，窜行左右，疼痛多与情绪因素有关，伴有胁胀，喜叹息，舌暗或紫暗，苔白，脉弦；⑤热毒血瘀证：胸痛发作频繁、加重，口干口苦，口气浊臭，烦热，大便秘结，舌紫暗或暗红，苔黄厚腻，脉弦滑或滑数。

3. 胸痹心痛治疗方案

（1）内服方药

1）心痛发作期：①寒凝血瘀证。治法：芳香温通；方药：苏合香丸。②气滞血瘀证。治法：辛散温通，行气活血；方药：速效救心丸。发作时予 10～15 粒舌下含服，可选用宽胸气雾剂等。

2）心痛缓解期：①气虚血瘀证。治法：益气活血；方药：保元汤合桃红四物汤加减；中成药：芪参益气滴丸、舒心口服液。②气阴两虚、心血瘀阻证。治法：益气养阴，活血通脉；方药：生脉饮加减；中成药：心悦胶囊、心通口服液、生脉饮、生脉胶囊。③痰阻血瘀证。治法：通阳泄浊，活血化瘀；方药：瓜蒌薤白半夏汤合桃红四物汤加减；中成药：丹蒌片、血府逐瘀胶囊。④气滞血瘀证。治法：行气活血；方药：血府逐瘀汤加减；中成药：冠心丹参滴丸、地奥心血康、复方丹参滴丸。⑤热毒血瘀证。治法：清热解毒，活血化瘀；方药：冠心Ⅱ号方加减；中成药：心脉通胶囊等。

（2）静脉滴注中药注射剂：①心绞痛发作期。选择具有活血化瘀作用的中药注射液静脉滴注，如银杏叶提取物（舒血宁）注射液、复方丹参注射液、丹红注射液、血栓通注射液、银杏达莫注射液等。②心绞痛缓解期。可以辨证选择生脉注射液、灯盏细辛注射液、灯盏花注射液、苦碟子注射液、舒血宁注射液、复方党参注射液、丹红注射液、血栓通注射液等。

（3）其他疗法：①针灸治疗。可选择体针、耳针等。②穴位贴敷。选择膻中、心俞、内关等。③其他适宜疗法，如足浴等。

4. 胸痹心痛疗效评价

（1）评价标准

1）疾病疗效评定标准：参照 1993 年中华人民共和国卫生部制定的《中药新药治疗胸痹（冠心病心绞痛）的临床研究指导原则》进行心绞痛、心电图疗效评定。疗效评定主要项目为心绞痛发作频率和程度及心电图。

2）中医证候疗效判定标准：根据积分法判定中医证候疗效。疗效指数（n）＝（疗前积分－疗后积分）/疗前积分×100％。显效：临床症状、体征明显改善，证候积分减少≥70％；有效：临床症状、体征均有好转，30％≤证候积分减少＜70％；无效：临床症状、体征无明显改善，甚或加重，证候积分减少＜30％；加重：临床症状、体征均有加重，证候积分减少＜0。

（2）评价方法：①临床症状的评价。发作期采用心绞痛症状计分表进行观察和比较；缓解期采用心绞痛症状计分表、中医症状计分表、血瘀证候计分表进行观察和比较。②生存质量评价。采用西雅图心绞痛量表进行评价。③远期疗效评定。远期疗效通过随访方式评定心血管终点事件，如心血管死亡、心肌梗死、脑卒中、需要行血运重建术（包括冠脉搭桥术）、因不稳定型心绞痛或 TIA 住院等。

（三）心力衰竭（慢性心力衰竭）中医诊疗方案

1. 心力衰竭概述 心力衰竭是以心悸、气喘、肢体水肿为主症的一种病证，属中医的心悸、怔忡、痰饮、水肿、心水、咳喘等范畴，是多种心脏疾病的最终转归，亦见于其他脏腑疾病的危重阶段。早期表现为乏力，气短，动则气喘、心悸；继而喘咳加重，喘不得卧，尿少肢肿，腹胀纳呆。每因外感、劳倦和情志等因素使病情急剧加重，可发生猝死。

2. 心衰诊断标准

（1）西医诊断标准：参照中华医学会 2007 年颁布的《慢性心力衰竭的诊断和治疗指南》、2009 年中华医学会编著的《临床诊疗指南——心血管内科分册》、Framingham 心力衰竭诊断标准和美国纽约心脏病协会心功能分级标准制定。

（2）中医诊断标准：参考《实用中西医结合内科学》（陈可冀主编，北京医科大学/中国协和医科大学联合出版社）。

（3）证候诊断标准

1）慢性稳定期。①心肺气虚、血瘀饮停证：胸闷气短，心悸，活动后诱发或加重，神疲乏力，咳嗽，咳白痰，面色苍白，或有发绀。舌质淡或边有齿痕，或紫暗，有瘀点、瘀斑，脉沉细、虚数或涩、结代。②气阴两虚、心血瘀阻证：胸闷气短，心悸，动则加重，乏力自汗，两颧泛红，口燥咽干，五心烦热，失眠多梦，或有发绀。舌红少苔，或紫暗、有瘀点、瘀斑，脉沉细、虚数或涩、结代。③阳气亏虚、血瘀水停证：胸闷气短、心悸、咳嗽、咳稀白痰、肢冷、畏寒，尿少、浮肿，自汗，汗出湿冷，舌质暗淡或绛紫，苔白腻，脉沉细或涩、结代。④肾精亏损、阴阳两虚证：心悸，动辄气短，时尿少浮肿，或夜卧高。腰膝酸软，头晕耳鸣，四肢不温，步履无力，或口干咽燥。舌淡红质胖，苔少，或舌红胖，苔薄白乏津，脉沉细无力或数，或结代。

2）急性加重期。①阳虚水泛证：喘粗气急，痰涎上涌，咳嗽，咳粉红色泡沫样痰，口唇青紫，汗出肢冷，烦躁不安，舌质暗红，苔白腻，脉细促。②阳虚喘脱证：面色晦暗，喘悸不休，烦躁不安，或额汗如油，四肢厥冷，尿少肢肿，面色苍白，舌淡苔白，脉微细欲绝或疾数无力。③痰浊壅肺证：咳嗽痰多，或发热形寒，倚息不得平卧；心悸气短，胸闷，动则尤甚，尿少肢肿，或颈脉显露。舌淡或略青，苔白腻，脉沉或弦滑。

3. 心力衰竭治疗方案

（1）辨证论治

1）慢性稳定期。①心肺气虚、血瘀饮停证。治法：补益心肺，活血化瘀；方药：保元汤合桃红四物汤、葶苈大枣泻肺汤；中成药：补心气口服液。②气阴两虚、心血瘀阻证。治法：益气养阴，活血化瘀；方药：生脉散合血府逐瘀汤；中成药：生脉饮口服药，可用生脉注射液、参麦注射液。③阳气亏虚、血瘀水停证。治法：益气温阳，化瘀利水；方药：参附汤合丹参饮、苓桂术甘汤加味；中成药：麝香保心丸、心宝丸，静脉可应用黄芪注射液、参附注射液。④肾精亏损、阴阳两虚证。治法：填精化气，益气通阳；方药：左、右归丸合生脉散加减；中成药：济生肾气丸，可选用中药注射剂：参附注射液、参麦注射液、生脉注射液。

2）急性加重期：①阳虚水泛证。治法：温阳利水，泻肺平喘；方药：真武汤合葶苈大枣泻肺汤；中成药：可选用参附注射液。②阳虚喘脱证。治法：回阳固脱；方药：参附龙牡汤加味；中成药：参附注射液。③痰浊壅肺证。治法：宣肺化痰、蠲饮平喘；方药：三子养亲汤合真武汤；中成药：芪苈强心胶囊。

（2）其他疗法：①灸法。选取气海、关元、神阙、足三里等穴位加减。②穴位贴敷。以白芥子、延胡索、甘遂、细辛等为基本处方，粉碎研末后加姜汁调匀涂在专用贴敷膜上；选取心俞、内关、神阙、膻中、肺俞、关元、足三里等穴位。③足浴疗法。适于心力衰竭病稳定期；药物由制附子、桂枝、红花、鸡血藤、芒硝组成。

（3）基础治疗：积极控制危险因素和并发症，如高血压、糖尿病、高脂血症等，参照中华医学会2007年颁布的"慢性心力衰竭的诊断和治疗指南"。

4. 心力衰竭疗效评价

（1）评价标准：参照2002年《中药新药临床研究指导原则》拟定。临床近期治愈：心功能纠正至1级，症状、体征基本消失。显效：心功能进步2级以上，症状体征及BNP、EF、6分钟步行试验等指标明显改善。有效：心功能进步1级，症状体征及BNP、EF、6分钟步行试验等指标有所改善。无效：心功能无明显变化，或加重，或死亡。

（2）评价方法：根据患者入院和出院当天病情按照疗效标准进行心力衰竭疗效评价。心功能评价根据美国纽约心脏病协会（NYHA）心功能分级方案。

【研究集萃】

（一）心系病证注射液的分类和作用研究

1. 活血化瘀类 ①疏血通注射液：由水蛭、地龙精炼而成，具有破血逐瘀、通络抗凝、溶栓作用，可改善冠心病心电图、血小板功能及血黏度等；②灯盏花素注射液：系从灯盏花中提取的灯盏花甲素、灯盏花乙素混合物，可用于冠心病心绞痛治疗；③红花注射液：具有扩张血管、改善血液流变学等作用，用于缓解冠心病心绞痛症状及改善心电图；④丹参注射液：主要成分为丹参酮，具有活血化瘀功效，可改善心绞痛症状及心电图 ST – T 改变；⑤丹参川芎嗪注射液：具有扩张血管、改善血液流变学等作用，能有效改善稳定型心绞痛的症状。

2. 补气活血类 ①参芪扶正注射液：由党参和黄芪组成，可增强机体免疫功能，使红细胞及血红蛋白增加，提高心排血量，改善心脏功能，用于气虚血瘀型心系病证的治疗；②黄芪注射液：具有保护心肌，增强心肌收缩力，降低心肌耗氧量，改善心肌供血和心肌代谢，提高心肌耐缺氧能力的作用。

3. 益气扶正类 ①参麦注射液：由人参、麦冬组成，具有益气养阴作用，可降低血黏度、血小板聚集率，有减慢心率过快、降低心肌耗氧量、增加冠状动脉血流量功效。②葛根素注射液：具有活血化瘀、息风通络作用，有扩张血管、改善微循环、增加血流量及抗凝溶栓的功效。③参附注射液：具有益气温阳、回阳救逆作用，用于急性心力衰竭和心源性休克，循环血量不足、血压下降、病情危重者。

（二）心系疾病用药分析研究

1. 基于古籍医案文献数据的心力衰竭用药分析 对心力衰竭用药频数分析、因子分析、聚类分析。发现临床常用高频次的中药由高到低为：人参、附子、茯苓、桂枝、生白术等；常用药物种类按频次由高到低为：补气药、温阳药、利水药、化痰药、养阴药、活血化瘀药；心力衰竭常用药物为补气药、温阳药、利水药、化痰药、养阴药、活血化瘀药。可以推断阳气亏虚、气阴两虚、痰浊水饮内停、瘀血内阻为心力衰竭的病机特点，益气、养阴、温阳、活血、化痰、利水为其证治规律。

2. 基于数据挖掘方法对治疗心悸方剂药物规律分析 研究心悸方剂组方规律，发现心悸常用中药主要是益气、养血、滋阴、安神为主，兼以活血、利水、化痰、温里；使用频率前 30 位的有益气、养血之党参、黄芪、炙甘草、白术、大枣、人参、阿胶，养阴之麦冬、五味子、白芍、生地黄、山茱萸，安神之酸枣仁、龙骨、牡蛎、远志，活血之丹参、当归、川芎、赤芍，化痰之瓜蒌、陈皮、石菖蒲，温里之桂枝、附子。这些药物多数为治疗心悸经验方的主要药物，如炙甘草汤、归脾汤等，体现了补气养血安神为主的用药特点，与心悸病以正气虚弱、心神不安为主要病机，在不同阶段又常兼阴虚、阳虚、血瘀、痰浊的认识相一致。

参考文献

[1] 项祺，项志兵.冠心病的中医病证范畴探讨.山西中医，2006，22（5）：1 - 3.

[2] 孟伟，王希法，马苏林，等.基于古籍医案文献数据的心力衰竭用药分析.中华中医药杂志，2014，29（3）：898 - 900.

[3] 王淳，刘丽梅，宋志前，等.心血管疾病常用中药注射液及相关中药有效组分研究概况.中草药，2015，46（15）：2315 - 2327.

[4] 程德斌，李运伦，杨雯晴，等.基于数据挖掘方法对治疗心悸方剂药物规律分析.河南中医，2013，33（11）：2035 - 2038.

第三节 脑系病证

脑系病证是指由脑的生理功能及相关形体官窍病变所致的病证。常见有头痛、眩晕、中风、痴呆、痫病、癫狂等；常用治疗包括治风法、祛湿法、祛痰法、活血化瘀法、补益法、回阳救逆法、醒脑开窍法、安神法等，临床结合辨证选用。

【源流发展】

（一）病名提出与沿用

1. 头痛 病名首见于《黄帝内经》，称为"脑风""首风"，病因有外感和内伤。《素问·奇病论》云"帝曰：人有病头痛，以数岁不已，此安得之？名曰何病？岐伯曰：当有所犯大寒，内至骨髓，髓者以脑为主，脑逆故令头痛"；《素问·五藏生成》提出"是以头痛巅疾，下虚上实"病机。

2. 眩晕 病名首见于《黄帝内经》，《灵枢·海论》称为"眩冒"，《灵枢·卫气论》则称为"眩仆"；《伤寒论》则记载为"头眩""眩悸"；《诸病源候论》论述为"风眩"；唐代医家对病名进行重新界定，王冰点注《黄帝内经》，把眩晕定义为"眩，谓目眩，视如转也"；宋、金、元医家进行了补充和发展，明清时代日臻完善，命名多采用"眩晕"之称，沿用至今。

3. 中风 《黄帝内经》虽没有明确提出中风病名，但所记述的"大厥""薄厥""仆击""偏枯""风痱"等病证，与中风病在卒中昏迷期和后遗症期的临床表现相似；《金匮要略》首创"中风"之名，确立"内虚邪中"论，对其病因、病机、证候进行了系统论述。

4. 痴呆 古代"癡"字通现代"痴"，早在先秦时期有类似痴呆症状的记载；"痴呆"作为名词，首见于汉代《华佗神医秘传》；《针灸甲乙经》和《针灸大成》有"呆痴"之名；宋代《针灸资生经》有"痴证"病名；虞抟《医学正传》称"愚痴"；明代《景岳全书·杂证谟》首次作为病名提出，立"癫狂痴呆"专论，指出本病具有"千奇百怪""变易不常"特点。

5. 痫病　《黄帝内经》称为"胎病""巅疾"，《素问·奇病论》"人生而有病巅疾者……病名为胎病，此得之在母腹中时，其母有所大惊，气上而不下……故令子发为巅疾也"；《证治准绳·痫》描述了其发病特点，曰"痫病仆时，口中作声，将醒时吐涎沫，醒后又复发，又连日发者，有一日三五发者"，强调本病有反复发作的特点。

6. 癫狂　癫作为病，马王堆古医书《足臂十一脉灸经》记载"足太阳脉，其病……足小趾废……数癫疾"，《五十二病方》有"颠疾"和"癫疾"记载；狂作为病，始于先秦，直至《黄帝内经》提出"不拘病性之阴阳、病状之动静，皆称为狂"，包括阴癫和阳狂两种，并提出癫和狂发病的临床表现；明确提出阳狂阴癫者为《难经》，曰"重阴者癫，重阳者狂"；后世沿用"癫狂"之名。

（二）发病与治疗渊源

1. 头痛　汉·张仲景《伤寒论》提出外感头痛分六经论治，并明确指出治法、方药；金元时期李杲补充了内伤头痛，首先将头痛分为外感头痛与内伤头痛，并补充了太阴头痛和少阴头痛，并为分经用药奠定了基础；朱震亨提出病因有虚有实，《丹溪心法·头痛》"头痛多主于痰，痛甚者火多"；明·徐春甫对外感内伤头痛进行概括，《古今医统大全·头痛大法分内外之因》说："头痛自内而致者……东垣论气虚、血虚、痰厥头痛之类是也；自外而致者……仲景伤寒、东垣六经之类是也。"

2. 眩晕　《黄帝内经》对涉及脏腑、病性归属均有记述，《素问·至真要大论》"诸风掉眩，皆属于肝"，《灵枢·卫气》"上虚则眩"，《灵枢·海论》为"髓海不足，则脑转耳鸣"；张仲景提出痰饮致眩，用泽泻汤及小半夏加茯苓汤治疗，为后世"无痰不作眩"奠定理论基础；严用和提出外感六淫和七情内伤致眩，完善了病因学说；朱丹溪提出"无痰则不作眩"；张景岳认为"虚者居其八九，而兼火兼痰者，不过十中一二耳"，提出"无虚不能作眩"；龚廷贤分证论治，半夏白术汤证（痰涎致眩）、补中益气汤证（劳役致眩）、清离滋饮汤证（虚火致眩）、十全大补汤证（气血两虚致眩）；虞抟从体质辨治，有独到见解。

3. 中风 《黄帝内经》指出病位在头，由气血逆而不降所致，《素问·调经论》曰"血之与气，并走于上，则为大厥，厥则暴死"，并认识到发病与个人体质、饮食、精神刺激等有关；唐宋以前多以"内虚邪中"立论，《黄帝内经》最早立"内虚邪中"，张仲景《伤寒论》提出"夫风之为病，当半身不遂"；唐宋以后以"内风"立论，刘河间力主"肾水不足，心火暴甚"，李东垣认为"形盛气衰，本气自病"，朱丹溪主张"湿痰化热生风"；元代王履从病因学角度将中风病分为"真中""类中"，明代张景岳提出"非风"之说，提出"内伤积损"是导致本病的根本原因；明代李中梓将中风病明确分为闭、脱二证，现仍为临床所用；清代叶天士、沈金鳌、尤在泾、王清任丰富了中风的治法和方药，形成了比较完整的治疗法则；晚清及近代医家张伯龙、张山雷、张锡纯进一步认识到本病发生主要是阴阳失调，气血逆乱，直冲犯脑，至此对中风病因病机的认识及治疗日趋完善。

4. 痴呆 《黄帝内经》提出病理基础在于五脏气衰，《灵枢·天年》有"六十岁，心气始衰，苦忧悲，血气懈惰，故好卧……八十岁，肺气衰，魄离，故言善误"；清代陈士铎《辨证录》立有"呆病门"，提出肝郁乘脾生痰致呆，《石室秘录》曰"痰势最盛，呆气最深"，"治呆无奇法，治痰即治呆"，以开郁逐痰、健胃通气为治，立洗心汤、转呆丹、还神至圣汤等方；王清任提出肝肾亏损病机，《医林改错·脑髓说》曰"小儿无记性者，脑髓未满；高年无记性者，脑髓渐空"；沈金鳌《杂病源流犀烛·中风》有"中风后善忘"，提出痴呆继发于中风的观点。

5. 痫病 《三因极一病证方论》提出病因有先天后天，曰"夫癫痫病，皆由惊动……或在母胎中受惊，或少小感风寒暑湿，或饮食不节，逆于脏气"；张景岳强调小儿先天病机；《丹溪心法》强调痰的重要性，《丹溪心法·痫》篇指出"无非痰涎壅塞，迷闷孔窍"而成；王肯堂提出阳痫、阴痫分证，并明确了治则，《证治汇补·痫病》曰："阳痫痰热客于心胃……宜用寒凉。阴痫亦本乎痰热，因用寒凉太过，损伤脾胃变而为阴，法当燥湿温补祛痰。"王清任提出痫病与元气虚、脑髓瘀血有关，创龙马自来丹、黄芪赤风汤治气虚血瘀之痫。

6. 癫狂 《黄帝内经》提出阴阳失调病机，认为火邪扰心、阳明失调及情志因素可导致癫狂发生，并以节食和服生铁落治疗；张仲景认为癫狂为阴虚致病，提出心虚而血气少，邪乘于阴则为癫，邪乘于阳则为狂的病机变化；朱丹溪认为因"痰"致病，《丹溪心法·癫狂》曰："癫属阴，狂属阳……大率多因痰结于心胸间。"并首先提出"痰迷心窍"之说，采取镇心安神，化痰散结及调养精神的治法；明清医家多宗痰火之说，对癫、狂区别分辨，张景岳主张治癫宜解郁化痰，宁心安神为主；治狂则先夺其食，或降其火，或下其痰，药用重剂；王清任提出瘀血致病，认识到本病与脑有密切的关系，创制癫狂梦醒汤治疗瘀血发狂。

（三）标志性学术观点

1. 头痛 李杲将头痛分为外感与内伤头痛。

2. 眩晕 朱丹溪"无痰则不作眩"；张景岳"无虚不能作眩"。

3. 中风 李中梓《医宗必读·总论》将中风分为闭证和脱证。

4. 痴呆 清代陈士铎提出"治呆无奇法，治痰即治呆"。

5. 痫病 朱丹溪提出"痰迷孔窍"引发本病。

6. 癫狂 王清任"瘀血"理论。

【病类范畴】

（一）历代中医脑病范畴及演变

1. 中医脑病范畴及分类 中医脑病范畴是以脑为"元神之府""五神""形

与神俱""昼精—夜瞑"等为理论基点，研究脑与脊髓的概念、脑与全身脏腑组织、经络肢节之间的统率与协调功能失职而出现的病证。病因涵盖甚广，包括外感性、内伤性、外伤性、先天性、中毒性、心因性及其他原因。涉及病证有头痛、眩晕、昏迷、中风、口僻、急慢惊风、厥证、脱证、闭证、痿证、痉证、癫狂证、郁证、颤证、痹证、痴呆、健忘、不寐、多梦等。此外，脑病为患，除自身气血阴阳失调之外，尚与心、肝、脾、肺、肾诸脏相关，惟主次稍异。综合脑的生理功能、病因病机、脏腑连属，脑系病证可分为4类：脑腑损伤的器质性脑病、脑神失守的功能性脑病、与脑神相关的器质性疾病、元神失职引发的全身性疾病。

2. 中医脑病范畴的演变　春秋战国时期，中医对"脑"已有一定认识，至《黄帝内经》成书后有了较为明确的记载，"头者精明之府，头倾视深，则精神将夺也"。但《黄帝内经》构建的是以五脏为中心的理论体系，脑被列为奇恒之腑。宋明理学的兴盛，促使医家对中医脑病范畴进行了深入思考，宋元时期的医家对脑主神明有了初步认识，但理论上还处于零散的阶段，更多注重脑病临床证治，对中风、癫证、狂证等脑病的病因学有了深入发展，提出治疗方法，并创制了至宝丹、苏合香丸等方剂。明代医家从临床实践发展新的脑理论，学习吸纳了西方解剖学知识，使脑病理论发展到了一个新的阶段，最为突出的成就属李时珍提出"脑为元神之府"的观点。清朝对中医脑学说深入研究者众多，最有代表性的医家为汪昂和王清任。王清任不仅在解剖学上观察到脑的定位，还观察到脑系神经系统的走行，从大量临床案例中总结出诸多脑的症状并创立相应的治疗方剂，在此基础上，将"脑"的范畴发展成了一个立体的系统，实现了中医脑学说发展质的飞跃。

（二）中医与西医脑病范畴的汇通与融合

1. 近现代脑病范畴的流变　晚清时期，中医对脑的认识主要建立在传统中医理论体系之上，即将"心、肾、脑"视作物质功能整体，"脑"并未成为一个独立的中医学概念，但医家开始了将西医对脑的认识融入中医脑的研究这一尝试，为中医脑病的发展提供了一个新的思路和研究方法。民国时期，"脑"成为重点研究对象，医家从中西医学对脑解剖认识的异同，尝试将二者融合，临床上应用中西医结合的脑理论进行治疗，成为这个时期中西医汇通的特点。1949年以后，中医脑的认识杂合了西医对脑生理的研究成果，医家多用"脑主神明"理论指导治疗；1997年颁布的《中医临床诊疗术语》明确列出"脑系病类"，成为中医脑病学继承与发展的重要里程碑；2007年王永炎、张伯礼主编的《中医脑病学》出版问世，书中详细介绍脑的生成与功能，脑与五脏六腑、气血精津的关系，病因病机及治法等，成为现代中医对脑认识的主流观点。

2. 中医与西医脑病范畴的融合和界定　近30年来，中医脑病学者在继承的同时，积极吸收西医学知识，利用科技手段，对某些神经系统疾病的中医药治疗进行了研究，取得了丰硕成果。中医对脑的认识已经从西医解剖脑与中医脑简单的结合，发展为从生理功能角度思考中西医脑共同之处，并将西医脑的概念与中医脑的理论相融合，"中西汇通"演变成现代中医脑病范畴，为中医脑科学研究及脑病治疗提供了基础。中医脑系病证按现代医学病名，可归为神经系统疾病、精神系统疾病、心身疾病三类；按病因分为外感性脑病和内伤性脑病两类；研究对象主要包括脑、脊髓在内的中枢神经系统及相关周围神经系统疾病的病因、发病机制、病理生理、临床表现、诊断与辨证治疗、护理、康复和预防。

【优势病种】

（一）中风（脑梗死恢复期）诊疗方案

1. 概述　中风是突然昏倒、不省人事，伴口角㖞斜、语言不利、半身不遂，或并不昏仆，仅以口㖞、半身不遂为临床主症的疾病。因发病急骤，病情变化迅速，与风之善行数变特点相似，故名"中风""卒中"。相当于西医急性脑血管病，如脑梗死、脑出血、脑栓塞、蛛网膜下隙出血等，分为出血性和缺血性两类。

2. 诊断标准

（1）西医诊断标准：参照中华医学会神经病学分会脑血管病学组急性缺血性脑卒中诊治指南撰写组制定的《中国急性缺血性脑卒中诊治指南 2010》。①急性起病；②局灶性神经功能缺损，少数为全面神经功能缺损；③症状和体征持续数小时以上；④脑 CT 或 MRI 排除脑出血和其他病变；⑤脑 CT 或 MRI 有责任梗死病灶。

（2）中医诊断标准：参照国家中医药管理局脑病急症科研协作组起草制定的《中风病中医诊断疗效评定标准》。主要症状：偏瘫，神识昏蒙，言语謇涩或不语，偏身感觉异常，口舌㖞斜。次要症状：头痛，眩晕，瞳神变化，饮水发呛，目偏不瞬，共济失调。急性起病，发病前多有诱因，常有先兆症状。发病年龄多在 40 岁以上。具备 2 个主症以上，或 1 个主症、2 个次症，结合起病、诱因、先兆症状、年龄等，即可确诊；不具备上述条件，结合影像学检查结果亦可确诊。

（3）中医证候诊断：①风火上扰证。眩晕头痛，面红耳赤，口苦咽干，心烦易怒，尿赤便干，舌质红绛，舌苔黄腻而干，脉弦数。②痰瘀阻络证。头晕目眩，痰多而黏，舌质暗淡，舌苔薄白或白腻，脉弦滑。③痰热腑实证。腹胀便干便秘，头痛目眩，咳痰或痰多，舌质暗红，苔黄腻，脉弦滑或偏瘫侧弦滑而大。④阴虚风动证。半身不遂，口舌㖞斜，言语謇涩或不语，感觉减退或消失，眩晕耳鸣，手足心热，咽干口燥，舌质红而体瘦，少苔或无苔，脉弦细数。⑤气虚血瘀证。半身不遂，口舌㖞斜，言语謇涩或不语，面色㿠白，气短乏力，口角流涎，自汗出，心悸便溏，手足肿胀，舌质暗淡，舌苔白腻，有齿痕，脉沉细。

3. 治疗方案

（1）内服方药：①风火上扰证。治法：清热平肝，潜阳息风；方药：天麻钩藤饮加减；中成药：天麻钩藤颗粒、牛黄清心丸等。②痰瘀阻络证。治法：化痰通络；方药：半夏白术天麻汤合桃红四物汤加减；中成药：中风回春丸、华佗再造丸、通脉胶囊等。③痰热腑实证。治法：化痰通腑；方药：大承气汤加减；中成药：牛黄清心丸等。④阴虚风动证。治法：滋阴息风；方药：镇肝息风汤加减；中成药：知柏地黄丸等。⑤气虚血瘀证。治法：益气活血；方药：补阳还五汤加减；中成药：消栓通络片、脑心通胶囊、通心络胶囊等。

（2）静脉滴注中药注射液：可选用具有活血化瘀作用的中药注射液静脉滴注，如丹参注射液、丹红注射液、川芎嗪注射液、三七总皂苷注射液、灯盏细辛注射液等；属热证者，选用具有活血清热作用的中药注射液静脉滴注，如苦碟子注射液等。

（3）针灸疗法：治疗原则为根据不同分期、不同证候选择合理的穴位配伍和适宜的手法进行治疗。方法包括体针、头针、电针、梅花针、灸法和拔罐等。中经络以手厥阴经、督脉及足太阴经穴为主，主穴为内关、水沟、三阴交、极泉、尺泽、委中；中脏腑以手厥阴经及督脉穴为主，主穴为内关、水沟。

（4）推拿治疗：依辨证论治原则，根据肢体功能缺损程度和状态进行按摩循经治疗。按摩手法常用揉、捏法，亦可配合其他如弹拨法、叩击法、擦法等。

（5）熏洗疗法：辨证论治原则下给予具有活血通络的中药为主加减局部熏洗患肢，每日 1~2 次或隔日 1 次。

（6）基础治疗：参考 2010 年中华医学会神经病学分会脑血管病学组急性缺血性脑卒中诊治指南撰写组制定的《中国急性缺血性脑卒中诊治指南 2010》。包括并发症的预防和治疗、血压血糖的调整、合并感染及发热的处理原则与方法等。

4. 疗效评价

（1）评价标准：根据中国中医药学会内科委员会制定的《中风病疗效评价标准》评定中风病的疗效。评价采用计分法，以神志、语言、运动功能的恢复程度来评价。病情加重：积分减少或死亡；无效：积分增加不足 4 分；有效：积分增加 4 分以上；显效：积分增加超过 10 分；临床痊愈：积分达 24 分以上。

（2）评价方法：可在患者入院当天、入院 15~20 天、出院当天进行评价。

（二）眩晕（原发性高血压病）中医诊疗方案

1. 概述 是指眼花头晕，轻者闭目即止，重者如坐车船，不能站立，伴恶心、呕吐，甚则昏倒等症状。可由情志不遂、饮食不节、年迈体衰、病后体虚、跌仆损伤、瘀血内阻等引起或诱发。可出现于多种内科疾病中，常见于高血压、贫血、梅尼埃病等疾病。

2. 诊断标准

（1）西医诊断标准：参照原卫生部疾病预防控制局、中国高血压联盟和国家心血管病中心制定的《中国高血压防治指南（2010 年修订版）》。①未应用抗高血压药物情况下，平均收缩压（SBP）≥18.7kPa（140mmHg）和（或）平均舒张压（DBP）≥12kPa（90mmHg）；②既往有高血压史，近 4 周内抗高血压药物治疗的个体。

（2）中医诊断标准：参照中华中医药学会发布的《中医内科常见病诊疗指南》（中国中医药出版社，2008 年 8 月）与《中药新药临床研究指导原则》（中国医药科技出版社，2002 年 5 月）。主要症状：头晕目眩，头痛；次要症状：头如裹，面红目赤，口苦口干，耳鸣耳聋，汗出，腰膝酸软等。

（3）中医证候诊断：①肾气亏虚证。腰脊酸痛（外伤性除外），胫酸膝软或足跟痛，耳鸣或耳聋，心悸或气短，发脱或齿摇，夜尿频，尿后有余沥或失禁，舌淡苔白，脉沉细弱。②痰瘀互结证。头如裹，胸闷，呕吐痰涎，刺痛（痛有定处或拒按），脉络瘀血，皮下瘀斑，肢体麻木或偏瘫，口淡，食少，舌胖苔腻脉滑，或舌质紫暗有瘀斑瘀点脉涩。③肝火亢盛证。眩晕，头痛，急躁易怒，面红，目赤，口干，口苦，便秘，溲赤，舌红苔黄，脉弦数。④阴虚阳亢证。腰酸，膝软，五心烦热，心悸，失眠，耳鸣，健忘，舌红少苔，脉弦细而数。

3. 治疗方案

（1）内服方药：①肾气亏虚证。治法：平补肾气，调和血脉；方药：补肾和脉方加减；中成药：杞菊地黄丸、六味地黄丸（肾阴虚证）、右归丸（肾阳虚证）。②痰瘀互结证。治法：祛痰化浊，活血通络；方药：半夏白术天麻汤合通窍活血汤加减；中成药；血塞通片、养血清脑颗粒。③肝火亢盛证。治法：清肝泻火，疏肝凉肝；方药：调肝降压方加减；中成药：牛黄降压丸、龙胆泻肝软胶囊。④阴虚阳亢证。治法：滋阴补肾，平肝潜阳；方药：天麻钩藤饮加减；中成药：天麻钩藤颗粒、清脑降压片。

（2）静脉滴注中药注射液：①瘀血阻络证，可选川芎注射液、灯盏花注射液、丹红注射液、香丹注射液、舒血宁注射液、疏血通注射液等。②气虚血瘀证，可选黄芪注射液、参麦注射液、生脉注射液，配合应用活血化瘀功效的中药注射液。③痰浊壅盛证，可选醒脑静注射液。

（3）中药足浴：辨证组方。①夏枯草、钩藤、桑叶、菊花；②钩藤、吴茱萸、桑寄生、夏枯草；③钩藤、野菊花、豨莶草、夏枯草、川牛膝、赤芍、川芎、葛根、花椒。每天 1 次，10 次为 1 个疗程，间隔 3 天，进行第 2 个疗程。

（4）耳穴压豆。①常用穴：耳背沟、肝、心、交感、肾上腺；备用穴：耳神门、耳尖、肾。②辨证选穴：肾气亏虚证、肝火亢盛证、阴虚阳亢证选用肾、枕、皮质下；痰浊壅盛证选用脾、枕、皮质下。

（5）穴位敷贴：①肾气亏虚症。吴茱萸散（吴茱萸 1 份，清醋 1 份）涌泉、太溪、太冲穴贴敷。②痰湿壅盛证。吴茱萸散内关、丰隆、解溪穴贴敷。③肝火亢盛证。清肝散（吴茱萸 1 份，黄连 6 份，清醋 1 份）涌泉、太溪、太冲穴贴敷。

（6）穴位埋线：太冲穴、三阴交、足三里等选定穴位埋藏医用铬制羊肠线，最初起到刺激穴位的机械作用，以后肠线液化、吸收所产生的化学刺激，作用持久而温和，兼有穴位刺激疗法和组织疗法的共同作用。

（7）基础治疗：参照《中国高血压防治指南（2010 年修订版)》，合理控制多重危险因素。

4. 疗效评价

（1）评价标准

1）疗效评定标准：推荐采用世界卫生组织生活质量测定简表中文版（World Health Organization Quality of Life Assessment）和杜氏高血压生活质量量表

进行成年人原发性高血压的生活质量评分；采用《中国高血压防治指南（2010年修订版)》进行成年人原发性高血压的病因鉴别诊断、心血管危险因素的评估，并指导诊断措施及预后判断。

2）中医证候疗效判定标准：采用《中药新药临床研究指导原则》（中国医药科技出版社，2002年5月）的证候评分标准，动态观察证候变化，重点在于评价患者已有或新发的头晕目眩、头痛等主要症状是否明显缓解（证候计分下降≥50％）。

（2）评价方法：推荐同时采用肱动脉血压和24小时动态血压评定降压疗效，采用尿微量白蛋白评价早期肾功能损害情况。

（三）头痛（偏头痛）中医诊疗方案

1. 概述　是临床常见的自觉症状，可单独出现，也可出现于多种急慢性疾病之中。病因分为外感和内伤两大类。外伤跌仆，久病入络，气滞血瘀，脉络瘀阻，亦可导致头痛。头痛常表现为发作性，如为持续性头痛并且进行性加重，需要进行检查，以明确病因。

2. 诊断标准

（1）西医诊断标准：参照HIS《国际头痛疾病分类》（2004年）第2版（ICHD－Ⅱ）原发性头痛（偏头痛）诊断标准。

（2）中医诊断标准：参照王永炎、严世芸的《实用中医内科学》（上海科技出版社，2009年）。①主要症状：头痛，或全头痛，或局部头痛，性质可为剧痛、隐痛、胀痛、搏动痛等。急性起病，反复发作，发病前多有诱因，部分病人有先兆症状。②辅助检查：血常规、血压，必要时颅脑CT及MRI检查，脑脊液、脑电图、经颅多普勒彩色超声（TCD）、血液流变学指标检查，排除器质性疾病。

（3）证候诊断标准：①肝阳上亢证。头痛而胀，或抽搐跳痛，上冲巅顶，面红耳赤，耳鸣如蝉，心烦易怒，口干口苦，或有胁痛，夜眠不宁，舌质红，苔薄白，脉沉弦有力。②痰浊内阻证。头部跳痛伴有昏重感，胸脘满闷，呕恶痰涎，苔白腻，脉沉弦或沉滑。③瘀血阻络证。头痛跳痛或如锥刺痛，痛有定处，经久不愈，面色晦暗，舌紫或有瘀斑、瘀点、苔薄白，脉弦或涩。④气血两虚证。头痛而晕，遇劳则重，自汗，气短，畏风，神疲乏力，面色㿠白，舌质淡，苔薄白，脉沉细而弱。⑤肝肾亏虚证。头痛，颧红，潮热，盗汗，五心烦热，烦躁失眠，或遗精，性欲亢进，舌红而干，少苔或无苔，脉细弦或细数。

3. 治疗方案

（1）辨证论治：①肝阳上亢证。治法：平肝潜阳，息风止痛；方药：天麻钩藤饮加减；中成药：天麻钩藤颗粒、复方羊角胶囊、天麻头痛片、天舒胶囊。②痰浊内阻证。治法：燥湿化痰，降逆止痛；方药：半夏白术天麻汤加减；中成药：半夏天麻丸、正天丸、清脑复神液。③瘀血阻络证。治法：活血化瘀，行气止痛；方药：桃红四物汤加味；中成药：血府逐瘀胶囊、头痛宁胶囊、大川芎丸、丹珍头痛胶囊。④气血两虚证。治法：补气养血，缓急止痛；方药：八珍汤加减；中成药：人参归脾丸、人参养荣丸、八珍颗粒、养血清脑颗粒。⑤肝肾亏虚证。治法：滋养肝肾，育阴潜阳；方药：镇肝息风汤加减；中成药：补肾益脑丸、六味地黄丸、天麻首乌胶囊。

偏头痛发作期或住院患者可辨证选用中药注射液，如天麻注射液、丹参注射液、川芎嗪注射液、三七总皂苷注射液、灯盏花注射液等。

（2）其他疗法：①推拿按摩。按摩太阳，推印堂，拿风池，点按合谷。②针刺疗法。根据头痛的轻重缓急，或针，或灸，或点刺放血，或局部取穴，或远道取穴，或两者兼用，方法有耳针、腕踝针、电针等。③艾灸疗法。选用阿是穴邻点透刺加缠针震颤法、热敏灸疗法、浅针疗法、火针疗法等，用于治疗偏头痛发作期或预防性治疗。

（3）基础治疗：如头痛发作仍不能缓解，可配合应用其他能缓解偏头痛发作的治疗方法，以镇静、镇痛、调节血管舒缩功能为治疗原则，可选用止吐药、非甾体类药、曲坦类药等。停用可能诱发头痛发作的药物和食物，心理疏导，去除诱因。

4. 疗效评价

（1）评价标准：①发作期疗效评价参照以下标准［参考 European Federation of Neurological Societies（EFNS）2006 年］。治愈：用药 24 小时内疼痛消失，其中 48 小时内头痛再次发作；有效：用药 24 小时内头痛症状从中度、重度，其后 48 小时内并维持疼痛减轻；无效：用药 72 小时内头痛无明显缓解。②预防性治疗的疗效评价标准。利用头痛日记记录治疗前后头痛 4 周平均发作次数、每 4 周平均头痛天数以及头痛程度的分级，并根据积分法判定疗效，疗效指数（n）=（疗前积分 − 疗后积分）/疗前积分 × 100%。临床控制：临床症状、体征积分改善 ≥95%；显效：70% ≤ 临床症状、体征积分改善 <95%；有效：30% ≤ 临床症状、体征积分改善 <70%；无效：临床症状、体征积分改善 <30%。

（2）评价方法：选用症状计分方法 + 疼痛量表测定进行评价。

【研究集萃】

（一）脑系病证特色疗法及应用研究

1. 鼻疗法在脑病防治中的应用　鼻疗法防治脑病是古老又日渐流行的"新技术"，以中医鼻疗法为基础发展起来的经鼻给药治疗脑病发展迅速，取得一定成果。研究发现：①解剖基础。鼻与脑客观存在通路，包括直接通路（嗅神经通路、黏膜上皮通路）与间接通路（血液循环通路以及淋巴系统、三叉神经与视神经通路）等，鼻脑相通为鼻疗防治脑病奠定了基础。②作用机制。刺激鼻腔，激发经气，调节脏腑气机，以疗脑疾；刺激鼻腔与经鼻给药，综合疗疾。③选药原则。比较注重选用辛香走串、刺激性强的药物，常用药物有雄黄、麝香、葱、细辛、皂荚、木香、醋等。④作用优势。鼻腔给药能避开胃肠肝对药物的破坏，并可有效透过血脑屏障；给药较为安全，毒性小的药物可以长期治疗。

2. 芳香疗法治疗脑病的应用研究　芳香疗法是指将气味芳香的药物，如丁香、藿香、木香、白芷、薄荷、冰片、麝香等，制成适当的剂型，作用于全身或局部以防治疾病的方法。芳香性药物以化湿和开窍为主要功效，具有鼓舞正气，除邪辟秽，解肌发表，疏风散邪，芳香健脾，化湿醒脾，通关开窍，止痛消肿等功效。常用中药如麝香、石菖蒲等，具有"开窍醒脑"，在改善患者健忘、失眠、肢体瘫痪、语言不利等方面作用显著。芳香疗法以直接、蒸汽或香熏吸嗅等方式，让芳香分子经由鼻传递到大脑，产生镇静、放松、提振或刺激等作用。

3. 从脑促醒昏迷的中医疗法研究 中医认为，脑为元神之府，清灵之窍，极易受热、瘀、气、痰等邪气侵扰，而使清窍失灵，发生昏迷。根据中医的辨证论治而采取不同的促醒疗法。①醒脑开窍药对昏迷的促醒作用：目前公认有效、安全、应用最多的药物为安宫牛黄丸提取而成的醒脑静注射液，具有清热解毒、凉血活血，开窍醒脑功效。②活血祛瘀化痰药对昏迷的促醒作用：引起昏迷大部分原因的共同点是以瘀血或痰瘀互结阻滞经脉，使窍闭神蒙，经络不通是其基本特点。应用具有活血、化瘀、开窍的药物，最常用的为红花、赤芍、石菖蒲等。

（二）脑系病证方药应用规律研究

1. 中医治疗偏头痛用药规律分析 分析近 10 年关于中医药治疗头痛的文献，发现疏散外风药、活血化瘀药、补虚药、平肝息风药是主要药物；风邪客表为主要病机，临床多重视疏散外风药物；其次为活血化瘀、补益正气、平肝息风药。因本病病程长，反复发作，病情复杂，各种药物常相互配伍，相互佐治，既降低了不良反应，又提高了临床疗效。频次分析发现，频数 30 次以上的共 20 味中药，川芎频次最高，达 195 次；出现次数较少的药物，如清热凉血药、祛风湿药、理气药、清热化痰药、安神药等，其作用也不能忽视，在主要药物配伍下，根据辨病与辨证相结合的思路，辨证加入此类药物，可取得显著疗效。

2. 基于频数分析的中药复方防治脑病有效专利用药规律研究 研究中药复方防治脑病的有效专利用药规律，发现：①高频中药大多集中于活血化瘀药，小部分分散于补气、补血、开窍及清热凉血药物类群。高频次中药主要为川芎、党参、当归、冰片、石菖蒲等。②活血化瘀中药的频数远高于其他中药，说明以活血化瘀为主要治则的复方专利可获得较优疗效。③归肝、心二经的中药频数明显高于肺、脾、肾及六腑的药物，表明从肝、心论治脑病的中药复方疗效可靠。④所涉及相当的药对组合来源于经方、古方。血府逐瘀汤、定痫逐瘀汤、补中益气汤、羚角钩藤汤、天麻钩藤饮等古方是现代临床加减防治脑病疗效确切的方剂，说明经方、古方的合理加减是开发脑病新药的重要途径。

参考文献

[1] 黄勇华，祝维峰. 鼻疗法在脑病防治应用中的中医文献研究. 中西医结合心脑血管病杂志，2009，7（11）：1342－1343.

[2] 滕晶. 中医脑病学学科内涵与外延的界定与研究体现. 中国中医急症，2013，22（6）：918－919.

[3] 杨旭杰，肖诗鹰，郭德海. 基于频数分析的中药复方防治脑病有效专利用药规律研究. 中国中医药信息杂志，2012，19（9）：26－29.

[4] 谢立栋，李海涛，胡志强. 中医治疗偏头痛用药规律分析. 湖北中医杂志，2011，33（10）：52－53.

第四节　脾胃系病证

　　脾胃系病证是因脾胃功能失调为主引起的一类疾病，包括中医常见的胃痛、痞满、呕吐、呃逆、嘈杂、反胃、噎膈、吐酸、泄泻、痢疾、便秘、腹痛等病证。脾胃系病证较多，治法及用药繁杂，且常因失治误治而成顽症痼疾。西医多种消化内科疾病均可参考脾胃系病证辨证论治。

【源流发展】

（一）病名提出与沿用

1. 胃痛　"胃痛"首见于《黄帝内经》，《素问·六元正纪大论》"木郁之发……民病胃脘当心而痛"；《素问·举痛论》"寒气客于肠胃，厥逆上出，故痛而呕也"，"饮食自倍，肠胃乃伤"。

2. 痞满　病名首见于《黄帝内经》，有"否""满""否满""痞塞"之称，《素问·异法方宜论》"脏寒生满病"；《素问·五常政大论》"备化之纪……其病痞"，以及"俾监之纪……其病留满痞塞"等论述。

3. 呕吐　病名最早见于《黄帝内经》；《济生方·呕吐》云："若脾胃无所伤，则无呕吐之患。"《温病条辨·中焦》也谓："胃阳不伤不吐。"

4. 呃逆　《黄帝内经》无呃逆之名，所记载的"哕"即指本病；宋代以前称为"哕"，陈无择指出呃逆与膈相关；元代朱丹溪始称为"呃"，《格致余论·呃逆论》曰"呃，病气逆也，气自脐下直冲，上出于口，而作声之名也"；明代张景岳确定呃逆病名，并言大病时"虚脱之呃，则诚危之证"。

5. 噎膈　"膈"始见于《黄帝内经》，称作膈、鬲、膈中、隔塞、膈气；"噎"证之名，始见于《诸病源候论》；唐宋以后始将"噎膈"并称。

6. 腹痛 首见于《黄帝内经》，认为寒邪、热邪客于肠胃可引起腹痛，《素问·举痛论》："寒气客于肠胃之间，膜原之下，血不得散，小络急引故痛……"并提出腹痛的发生与脾胃大小肠膀胱等脏腑有关。

7. 泄泻 《黄帝内经》始称为"泄"，有"濡泄""洞泄""飧泄""注泄""溏泄""鹜溏"等记载；《难经》有五泄之分；汉唐方书多称"下利"；宋代以后统称"泄泻"。

8. 痢疾 病名见于宋·严用和《济生方》。在此之前的历代医书中尚有肠澼、滞下、下利以及脓血痢、热痢等名称，所指为同一疾病，后世以痢疾为沿用病名。

9. 便秘 《黄帝内经》称为"后不利""大便难""太阴之厥，则腹满䐜胀，后不利""热气留于小肠……则坚于不得出，故痛而闭不通矣"；张仲景称为"脾约""闭""阴结""阳结"，认为与寒、热、气滞有关。

（二）发病与治疗渊源

1. 胃痛 张仲景从虚实论治，《金匮要略》提出"按之不痛者为虚，痛者为实"，创大建中汤、小建中汤、黄芪建中汤、理中汤、吴茱萸汤，芍药甘草汤等治疗胃痛有效的方剂；唐代孙思邈有9种心痛之说，多指胃痛；李东垣《兰室秘藏》立"胃脘痛"一门，使胃痛成为独立的病证；《景岳全书》从气滞论治，指出"惟食滞、寒滞、气滞者最多"；李中梓《医宗必读》、孙一奎《赤水玄珠》对"胃无补法""痛无补法"提出批评，强调辨证治疗；叶天士提出"久痛入络"，"初病在经，久病入络，以经主气，络主血"，治以理气活血。

2. 痞满 《素问·至真要大论》提出发病与饮食和脏腑气机不利有关；张仲景《伤寒论》中明确提出痞证的症状和概念，拟寒热并用、辛开苦降大法，创诸泻心汤治痞；李东垣倡导脾胃内伤说，《兰室秘藏·卷二》所载消痞丸、枳实消痞丸以及《内外伤辨惑论》所引洁古枳术丸等流传至今；朱丹溪区别胀满与痞满，反对见痞满便滥用利药攻下，认为中气重伤，痞满更甚；《景岳全书·痞满》从虚实论治，曰："痞满一证，大有疑辨，则在虚实二字……"李用粹上下分消治痞，认为"痞同湿治，宜上下分消其气"。

3. 呕吐 《黄帝内经》详述六淫之邪致呕，《素问·举痛论》"寒气客于肠胃，厥逆上出，故痛而呕也"，《素问·至真要大论》"燥淫所胜……民病喜呕，呕有苦""厥阴司天，风淫所胜……食则呕"；张仲景《金匮要略》详尽呕吐病因脉治，创小半夏汤、大半夏汤、生姜半夏汤、吴茱萸汤、小柴胡汤等行之有效的方剂；张仲景认识到呕吐有时是人体排除胃中有害物质的保护性反应，治疗不应止呕，当因势利导，"夫呕家有痈脓，不可治呕，脓尽自愈"。

4. 呃逆 《素问·宣明五气》提出胃气上逆病机，认为发病与寒气及胃、肺有关，并用3种简易疗法止呃，《灵枢·杂病》说"哕，以草刺鼻，嚏，嚏而已。无息而疾迎引之，立已。大惊之，亦可已"；张仲景分三型论治，一为实证，二为寒证，三为虚热证，为后世寒热虚实辨证分类奠定了基础；明代秦景明《症因脉治·呃逆论》把本病分外感、内伤两类；清代李中梓《证治汇补·呃逆》主降气和胃，系统提出"治当降气化痰和胃为主，随其所感而用药"治疗法则，至今仍有指导意义。

5. 噎膈 宋·严用和《济生方·噎膈》提出"噎""膈"的分类与基本病机，"……结于胸膈，则成膈，气流于咽嗌，则成五噎"，指出饮食、酒色、年龄均与本病有关；《医学心悟·噎膈》提出"凡噎膈症，不出胃脘干槁四字"；叶天士《临证指南医案·噎膈反胃》明确指出噎膈为"脘管窄隘"；朱丹溪提出"润养津血，降火散结"治法；张景岳提出"惟中衰耗伤者多有之"，注重从脾肾进行治疗；李用粹《证治汇补·噎膈》认为，噎"有气滞者，有血瘀者，有火炎者，有痰凝者，有食积者，虽有五种，总归七情之变"，提出"化痰行瘀"治法。

6. 腹痛 张仲景从虚实辨治，《金匮要略·腹满寒疝宿食病脉证治第十》提出"病者腹满，按之不痛为虚，痛者为实"，并开创治疗先河；《诸病源候论·腹痛病诸候》首次将腹痛作为单独证候论述，并有急慢腹痛之论，提出病机，"正气与邪气交争相击故痛"；《医学发明·泻可去闭葶苈大黄之属》提出"痛则不通"的病理学说，确立了"痛随利减，当通其经络，则疼痛去矣"治疗大法;《医学真传·腹痛》辨证用"通"法治疗,"夫通则不痛,理也。但通之之法,各有不同,调气以和血,调血以和气通也;下逆者使之上行,中结者使之旁达,亦通也;虚者助之使通,寒者温之使通,无非通之之法也。若必以下泄为通,则妄矣"。

7. 泄泻 《黄帝内经》提出寒热风湿致泄,《素问·举痛论》曰"寒气客于小肠,小肠不得成聚,故后泄腹痛矣";《素问·至真要大论》曰"暴注下泻,皆属于热";《素问·阴阳应象大论》曰"春伤于风,夏生飧泄""湿盛则濡泄";《诸病源候论》明确将"泄泻"与"痢疾"分述,宋以后本病始统称为"泄泻";《景岳全书·泄泻》提出"泄泻之本,无不由于脾胃",治疗"以利水为上策",但分利之法不可滥用,以防"愈利愈虚";《医宗必读》提出著名的治泄九法,即淡渗、升提、清凉、疏利、甘缓、酸收、燥脾、温肾、固涩。

8. 痢疾 《黄帝内经》称为"肠澼",提出发病与饮食不节及湿热下注有关;张仲景将泄泻与痢疾统称为"下利",创白头翁汤治疗湿热痢、桃花汤治疗虚寒久痢;《诸病源候论·痢病候》将痢疾分为"赤白痢""脓血痢""冷热痢""休息痢"等21种痢病候,强调热毒致病;金元时代认识到本病能互相传染,普遍流行,称为"时疫痢",朱丹溪提出"又有时疫作痢,一方一家之内,上下传染相似";明·李中梓提出通因通用与塞因塞用治法,《医宗必读·痢疾》"至治法……新感而实者,可以通因通用;久病而虚者,可以塞因塞用";明代张景岳特别强调,治疗痢疾"最当察虚实,辨寒热";清·喻昌创"逆流挽舟"之法,"引其邪而出之于外",创活人败毒散治疗;刘河间确立调气血治疗常法,提出"调气则后重自除,行血则便脓自愈"的法则,至今仍属治痢常法。

9. 便秘 张仲景就提出便秘有寒、热、虚、实不同病机,创苦寒泻下的承气汤、温里泻下的大黄附子汤、养阴润下的麻子仁丸、理气通下的厚朴三物汤内服以及蜜煎导,猪胆汁导等外用塞肛通便法;《诸病源候论·大便难候》认为与五脏不调和阴阳虚实寒热相关,"大便难者,由五脏不调、阴阳偏有虚实,谓三焦不和则冷热并结故也";《丹溪心法·燥结》认为便秘是由于血少,或肠胃受风,涸燥秘涩所致;张景岳把便秘分为阴结、阳结两类,认为有火为阳结,无火是阴结；清代《石室秘录·大便秘结》提出便秘与肺燥相关，"大便秘结者，人以为大肠燥甚，谁知是肺气燥乎？肺燥则清肃之气不能下行于大肠"；《杂病源流犀烛·大便秘结源流》强调"大便秘结，肾病也"。

（三）标志性学术观点

1. 胃痛　张仲景提出从虚实论治胃痛。

2. 痞满　张景岳提出痞满分虚实论治。

3. 呕吐　严用和提出"若脾胃无所伤，则无呕吐之患"。

4. 呃逆　秦景明确立"降气和胃止呃"治则。

5. 噎膈　朱丹溪"润养津血，降火散结"治法；叶天士"脘管窄隘"病机。

6. 腹痛　张仲景"病者腹满，按之不痛者为虚，痛者为实"。

7. 泄泻　李用粹提出"无湿不成泻"。

8. 痢疾　刘河间的"调气则后重自除，行血则便脓自愈"。

9. 便秘　张景岳提出"阳结者邪有余，宜攻宜泻者也；阴结者正不足，宜补宜滋者也。知斯二者即秘结之纲领也"。

【病类范畴】

（一）脾胃系病证的证类特点

1. 脾胃脏腑核心学说及证类特点　鉴于脾在五脏的重要作用，后世医家继内经"阴阳五行学说""脏腑学说""气血津液学说""精气学说""仲景伤寒学""温病学说"等之后，结合脾胃的生理、病理特点，初步提出"脾胃为脏腑核心"观点，认为脾胃功能正常与否决定全身各脏腑的生理、病理情况，其盛衰作为内因是发病与否的关键所在；善治病者安脾胃可以调五脏、和气血。研究以"天人相应"为依据，从南、北方不同的地域气候、饮食习惯及体质差异，指出南、北方脾胃病证在病邪易感及治法、用药上存在差异，北方多见脾胃阳虚、寒湿困脾证，南方多见脾胃阴虚、脾胃湿热证。

2. 脾胃系疾病与证的分布研究 对中医脾胃病证的诊病与辨证进行回顾性研究，发现脾胃病由多到少顺序是：①胃脘痛；②便秘；③泄泻；④腹胀；⑤口疮；⑥腹痛；⑦呃逆；⑧痞满；⑨呕吐。

对脾胃证在各年度情况的分析发现，41个脾胃证中超过百例以上有10个，由多到少顺序是：①脾气虚证；②脾胃湿热证；③大肠湿热证；④脾胃不和证；⑤胃肝不和证；⑥土旺侮木证；⑦脾湿肝热证；⑧脾虚胃实证；⑨寒湿困脾证；⑩土虚火弱证。研究提出，当脾胃脏腑功能失调出现"纳运失宜，升降相悖，燥湿不济"，尚未传及他脏时，容易出现脾虚胃实兼证，辨证关键是分清脾胃虚实比例，并按其轻、中、重程度，补脾泻胃。

3. 脾胃系疾病证候分类 对脾胃病的病因病机研究，学者认为主要致病因素为饮食所伤，情志失调，劳倦过度，外感六淫，他脏病变累及等。临床按辨证划分证类，主要包括三类：一类按病因病机分证。本病以气滞、虚弱、火郁、湿热多见，而寒凝、阴虚、瘀血、食积出现频率较少。二类按脾胃病分期分证。将脾胃病分为发作期、间歇期，发作期可分为肝胃不和、脾胃湿热、气滞血瘀、病邪犯胃等证型；间歇期可分为脾胃虚弱、脾肾阳虚、胃阴不足等证型。三类按西医病种分类。重视辨证与辨病相结合，探讨脾胃病发展变化规律。

（二）脾胃系病证范围和广泛性研究

1. 脾胃系病证范围和对应西医疾病 脾胃系疾病有广义与狭义之分，广义的脾胃系疾病即西医的消化系统疾病。狭义的脾胃系疾病主要指口腔、食管、胃、小肠、大肠等器官出现的疾病。常见病证包括吞酸、噎膈、胃脘痛、痞满、呕吐、泄泻、休息痢、便秘、腹痛等；涉及西医病种包括胃食管反流病、食管癌、功能性消化不良、慢性浅表性胃炎、慢性萎缩性胃炎、消化性溃疡、胃癌术后、胃下垂、慢性腹泻、溃疡性结肠炎、克罗恩病、肠易激综合征、肠梗阻、抗生素相关性腹泻、大肠癌、功能性便秘、急性胰腺炎、慢性胰腺炎等。

2. 脾胃学多功能系统和病证广泛性研究 脾胃为多功能系统，参与人体生命活动的全过程，被称为"后天之本"。脾胃学说奠基于《黄帝内经》，发展于《伤寒杂病论》，形成于金元时代，李杲有专著《脾胃论》，充实于明清。脾胃多功能系统涉及内、外、妇产、儿、皮肤、五官等7个科；消化为主，呼吸、心血管、血液、泌尿、内分泌、神经、生殖等9个系统的160余种病证。研究需要采用多学科的方法，从临床入手，结合动物实验，探讨多层次微观变化，揭示与消化、神经、内分泌、造血、免疫、能量水液代谢、血液循环、肌肉运动和体内微生态及组织炎症等相关规律性认识，开展中医脾胃多功能系统和病证广泛性的研究。

【中医治疗优势病种】

（一）胃痛（慢性胃炎）诊疗方案

1. 概述 胃痛是由于胃气阻滞，胃络瘀阻，胃失所养，不通则痛，导致胃脘部发生疼痛为主症的病证。胃痛，又称胃脘痛。本病在脾胃肠病证中最为多见，发病率较高，中药治疗效果理想。西医学的慢性胃炎、消化性溃疡、功能性消化不良等疾病，可按胃痛辨证论治。

2. 诊断标准

（1）西医诊断标准：参照"中国慢性胃炎共识意见"（中华医学会消化病学分会全国第二届慢性胃炎共识会议，2006，上海）。

（2）中医诊断标准：参照"慢性萎缩性胃炎中医诊疗共识意见"（中华中医药学会脾胃病分会）、"慢性浅表性胃炎中医诊疗共识意见"（中华中医药学会脾胃病分会，2009，深圳）及《中药新药临床研究指导原则（2002年）》。

（3）中医证候诊断：①寒邪客胃证。胃痛暴作，甚则拘急作痛，得热痛减，遇寒痛增，口淡不渴，或喜热饮，苔薄白，脉弦紧。②肝气犯胃证（肝胃气滞证）。胃脘胀满或胀痛，胁肋胀痛，症状因情绪因素诱发或加重，嗳气频作，胸闷不舒，舌苔薄白，脉弦。③湿热壅胃证。脘腹痞满，食少纳呆，口干口苦，身重困倦，小便短黄，恶心欲呕，舌质红，苔黄腻，脉濡或滑。④脾胃虚弱证/脾胃虚寒证。胃痛隐隐，绵绵不休，喜温喜按，劳累或受凉后发作或加重，泛吐清水，神疲纳呆，四肢倦怠，手足不温，大便溏薄，舌淡苔白，脉濡。⑤胃阴不足证。胃脘灼热疼痛，胃中嘈杂，似饥而不欲食，口干舌燥，大便干结，舌红少津或有裂纹，苔少或无，脉细或数。

3. 治疗方案

（1）内服方药：①寒邪客胃证。治法：温中散寒，理气止痛；方药：良附丸加味；中成药：小柴胡颗粒。②肝气犯胃证（肝胃气滞证）。治法：疏肝理气；方药：柴胡疏肝散加减；中成药：逍遥颗粒。③湿热壅胃证。治法：清胃泻热，和中止痛；方药：泻心汤合金铃子散；中成药：行气祛湿胶囊。④脾胃虚弱证/脾胃虚寒证。治法：温中健脾；方药：黄芪建中汤加减；中成药：温胃胶囊。⑤胃阴不足证。治法：养阴益胃，和中止痛；方药：益胃汤合芍药甘草汤；中成药：生脉饮。

（2）针灸疗法：选中脘、内关、公孙、足三里；加减：脾胃虚寒加神阙、气海、脾俞、胃俞，温中散寒；胃阴不足加胃俞、太溪、三阴交，滋阴养胃；寒邪犯胃加神阙、梁丘散寒止痛；饮食停滞加梁门、建里消食导滞；肝气犯胃加期门、太冲疏肝理气；瘀血停滞加膈俞、阿是穴化瘀止痛。

（3）其他疗法：根据病情需要，可选用穴位注射、背腧穴拔罐、中药穴位贴敷、中药 TDP 离子导入、胃肠动力治疗仪等疗法。

（4）西医治疗：有针对性选择联合使用西药抗炎、止酸、保护胃黏膜等。

4. 疗效评价

（1）评价标准：主要症状疗效评价。痊愈：症状消失；显效：症状改善率 >80%；有效：50% <症状改善率 <80%；无效：症状改善率 <50%；恶化：症状改善率负值。

（2）评价方法：①入院时的诊断与评价：在入院 1~7 天内完成，内容包括评价标准的各项内容；②治疗过程中的评价：对中医证候学内容进行定期评价，每周 1 次；③出院时的评价：对患者按照"评价标准"中"中医证候学"和"生活质量"进行评价，根据需要和实际情况进行"胃镜、病理组织学"评价。

（二）吐酸病（胃食管反流病）诊疗方案

1. 概述 是指病人自觉有酸水自胃脘上泛于食管、咽喉或口腔的病症。临床上常伴有胃灼热感（烧心）、胸骨后烧灼痛、反食、嗳气等症，部分病人伴有咽部梗阻感、夜间呛咳等症状。本病病位在胃和食管，与肝、胆、脾关系密切。本诊疗方案适用于现代医学"胃食管反流病"的诊疗。

2. 诊断标准

（1）西医诊断标准：参照中华医学会消化病分会中国胃食管反流病共识意见专家组《中国胃食管反流病共识意见》（2006 年，三亚）。

（2）中医诊断标准：参照《中医内科学》相关内容，西医诊断参照我国 2006 年三亚共识和 2007 年西安共识所建议的 GERD 诊断标准及糜烂性食管炎洛杉矶分级标准进行诊断。

（3）中医证候诊断：①肝胃不和证。反酸，胃灼热感（烧心），胸脘灼热或疼痛，痛连两胁，心烦易怒；或见脘腹胀满，大便艰难；舌苔薄白，脉弦。②寒热错杂证。反酸，胃灼热感（烧心），胸脘灼热或疼痛，口苦咽干，脘腹痞满，大便溏泄；舌红苔腻，脉滑。③脾虚气滞证。反酸，胃灼热感（烧心），胸脘灼热或疼痛，脘腹胀满，疲倦乏力，纳呆食少，大便不爽；舌质淡，苔薄白，脉缓或细弱。

3. 治疗方案

（1）辨证论治：①肝胃不和证。治法：疏肝解郁，和胃降逆；方药：左金丸加减；中成药：气滞胃痛颗粒、胃苏颗粒。②寒热错杂证。治法：辛开苦降，和胃降逆；方药：半夏泻心汤加味；中成药：加味左金丸。③脾虚气滞证。治法：健脾益气，理气和胃；方药：六君子汤加味；中成药：香砂六君丸。

（2）其他疗法：根据病情，选择应用针刺治疗、注入式埋线疗法、烫熨疗法、循经重灸、穴位贴敷疗法、药穴指针疗法等治疗方法。

4. 疗效评价

（1）评价标准

1）疗效评定标准：参照2009年中华中医药学会脾胃病分会《胃食管反流病中医诊疗共识意见》进行评价。

2）中医证候疗效判定标准：主要症状疗效评价。痊愈：反流症状消失，症状积分减少≥95%；显效：反流症状基本消失，虽偶有症状但很快消失，症状积分减少≥70%；有效：反流症状未消失，但较以前减轻，症状积分减少≥30%；无效：反流症状未消失，程度未减轻，症状积分减少不足30%。

（2）评价方法：①治疗结束后可参照《胃食管反流病中医诊疗共识意见》进行中医证候疗效评价。②参照《中药新药临床研究指导原则》，按症状轻重，分别记为0分、1分、2分、3分。③胃镜疗效根据内镜下食管炎分为A、B、C、D四级记为1、2、3、4分。疗效评价采用尼莫地平法计算：疗效指数=（治疗前积分－治疗后积分）/治疗前积分×100%。

（三）泄泻（急性肠炎）中医诊疗方案

1. 概述 是以大便次数增多，粪质稀薄或如水样为主症的常见脾胃系疾病。一般以大便溏薄而势缓者为泄，大便清稀如水而直下者为泻。四季均可发生，以夏秋多见。

2. 诊断标准

（1）西医诊断标准：参照1998年5月"全国腹泻病防治学术研讨会制定标准"进行诊断。

（2）中医诊断标准：参照《中医内科常见病诊疗指南——中医病证部分》（ZYYXH/T29—2008）和《中医病证诊断与疗效判定标准》[国家中医药管理局发布（ZY/T001.1—94）]进行诊断。

（3）证候诊断标准：①寒湿证。大便清稀，甚则如水样，腹痛肠鸣；或伴有胃脘腹疼痛，得暖则舒，呕吐物带有酸水，脘闷食少。苔白腻，脉濡缓。若兼外感风寒，则恶寒发热头疼，肢体酸痛。苔薄白，脉浮。②湿热证。腹痛，泻下急迫，或泻而不爽，粪色黄褐，气味臭秽，肛门灼热；或伴有胸闷欲吐，嗳气泛酸，身热口渴，小便短黄。苔黄腻，脉滑数或濡数。③食滞证。泻下稀便，臭如败卵，伴有不消化食物，脘腹胀满，腹痛肠鸣，泻后痛减，呕吐物多为酸腐食物，嗳腐酸臭，不思饮食。苔垢腻，脉滑。

3. 治疗方案

（1）内服方药：①寒湿证。治法：芳香化湿、解表散寒；方药：藿香正气散加减；中成药：藿香正气丸（口服液）。②湿热证。治法：清热利湿；方药：葛根黄芩黄连汤加减；中成药：保济丸（口服液）、葛根芩连片。③食滞证。治法：消食导滞；方药：保和丸加减；中成药：保和丸、金佛止痛片等。

（2）静脉滴注中药注射液：根据病情选用具有清热解毒和（或）凉血止泻作用的中药注射液，如喜炎平注射液、莲必治注射液等。

（3）针灸治疗：腹泻取足三里、天枢、神阙、中脘等穴位，平补平泻法；腹痛取足三里、中脘、天枢、三阴交、太冲等，其中太冲用泻法，其余穴位用平补平泻法；呕吐取中脘、内关、足三里等，其中足三里用平补平泻法，其余穴位用泻法。

（4）中药外敷：寒湿证用吴茱萸热罨包，吴茱萸200g加热，热度为患者皮肤可以接受为准，治疗巾包裹，外敷腹部；湿热证和食滞证用四黄水蜜外敷，大黄、黄连、黄柏、黄芩各200g，研细末过筛备用，取适量加蜂蜜调制成饼状外敷。

（5）穴位敷贴：寒湿证：苍术、白术各20g，吴茱萸5g，赤石脂15g，石榴皮20g，丁香5g，肉桂5g，上药晒干研细末备用，取药粉1g，用生姜汁调成糊状，纳脐中，纱布固定，每天1次，3天为1个疗程；湿热证：黄连5g，苦参10g，茯苓15g，上三味药粉碎为极细末，和均取1g，用醋调成药饼，贴敷在神阙穴上，纱布固定，每次贴敷约8小时，每天1次，3天为1个疗程。

（6）刮痧疗法：患者采取仰卧位；术者在患者的下脘、石门、天枢、天突穴位上，将手指用清水湿润，五指弯曲，用食指与中指的第二指节对准穴位，将皮肤夹起，然后松开，一起一落，反复进行，每点夹6～8次，直至被夹处成为橄榄状紫红色充血斑为度。每日2次。

（7）基础治疗：必要时可予以对症处理，剧烈吐泻者注意维持水电解质平衡。

4. 疗效评价

（1）参考《中医消化病诊疗指南》（中国中医药出版社，2006 年）的疗效标准。观察内容包括大便次数、性状、腹痛程度、发热、口干、小便色量、恶心呕吐、腹部压痛、肠鸣音等。所有症状部分为无、轻、中、重 4 级，属主症则分别记 0、2、4、6 分，属次症则分别记 0、1、2、3 分。采用临床症状/体征评价方法，分别于入院第 1 天、第 3 天对主要症状、次要症状、体征积分进行评价。总有效率 =（治愈例数 + 显效例数）/总例数。

（2）根据主要症状、伴随症状及体征评价。临床治愈：大便次数、量及性状恢复正常，伴随症状及体征消失，积分减少≥95%；显效：大便次数每天 2～3 次，近似成形，或便溏而每天仅 1 次，伴随症状及体征总积分减少≥70%；无效：3 天内未达到以上标准，积分减少不足 30%。

注：计算公式（尼莫地平法）为：（治疗前积分 – 治疗后积分）/治疗前积分 ×100%。

【研究集萃】

（一）脾胃系疾病证治规律研究

1. 中药治疗脾胃病优势病种的文献计量学研究 应用文献计量学方法，发现 10 类脾胃系疾病中，前 3 位疾病为胃及十二指肠疾病、肠道疾病、功能性胃肠病。提出中药治疗脾胃病的优势病种有胃及十二指肠疾病、肠道疾病和功能性胃肠病 3 类，包括慢性胃炎、消化性溃疡、阑尾炎、炎症性肠病、肠炎、肠易激综合征和功能性消化不良 7 种疾病；中医病名为痞满、胃痛、泄泻、便秘、厌食，脾胃系疾病中药治疗的优势病种。研究还发现，继发于其他疾病的胃肠疾病（糖尿病性胃轻瘫和危重症胃肠功能障碍）也是中药治疗的潜在优势病种。

2. 胃电图与中医脾胃病证型关系研究 选择胃窦部与胃体部的体表投影部位两个，用胃电振幅与胃电周期的均数、标准差、差值，对患者及正常人进行餐前与餐后的胃电图观察，并将振幅的均数、差值、离散度三者结合起来分析。研究发现，证候的虚实与振幅参数的增高呈正相关，虚寒型胃电图特征是振幅均数、差值、离散度在各组中最低，餐后振幅下降；实热型胃电图振幅明显增高；气滞型胃电图振幅均数、差值、离散度介于上两型之间。可见，胃的运动功能、胃对进餐负荷的反应能力及胃节律紊乱的程度与脾胃病的证候有一定的内在联系。

（二）脾胃系疾病方药配伍研究

1.《脾胃论》药物配对研究 收集《脾胃论》所载89首方剂，统计出现频数较高的前20味中药，发现第1类中，人参与陈皮、干姜、白术配伍的关联系数高，主要以理中丸为基本方；第2类中，升麻与柴胡、当归、苍术、黄芪、黄柏、藁本、葛根、羌活、防风常同用，是补中益气汤、通气防风汤、羌活胜湿汤3个方剂的基本药；第3类中，甘草使用频率较高，主要体现在白虎汤、六一散、泻黄散3个方剂中；第4类中，半夏与生姜及第5类的黄芩配伍关联较高；第5类中，黄连与黄芩常常配伍。

2. 溃疡性结肠炎中医证型与结肠镜像相关性研究 探析溃疡性结肠炎的中医证型与其结肠镜像之间的相关性。选择142例溃疡型结肠炎患者为对象，根据中医证型实施分组，气滞血瘀型、脾胃湿热型、阴血亏虚型、脾胃虚弱型，观察4组患者的镜像资料。发现脾胃虚弱型患者溃疡颜色为白色者、溃疡面覆苔为白苔者显著增高；阴血亏虚型患者的水肿率显著高于其他患者。因此，溃疡性结肠炎的不同中医证型与结肠镜像所表现的溃疡面颜色、覆苔情况以及水肿状况存在明显相关性，可作为临床诊断和辨证的依据。

参考文献

[1] 张声生，周滔. 中医消化病学科发展现状与展望. 中国中西医结合杂志，

2012，32（3）：406－411.

［2］戴永生．9127 例脾胃病与证诊断的调研分析．辽宁中医杂志，2013，40
（12）：2410－2411.

［3］杨雨田，武俊青，史雅仙，等．胃电图与中医脾胃病证型关系探讨．山西
中医，2000，16（1）：38－39.

［4］卫向龙，莫楠．《脾胃论》药物配对研究．河南中医，2010，30（2）：195
－196.

［5］苏芳静．溃疡性结肠炎中医证型与结肠镜像相关性研究．中医临床研究，
2015，7（31）：15－16.

第五节　肝胆系病证

肝位于右胁，主疏泄，性刚强，喜条达而恶抑郁；又主藏血，具贮藏和调节血液的功能；开窍于目。肝病常见的证候有肝气郁结、肝火上炎、肝阴不足、肝血亏虚、瘀血阻络等。胆病常见的证候有胆腑郁热、胆腑气滞、胆内结石等。胆的病变与肝密切相关，胆病可以及肝，肝病可以及胆，可致肝胆同病。肝胆证候以实证多见，脾、胃、肾等脏腑关系密切。

【源流发展】

（一）《黄帝内经》时代

《黄帝内经》对于黄疸、胁痛、鼓胀等病的病名厘定和临床发病机制与特征进行了较系统的论述，初步奠定了中医防治肝胆病的理论基础。

黄疸之名，始见于《素问·平人气象论》："溺黄赤，安卧者，黄疸……目黄者，曰黄疸。"《灵枢·论疾诊尺》更为详细地描述了"面色微黄""齿垢黄""爪甲上黄"以及"不嗜食""安卧"等黄疸病的常见症状。书中不仅阐述了"湿热相搏"是其主要发病机制，还讨论了"风寒客于人"后因为未能及时治疗，递经脏腑传变而发黄的病理机转，提出了"当此之时，可按、可药、可治"的治疗原则。同时，《黄帝内经》还认识到黄疸的形成与肝、脾、肾三脏功能失调密切相关。

《灵枢·水胀》指出："鼓胀……腹胀身皆大，大与肤胀等也。色苍黄，腹筋起，此其候也。"《素问·腹中论》认为鼓胀："病心腹满，旦食则不能暮食……治之以鸡矢醴，一剂知，二剂已。"

积聚首见于《黄帝内经》。《灵枢·五变》说："人之善病肠中积聚者，皮肤薄而不泽……如此，则肠胃恶，恶则邪气留止，积聚乃成。"认为主要由外邪侵入及内伤忧怒，以致"血气稽留""津液涩渗"，着而不去，渐积而成。《素问·至真要大论》提出了"坚者削之""积者散之"治则。

（二）汉代

《伤寒杂病论》确立了肝胆病辨治的基本法则，开创了肝胆病运用中医治疗的历史先河。

对于黄疸，仲景《伤寒论》《金匮要略》对外感发黄与内伤发黄均有较深入的研究，"湿热在里""寒湿在内不解"以及由于"火劫其汗"之类的误治，致使"两阳相熏灼"而发黄是外感发黄的基本病理机制；饮食失节（包括饮酒过度）而致胃热脾湿，劳役纵欲而致脾肾内伤，是内伤发黄的主要原因。其中湿邪为本，谓"黄家所得，从湿得之"。鉴于此，张仲景将之分为谷疸、酒疸、女劳疸、黑疸及伤寒发黄等不同病证，分述其辨证要点，提出了"诸病黄家，但利其小便"等治疗法则，创制了清热利湿、泻热通腑、发汗涌吐、和解表里、润燥消瘀、建中温补诸法，并拟定了与之相应的茵陈蒿汤、栀子大黄汤、茵陈五苓散、麻黄连轺赤小豆汤、柴胡汤、小建中汤等名方遣治。从此黄疸病治疗有法可循，有方可用，理法方药渐臻完备。

《金匮要略·水气病脉证并治第十四》虽无"鼓胀"之名，但有心水、肝水、脾水……之说，其中肝水的症状是"腹大，不能自转侧，胁下腹痛……小便时通"；脾水的症状是"腹大，四肢苦重……小便难"。其所记述的临床特征与鼓胀相同。并明确提出肝脾肾等脏功能障碍是主要发病机制，为治疗提供了理论依据。

《伤寒论》结合《黄帝内经》的观点提出了"胸胁苦满""胁下痞硬""胁下硬满"等胁痛症状。《金匮要略》之旋覆花汤（旋覆花、新绛、葱）至今仍是用以治疗因瘀血停着所致胁痛的代表方药。

《金匮要略·五脏风寒积聚病脉证并治第十一》根据《难经》之义，提出"积者，脏病也，终不移；聚者，腑病也，发作有时，展转痛移"。另在疟病篇中提出了癥瘕的概念，谓疟久不解，"结为癥瘕，名曰疟母……宜鳖甲煎丸。"该方为治疗肝硬化等肝病的常用方药。此外，张仲景还结合肝胆病的传变特点而提出了一些防治肝胆病发展的基本原则，如"见肝之病，知肝传脾，当先实脾"即是。

（三）晋唐时期

晋唐时期的主要贡献在于当时的医家对肝胆病病因病机的进一步认识和诊断、治疗方法的创新。

对于黄疸的诊断，晋·葛洪《肘后备急方》载述了病人"溺白纸，纸即如染者"即为黄疸；唐·王焘《外台秘要》则引《必效》中"每夜小便浸白帛片，取色退为验"来判断黄疸的比色法，此乃世界医学史上对黄疸用实验手段检查和诊断的最早文献记载。晋·皇甫谧《针灸甲乙经》中专篇讨论了黄疸的针灸配穴方法，为后世应用针灸治疗本病提供了有重要参考价值的经验。隋代巢氏《诸病源候论》将黄疸病分为28种病候，并认识到"卒然发黄，心满气喘，命在顷刻"的"急黄"是由"热毒所加"而致；唐代孙思邈《备急千金要方》则进一步指出"时行热病，多必内瘀著黄"，对重症黄疸的传染性、临床发病特点又有所认识，并提出了相应的防治方法，创制了大茵陈汤（茵陈、黄柏、大黄、白术、黄芩、天花粉、甘草、茯苓、前胡、栀子、枳实）、茵陈丸（茵陈、甘遂、当归、蜀椒、杏仁、大黄、半夏、葶苈子、茯苓、干姜、枳实、白术）等多首清热祛湿退黄的有效方药。

鼓胀在晋唐之际又称"水蛊""蛊胀"等。如《肘后备急方》说："唯腹大，动摇水声，皮肤黑，名曰水蛊。"该书还首次介绍了放腹水治疗本病的方法："若唯腹大，下之不去，便针脐下二寸，入数分，令水出，孔合，须腹减乃止。"《诸病源候论·水证候》观察到鼓胀病出现腹水，是由于腹内有肿块在两胁下（即肝脾肿大）所致，谓"腹内有结块强，在两胁间胀满，遍身肿""若积引数月，人即柴瘦，腹转大"。当时人们已初步认识到，本病的病因常由"虫毒"或"水毒"（即血吸虫）所引起。

隋唐时期，一些医家已认识到胁痛可发生于黄疸、鼓胀、积聚等病证过程中；常与肝气郁结、气滞血瘀、湿热内蕴等因素有关；大多主张采用行气解郁、活血化瘀、清热利湿等多种治法治之。如《备急千金要方》曾谓"病若心下坚满，常两胁痛，息忿忿如怒状，名曰肝实热也"，治之每选黄芩、栀子、柴胡、枳实、当归等药。

《诸病源候论·积聚病诸候》对积聚的病因病机有较系统的认识，认为该病主要由正虚感邪所致，发病有一渐积成块的过程："诸脏受邪，初未能积聚，留滞不去，乃成积聚。"《肘后备急方》收载了内服外治"心腹症坚方"计16首，首次采用了外治之法；《备急千金要方》则载方达44首之多；《外台秘要》亦收录治积聚方38首。均强调活血化瘀、扶正固本是治疗本病之关键。

（四）宋元时期

宋元时期对肝胆病的认识又有了新的突破；进一步发现黄疸等病具有传染性，主张采取一定的隔离措施进行预防；防治方法有所创新与发展且各具特色，从而提高了肝胆病的临床防治效果。

宋元以来，诸医家对黄疸的分类经历了一个由博返约的过程，对脉因证治的认识亦不断地深化和完善。如宋《太平圣惠方》论述了"三十六黄"的不同病候及其治法；《圣济总录》列载了"九疸""三十六黄"，把重症黄疸称为"急黄"，其中既有历代医家独到见解，亦有不少名不见经传者，凡是有关黄疸的各种病因及临床特征均概括在其中。宋·韩祗和《伤寒微旨论》除了论述"阳黄"证外，还首次设阴黄证篇，谓"伤寒病发黄者，古今皆为阳证，治之往往投大黄、栀子、柏皮、黄连、茵陈之类……无治阴黄法"，于是结合自身临床心得，详述了阴黄的成因（如可由阳黄服清下药太过而转化阴黄）、辨证施治方法，并根据张仲景"于寒湿中求之"之说而制定了茵陈茯苓汤（茵陈、茯苓、桂枝、猪苓、滑石）、茵陈四逆汤（四逆汤加茵陈）、小茵陈汤（附子、甘草、茵陈）、茵陈附子汤（附子、干姜、茵陈）等6首温里散寒祛湿退黄方药。从此阴黄之治有法可循，有方可用。元·王好古《阴证略例》亦专列"阴证发黄"

一篇，选用韩祗和诸方治之，每每获得良效。元·罗天益《卫生宝鉴》进一步论证了黄疸的辨治规律，指出"身热不大便而发黄者，用仲景茵陈蒿汤"；若是"皮肤凉又烦热，欲卧水中，喘呕脉沉细迟无力而发黄者，治用茵陈四逆汤"，并制有茵陈附子干姜汤等方以治阴黄。可以说，宋元之际"阴黄"证的深入探讨和辨治规律的形成，乃是中医治疗黄疸等病的一大重要突破。宋·窦材《扁鹊心书》对胆黄论述亦较全面，并首次提出"胆黄证"之说，认为此证乃"因大惊卒恐，胆伤而汁泄于外"所致；成无己《伤寒明理论》，陈言《三因极一病证方论》，金代刘完素《宣明论方》，宋代杨士瀛《仁斋直指方论》等亦有不少独特见解。如元代《丹溪心法》有"疸不用分其五，同是湿热""黄疸乃脾胃经有热所致，当究其所因，分利为先，解毒次之"之说，亦曾产生过一定的影响。

金元四大家对鼓胀病因病机各有发挥。如刘完素《河间六书》中提出主要由邪热内侵、气机壅滞所致，"是以热气内郁，不散而聚，所以叩之如鼓也"。同时与肝、脾、肾功能失调密切相关，因而治疗用攻邪法时，须时时顾护正气，不可太过，因"此病之起，或三五年，或十余年，根深矣，势笃矣，欲救速效，自求祸耳"（《格致余论·鼓胀论》）。李东垣于《兰室秘藏》中提出本病"皆由脾胃之气虚弱，不能运化精微……聚而不散而成胀满"，治疗主张扶脾益胃以制水湿，常用中满分消汤（六君子汤加厚朴、枳实、黄芩、黄连、知母、砂仁、泽泻、干姜、姜黄）等方治之。《丹溪心法·鼓胀》指出："七情内伤，六淫外侵，饮食不节，房劳致虚，脾土之阴受伤，转运之官失职……清浊相混，隧道壅塞……逐成胀满。"此实属见地之论。这些不同的学术见解，为鼓胀的辨证论治提供了理论依据。

关于胁痛，金代张子和《儒门事亲》认为"夫一切沉积水气，两胁刺痛，中满不能食，头目眩者，可用茶调散。轻涌讫冷涎一二升，次服七宣丸则愈矣"。《三因极一病证方论》《脾胃论》《丹溪心法》等书对胁痛亦提出了一些有效的治法与方药。

宋·严用和《济生方》强调了积聚发病与七情有关，行气活血当为主要治法，所制香棱丸、大七气汤等一直沿用至今。金元时期之《活法机要》认为积聚的产生与正气不足亦有关系，因此，活血化瘀消癥时应适当加用扶正固本之品。《卫生宝鉴》中用以治疗积聚之方达17首，理气导滞、活血消积之品在处方中所占比重比唐宋以前之方有明显增加，并把三棱、莪术作为治疗积聚的主药。如荆蓬煎丸（荆三棱、蓬莪术、木香、青皮、茴香、枳壳、槟榔）即是。

（五）明清时期

1. 病因病机的深入探讨 明代张景岳《景岳全书》、清代陈士铎《辨证录》、叶桂《临证指南医案》等书已充分认识到黄疸的形成常与湿热蕴结（或热毒炽盛）、肝胆瘀热、脾胃虚寒等因素有关；再次分述了"胆黄"，即黄疸的形成与胆汁外溢肌肤有关。如《临证指南医案》指出："胆液为湿所阻，渍于脾，浸淫肌肉，溢于皮肤，色如熏黄。""瘀热在里，胆热液泄。"清代《医门法律》一书探索张仲景之学，将《伤寒论》所述者称之为外感黄疸，《金匮要略》所述者则谓之内伤黄疸，可谓要言不烦。清代不少医家进一步阐发了重症黄疸（急黄）的发病机制主要为"热毒充斥"内外，并称之为"瘟黄"。如沈金鳌《杂病源流犀烛》说："又有天行疫疠，以致发黄者，俗称之瘟黄，杀人最急。"并发现这类病人起病急骤，病情重笃，具有较强的传染性；常并发出血、神昏谵语等危候。如明代皇甫中《明医指掌》说："瘀血发黄，则发热，小便自利，大便反黑。"清代李用粹《证治汇补》说："疸毒冲心，如狂喘满，腹胀。"这些见解，为及时有效防治本病提供了理论依据。

《景岳全书》曾对鼓胀病名做了十分恰当的解释："鼓胀，以外坚满而中空无物，其象如鼓，故名鼓胀。又或以血气结聚，不可解散，其毒如蛊，亦名蛊胀。且肢体无恙，胀惟在腹，故又名为单腹胀。"清代《医碥》认为本病虽有气鼓、血鼓、水鼓、虫鼓之称，但气、血、水三者常同时存在，仅有主次之分，而非单独为患。曰："气、水、血三者，病常相因。有先病气滞而后血结者，有先病血结而后气滞者，有先病水肿而后血随败者……"

《景岳全书》还从临床实际出发，根据病因病机不同将胁痛分为外感与内伤

两类，其中内伤者为多见。《证治汇补》在《古今医鉴》的认识基础上补述了胁痛的病理机制："因其暴怒伤触，悲哀气结，饮食过度，风冷外侵，跌仆伤形……或痰积流注，或瘀血相搏，皆能为痛。至于湿热郁火，劳役房色而病者，间亦有之。"其说甚是全面。

清代《医林改错》强调，积聚之成无不与瘀血相关，谓"气无形不能结块，结块者必有形之血也。血受寒则凝结成块，血受热则煎熬成块"。所以无论是胁下还是其他部位的积聚，均用膈下逐瘀汤活血化瘀消积。

2. 诊治方法不断创新　对阳黄的治疗，注重采用清热利湿渗湿退黄诸法，增补出不少新的方药；对于阴黄，清代《医学心悟》又制茵陈术附汤，至今仍为治疗寒湿黄疸的基本方剂。《景岳全书》强调"不可以黄为意，专用清利"，主张对虚证"但宜调补心、脾、肾之虚，以培气血，另辟四君、理中、六味诸法"。关于急黄之治，明清两代已较系统提出清热解毒、通里攻下、清瘟败毒、凉散血热、活血化瘀诸法以急速救之。如余师愚《疫病篇》谓："淫热熏蒸，湿浊壅遏，则周身发黄，宜本方（注：指清瘟败毒饮）增石膏、栀子，加茵陈、滑石、猪苓、泽泻、木通。"《沈氏尊生书》根据急黄"杀人最急"等特点而制茵陈泻黄汤（茵陈、葛根、黄连、栀子、白术、赤茯苓、白芍、人参、木通、木香、姜、枣）或桃仁承气汤加味以治。此外，明清时期还总结出许多黄疸外治法，如陈复正《幼幼集成》谓"治湿热发黄，用生姜半斤、茵陈半斤同捣烂以布包之，时时周身擦之，其黄自退"。《医碥》曾采用"黄蜡、香油摊膏"贴脐部的"贴脐疗法"。至于单方验方，更是不计其数。至此，黄疸之治法昌明，清、温、补、消，内服、外治诸法蔚为大观，实属丰富多彩。

明清医家已观察到病人外表出现红点、红纹乃系鼓胀病的特有征象。如喻嘉言《寓意草》谓："人但面色萎黄，有蟹爪纹路……已具将来血蛊之候也。"《辨证录》亦谓："初起之时，何以知其是虫鼓与血鼓也？吾辨之于面矣，凡面色淡黄之中，而有红点或红纹者是也。"面色蟹爪纹路、红点、红纹即蜘蛛痣。《杂病源流犀烛》已知血鼓可出现"烦躁漱水，迷忘惊狂"之候；《医宗金鉴》认为可并发"吐、衄、泄血"，说明前人已认识到本病可有出血及昏迷等严重并发症。《景岳全书》特别强调治疗鼓胀"当辨虚实",其中属实(如食积、气滞、血瘀、水湿、寒热邪气)者当消食、行气、活血化瘀、利水、祛邪;而虚证居多,如"中年之后,及素多劳伤,或大便溏滑,或脉息弦虚,或声色憔悴……皆虚损之易见也。诸如此类,使非培补元气,速救根本,则轻者必重,重者必危矣"。《医门法律》亦指出,实证臌胀"不外水裹、气结、血瘀",据此,利水、行气、活血为主法;虚证则应以补益脾肝肾为主,正气来复,自有利于邪气的祛除。《风劳鼓膈四大证治》结合臌胀难治的病理特点而拟定了一些有效的法则与方药。

《景岳全书》认为:"胁痛之病,本属肝胆二经,以二经之脉,皆循胁肋故也。"诊断当分虚实,以及在气在血之不同,谓"但察其有形无形可知矣"。所制柴胡疏肝散一方,至今仍为治疗胁痛的代表方。明·李梴《医学入门》亦指出:"胁痛本是肝家病……实者,肝气实也,痛则手足烦躁,不安卧,小柴胡汤加芎、归、白芍、苍术、青皮、龙胆或黄连丸。虚者,肝血虚也,痛则悠悠不止,耳目,善恐如人将捕,四物汤加柴胡梢,或五积散去麻黄,加青木香、青皮。"《临证指南医案》对胁痛之属久痛入络者,善用辛香通络、甘缓理虚、辛泄化瘀等法,立法选方用药,可谓匠心独运,对后世颇具影响。清代林佩琴《类证治裁》分胁痛为肝郁、肝瘀、痰饮、食积、肝虚诸类,治疗方法上亦有独到之处。

明·戴思恭《证治要诀》认为,左右胁下出现包块,固定不移,即是积聚。明·王肯堂《证治准绳》提出治疗本病当分早期、中期、末期等3期,早、中期当以祛邪为主,晚期当攻补兼施,此实属经验之谈。《景岳全书》亦认为,治疗积聚关键是攻补得法,"而攻补之宜,当于孰缓孰急中辨之。凡积聚未久而元气未损者,治不宜缓,盖缓之则养成其势,反以难治……速攻可也""若积聚渐久,元气日虚",则以扶正为主,不可攻之太过。攻法多用活血化瘀、消痰散结、清热解毒诸法;扶正多用益气固本之品。其治此尝用三棱丸(三棱、莪术、青皮、麦芽、半夏)等方。王清任所创膈下逐瘀汤至今仍是治疗积聚的有效方药。

此外,明清之际的方书、本草学专著,如《本草纲目》、清代刘若金《本草述》、汪昂《本草备要》与《医方集解》、赵学敏《本草纲目拾遗》等，对黄疸、鼓胀、肝郁等常见肝病及其防治，亦阐述了许多有实用价值的见解。充实了肝胆病中医防治方法。

（六）近现代时期

中华人民共和国成立以后，尤其是 20 世纪 70 年代以来，随着我国医药卫生事业的飞跃发展，疾病防治水平的不断提高，肝胆病防治工作得到了各级政府和我国医学界的高度重视，从而使中医药防治肝胆病的研究取得了前所未有的进步和发展。

药物方面，对治疗病毒性肝炎的单味药物研究较多，主要是围绕 3 个大的方面进行。一是研究对肝炎病毒有抑制作用的中草药，如黄芪、大青叶、茵陈、虎杖、大黄、板蓝根、黄柏等；二是观察对机体免疫功能有影响的中草药，如人参、党参、五味子、何首乌、女贞子、枸杞子、鱼腥草等；三是总结对肝功能有改善的中草药，如一致公认有较好疗效的五味子、灵芝、黄芪、柴胡、当归、丹参、黄芩、连翘、板蓝根、茵陈等。通过临床观察和研究，总结出对肝硬化、肝癌、胆结石等病具有较好作用的中草药，如丹参、虎杖、当归、水蛭、三棱、半枝莲、白花蛇舌草、山慈菇、蟾蜍、鸡内金、金钱草。方剂方面，既有经典名方，亦对一些单方验方进行了研究。如治疗黄疸具有肯定疗效的名方茵陈蒿汤、茵陈五苓散、龙胆泻肝汤、小柴胡汤、柴胡疏肝散、鳖甲煎丸等名方，以及近年来总结出的单验方（包括活血化瘀、软坚散结、抗癌等方药）的研究报道亦常可见之。

近年来，对中医药防治肝胆各种经验的系统总结，是近代肝胆病中医防治体系飞跃发展的重要标志。各种治疗方法的进一步研究，有效方药的进一步观察，各种剂型的不断改革，名老中医经验的进一步总结整理，充分显示了中医药防治肝胆病的良好效果和优势。

1. 各种治法的深入研究 肝胆病的中医治法可谓丰富多彩。除药物内服外，尚有针灸（如针刺合谷、太冲、阳陵泉、足三里等穴治疗急性肝炎）、外敷（如肝癌患者局部外敷蟾蜍制剂）、推拿、食疗、心理疗法等。这些治法各具特色，大量实践证明，各种治肝方法的综合运用，常可明显地提高临床疗效。

2. 有效方药的临床观察 总结出了一些体现理、法、方、药的辨证施治方，亦摸索出了不少专方专药。一些方剂融合了中西医的优点，颇有时代特征。如部分治疗乙型肝炎的经验方，以传统中医理论为依据，同时结合西医辨病，组方用药时，选用虎杖、茵陈、板蓝根、大黄等抑制乙型肝炎病毒，这样综合考虑，把辨证与辨病结合起来，使中西医的长处得到互补，更有利于提高乙型肝炎的临床疗效。

3. 中药剂型的不断改革 剂型改革是中医药界面临的重大课题之一。肝胆病的中药剂改革于20世纪80年代亦做了不少的工作。除汤方外，目前常用的还有糖浆剂、丸剂、颗粒剂、片剂、粉剂、针剂等等。中药剂型的不断改革，这对于方便病人，提高疗效，发挥了积极的作用。

4. 名医经验的系统总结 各地一些名老中医在长期临床实践中积累了不少肝胆病防治经验，近年来，人们对这些老中医临证经验进行了较系统的总结，除纷纷见诸中医杂志、报纸外，并陆续汇编成册，出版发行，如《当代名医临证精华——肝炎肝硬化专辑》即是。这些经验各具特色，为促进肝胆病中医防治体系的系统完善发挥了积极的作用。

5. 肝胆病专著的相继问世 据初步统计，仅近10年来出版的肝胆病中医防治方面的专著即有10余种，如《肝炎论治学》《中医治疗慢性病毒性肝炎》《肝炎肝硬化专辑》《黄疸的中医治疗》《黄疸专辑》等，从基础理论到临床经验进行了系统而全面的总结，大大丰富了肝胆病中医防治体系。

【病类范畴】

（一）肝胆系病证范围

由于采纳的文献或对临床诊治的侧重点不同，各种临床病名标准有所差异，

《国家标准中医临床诊疗术语》将肝系病证主要分为肝痈、肝疥、肝癖（痞）、肝著（着/胀）、肝积、鼓胀、肝瘤、肝癌、肝厥、胆疸、血疸、蚕豆黄、胆瘅、胆胀、胆石、胆癌、蛔厥；《实用中医肝胆病学》中将肝胆病分为胁痛、黄疸、积聚、鼓胀、眩晕、中风、郁证、颤证、痉证、惊风、肝痈、瘿病、疝气、乳癖、阴痒、五风内障、雀目、耳鸣耳聋、脓耳。

（二）肝胆系病证中西医对应

西医与中医内科肝胆病系相对应的疾病主要包括急慢性肝炎、胆囊炎、胆石症、胰腺炎、神经官能症、肋间神经痛、软组织挫扭伤及部分胸膜炎、肝细胞性黄疸、阻塞性黄疸和溶血性黄疸、肝硬化腹水，包括病毒性肝炎、血吸虫病，胆汁性、营养不良性等多种原因导致的肝硬化腹水、肝脾大，腹腔肿瘤、多囊肾、胃肠功能紊乱、不完全肠梗阻、肠扭转、肠套叠、单纯性甲状腺肿、甲状腺功能亢进症、甲状腺炎、甲状腺腺瘤、甲状腺癌等。

【优势病种】

（一）胁痛（慢性肝炎）诊疗方案

1. 概述 是以一侧或两侧胁肋部位疼痛为主要表现的病证，有时可伴面目及身体皮肤黄染。相当于西医慢性肝炎等。

2. 诊断标准

（1）中医诊断标准：①以一侧或两侧胁肋疼痛为主要表现。②可兼黄疸、胸闷、腹胀、嗳气、急躁、易怒、口苦纳呆等症。常有情志失调、跌仆损伤、饮食不节、外感湿热或劳欲久病等病史。③检测肝功能以了解肝损害情况；检测肝炎病毒指标，有助于肝炎的诊断和分型。B超、CT及MRI是肝胆结石、肝硬化、胆囊炎、脂肪肝等疾病重要诊断依据，血脂、血浆蛋白等是脂肪肝、肝硬化的辅助诊断指标。血脂甲球蛋白、碱性磷酸酶等是筛查肝胆肿瘤的参考依据。

（2）证候诊断：①湿热蕴结证。右胁胀痛，身目黄染，黄色鲜明，小便黄赤，口干苦或口臭，脘闷，或纳呆，或腹胀，恶心或呕吐，大便秘结或黏滞不畅，舌苔黄腻，脉弦滑或滑数。②肝郁气滞证。两胁胀痛，善太息，得嗳气稍舒，胸闷，腹胀，情志易激惹，乳房胀痛或结块，舌质淡红，苔薄白或薄黄，脉弦。③肝郁脾虚证。胁肋胀痛或窜痛，急躁易怒，喜太息，纳差或食后胃脘胀满，乳房胀痛或结块，嗳气，口淡乏味，便溏，舌质淡红，苔薄白或薄黄，脉弦。④肝肾阴虚证。腰痛或腰酸腿软，胁肋隐痛，眼干涩，五心烦热或低热，耳鸣、耳聋，头晕、眼花，口干咽燥，劳累加重，小便短赤，大便干结，舌红少苔，脉细或细数。⑤脾肾阳虚证。食少便溏或五更泻，腰痛或腰酸腿软，或阳痿早泄，或耳鸣耳聋等，形寒肢冷，小便清长或夜尿频数，舌质淡胖，苔润，脉沉细或迟。⑥瘀血阻络证。胁痛如刺，痛处不移，朱砂掌，或蜘蛛痣色暗，或毛细血管扩张，胁下积块，胁肋久痛，面色晦暗，舌质紫暗，或有瘀斑瘀点，脉沉。

3. 治疗方案

（1）辨证论治：①湿热蕴结证。治法：清热利湿。方药：茵陈蒿汤合甘露消毒丹加减。中成药：双虎清肝颗粒、垂盆草颗粒，茵栀黄制剂等。②肝郁气滞证。治法：疏肝理气。方药：柴胡疏肝散加减。中成药：丹芩逍遥合剂、甘草酸制剂等。③肝郁脾虚证。治法：疏肝健脾。方药：逍遥散加减。④肝肾阴虚证。治法：滋补肝肾。方药：一贯煎加减。中成药：五味子制剂等。⑤脾肾阳虚证。治法：温补脾肾。方药：附子理中汤合金匮肾气丸加减。中成药：右归丸、龟鹿补肾丸。⑥瘀血阻络证。治法：活血通络。方药：膈下逐瘀汤加减。中成药：鳖甲煎丸、大黄䗪虫丸、扶正化瘀胶囊、复方鳖甲软肝片等。

（2）其他疗法：根据病情选择中药穴位注射、中药穴位敷贴、生物信息红外肝病治疗仪、直流电药物离子导入等治疗方法。

4. 疗效评价

（1）评价标准

1）中医证候疗效评价。显效：中医临床症状、体征明显改善，证候积分减少≥70%。有效：中医临床症状、体征均有好转，证候积分减少≥30%。无效：中医临床症状、体征无明显改善，甚或加重，证候积分减少<30%。

2）西医疗效评价标准（3个月疗程）：据实验室ALT、AST及总胆红素检查评价。显效：ALT、AST、总胆红素降低80%，停药3个月ALT反跳<50%。有效：ALT、AST、总胆红素降低50%，停药3个月ALT反跳<80%。无效：ALT、AST、总胆红素无变化。肝功能治疗前后各检查1次以判定疗效。

（2）评价方法：中医证候疗效，每2周评价1次，采用尼莫地平法。积分减少（%）=（疗前积分－疗后积分）/疗前积分×100%。总有效率=（临床痊愈＋显效＋有效）例数/总例数×100%。

（二）积聚（肝硬化）诊疗方案

1. 概述　积聚是由于正气亏虚，脏腑失和，气滞，血瘀，痰浊蕴结腹内而致，以腹内结块，或胀或痛为主要临床特征的一类病证。现代医学中，凡多种原因引起的肝脾大、腹腔及盆腔肿瘤等多属"积"之范畴，胃肠功能紊乱、痉挛、幽门梗阻等则与"聚"关系较为密切。

2. 诊断标准

（1）中医诊断标准：①腹腔内有可扪及的包块。②常有腹部胀闷或疼痛不适等症状。③常有情志失调、饮食不节、感受寒邪或黄疸、虫毒、久疟、久泻、久痢等病史。④根据肝炎症活动情况，可将肝硬化区分为活动性肝硬化：慢性肝炎的临床表现依然存在，特别是ALT升高；黄疸，白蛋白水平下降，脾进行性增大，并伴有肝门静脉高压症。静止性肝硬化：ALT正常，无明显黄疸，脾大，伴有肝门静脉高压症，血清白蛋白水平低。⑤病原学诊断：乙型肝炎肝硬化：有以下任何一项阳性者，可诊断：血清HBsAg阳性，血清HBV－DNA阳性，血清HBcAb－IgM阳性，肝内HBcAg和（或）HBsAg阳性，或HBV－DNA阳性。⑥丙型肝炎肝硬化：血清抗－HCV阳性，或血清和（或）肝内HCV－RNA阳性者可诊断。⑦其他肝硬化：包括乙醇性、血吸虫性、肝吸虫性、自身免疫性及代谢性肝硬化等。

（2）中医证候诊断：①湿热内阻证。皮目黄染，黄色鲜明，恶心或呕吐，口干苦或口臭，胁肋灼痛，脘闷，或纳呆，或腹胀，小便黄赤，大便秘结或黏滞不畅，舌苔黄腻，脉弦滑或滑数。②肝脾血瘀证。胁痛如刺，痛处不移，朱砂掌，或蜘蛛痣色暗，或毛细血管扩张，胁下积块，胁肋久痛，面色晦暗，舌质紫暗，或有瘀斑瘀点，脉涩。③肝郁脾虚证。胁肋胀痛或窜痛，急躁易怒，喜太息，口干口苦，或咽部有异物感，纳差或食后胃脘胀满，腹胀，嗳气，乳房胀痛或结块，便溏，舌质淡红，苔薄白或薄黄，脉弦。④脾虚湿盛证。纳差或食后胃脘胀满，便溏或黏滞不畅，腹胀，气短，乏力，恶心或呕吐，自汗，口淡不欲饮，面色萎黄，舌质淡，舌体胖或齿痕多，苔薄白或腻，脉沉细或细弱。⑤肝肾阴虚证。腰痛或腰酸腿软，眼干涩，五心烦热或低热，耳鸣、耳聋、头晕、眼花，胁肋隐痛，劳累加重，口干咽燥，小便短赤，大便干结，舌红少苔，脉细或细数。⑥脾肾阳虚型。五更泻，腰痛或腰酸腿软，阳痿早泄，耳鸣耳聋，形寒肢冷，小便清长或夜尿频数，舌质淡胖，苔润，脉沉细或迟。

3. 治疗方案

（1）辨证论治：①湿热内阻证。治法：清热利湿。方药：茵陈蒿汤或中满分消丸加减。中成药：茵栀黄制剂、赶黄草制剂、苦黄注射液等。②肝脾血瘀证。治法：活血软坚。方药：膈下逐瘀汤加减。中成药：大黄蛰虫丸（胶囊）、扶正化瘀胶囊、复方鳖甲软肝片、安络化纤丸等。③肝郁脾虚证。治法：疏肝健脾。方药：柴胡疏肝散合四君子汤加减。④脾虚湿盛证。治法：健脾利湿。方药：参苓白术散加减。⑤肝肾阴虚证。治法：滋养肝肾。方药：一贯煎加减。⑥脾肾阳虚证。治法：温补脾肾。方药：附子理中丸合济生肾气丸加减。

（2）其他治法：①主要包括病原学的治疗如抗病毒、杀虫、戒酒、解毒及相关病因的治疗等；②根据病情可选用中药穴位敷贴疗法、直流电药物离子导入治疗、结肠透析机辅助中药灌肠疗法、脐火疗法、生物信息红外肝病治疗仪等。

4. 疗效评价

（1）评价标准：疗效指标 2 条。主要疗效指标：中医症状体征治疗前后的变化情况；次要疗效指标：实验室指标、肝脾影像学指标。中医证候疗效据症状、体征和证候积分评价。显效：症状、体征完全消失，证候积分减少≥70%；好转：主要症状、体征消失或明显好转，证候积分减少≥30%；无效：未达到好转标准或恶化者。

（2）评价方法：①中医症状体征治疗前后的变化情况采用《中医四诊资料分级量化表》；②实验室指标评价采用检测肝功能、血常规变化的方法进行评价；③影像学指标评价采用 B 超检查肝、脾前后变化情况的方法进行评价。

（三）黄疸病（急性病毒性肝炎）中医诊疗方案

1. 概述　黄疸是以目黄、身黄、小便黄为主要症状的病证，其中尤以目睛黄染为主要特征。目睛黄染是黄疸出现最早、消退最晚且最易发现的指征之一。本病证与西医所述黄疸意义相同，可涉及西医学中肝细胞性黄疸、阻塞性黄疸和溶血性黄疸。

2. 诊断标准

（1）中医诊断：①以目黄、肤黄、小便黄，其中目睛黄染为本病的重要特征。②常伴食欲减退，恶心呕吐，胁痛腹胀等症状。常有外感湿热疫毒，内伤酒食不节，或有胁痛、癥积等病史。主要体征：全身皮肤及巩膜黄染，肝大并有压痛，肝区叩击痛阳性。③辅助检查：血清谷丙转氨酶及总胆红素升高；血清总胆红素能准确地反映黄疸的程度，结合胆红素、非结合胆红素定量对鉴别黄疸类型有重要意义。总胆红素、非结合胆红素增高见于溶血性黄疸，总胆红素、结合胆红素增高见于阻塞性黄疸，而三者均增高见于肝细胞性黄疸。尿胆红素及尿胆原检查亦有助鉴别。病毒学检测：肝炎病毒指标指甲、乙、丙、丁、戊型肝炎病毒学指标阳性。④此外，肝功能、B 超、胃肠钡剂、消化道纤维内镜、逆行胰胆管造影、CT 及 MRI 检查、肝穿刺活检均有利于确定黄疸的原因。

（2）中医证候诊断：①肝胆湿热证。口干，口苦，恶心，纳呆，脘腹痞满，乏力，或身目俱黄，色泽鲜明，大便干，小便黄赤，苔黄腻，脉弦滑数。②湿阻脾胃证。恶心厌油，呕吐不止，纳呆腹满、头身困重，倦怠乏力，或身目发黄，大便溏薄，舌质淡红，苔腻微黄，脉濡。③肝郁气滞证。胁肋胀满或者胀痛，偏于右胁，胸部满闷，精神抑郁，时时太息，或烦躁易怒，恶心纳呆，厌食油腻，咽中如有物梗阻，经行乳房胀痛，或者月经不调，舌苔薄白，脉弦。④肝郁脾虚证。胁肋隐痛，乏力，纳差，脘腹胀满，少气懒言，面色萎黄，大便溏泻，舌质淡，体胖，边有齿痕，苔薄白，脉沉弦。

3. 治疗方案

（1）辨证论治：①肝胆湿热证。治法：清热利湿。方药：龙胆泻肝汤加减。中成药：茵栀黄制剂。②湿阻脾胃证。治法：醒脾除湿。方药：三仁汤加减。中成药：藿香正气丸、香砂养胃丸。③肝郁气滞证。治法：疏肝理气。方药：柴胡疏肝散加减。中成药：舒肝丸。④肝郁脾虚证。治法：疏肝健脾。方药：柴芍六君子汤加减。中成药：逍遥丸。

（2）其他疗法：①中药保留灌肠。方法：病人取右侧卧位，抬高臀部，取药液适量，保留灌肠。治法：通腑泻浊，凉血解毒。用于黄疸明显，消退缓慢，大便秘结不通者。药物：承气类方药灌肠。②针灸治疗。根据病情需要，辨证取穴，采用针灸疗法和耳穴压豆疗法。③根据病情需要，可选用生物信息红外肝病治疗仪等治疗。

（3）西医治疗：包括一般治疗、抗病毒治疗、免疫调节药、导向治疗、护肝药物的使用。

4. 疗效评价

（1）评价标准

1）中医证候疗效评价。显效：中医临床症状、体征明显改善，证候积分减少≥70%；有效：中医临床症状、体征均有好转，证候积分减少≥30%；无效：中医临床症状、体征无明显改善，甚或加重，证候积分减少<30%。

2）肝功能评价：通过谷丙转氨酶和总胆红素的变化评价肝功能的改善情况。治愈：肝功能正常；显效：谷丙转氨酶<80U/L，总胆红素较基线下降70%或总胆红素<51.3μmol/L；有效：谷丙转氨酶和总胆红素有所下降；无效：谷丙转氨酶和总胆红素无变化。

（2）评价方法：①对主要症状进行动态观察，记录主要症状改善和消失的情况；②每周复查肝功能，评价肝功能改善情况。

第六节　肾系病证

　　肾藏精，为人体生长、发育、生殖之源，生命活动之根，故称先天之本。根据肾的生理功能和病机变化特点，将水肿、癃闭、淋证、阳痿、遗精、早泄等归属于肾系病证。

【源流发展】

（一）《黄帝内经》时代

　　《黄帝内经》明确指出了肾的解剖部位和生理功能，如《素问·逆调论》曰："肾者水脏，主津液。"《素问·阴阳应象大论》曰"肾生骨髓"，提出了肾对水液代谢及骨与髓的影响。书中将水肿病分为水与肿两大类，对其病因、病机、症状、治疗等做了精辟的论述。如《素问·六元正纪大论》指出："感于寒湿，则民病身重胕肿。"而《素问·水热穴论》则指出了劳倦伤肾，不能化水而成水肿，"勇而劳甚则肾汗出，逢于风，内不得入于脏腑，外不得越于皮肤，客于玄府，行于皮里，传为胕肿，本之于肾，名曰风水"。

　　水肿的症状，《黄帝内经》也有详细的描述，如《灵枢·水肿》中："水始起也，目窠上微肿，如新卧起之状，其颈脉动，时咳，阴股间寒，足胫肿，腹乃大，其水已成矣。以手按其腹，随手而起，如裹水之状，此其候也。"并分别论述了病在肺、脾、肾的"上为喘呼""时咳""喘疾咳""腹乃大""足胫肿""少腹肿"的临床表现。水肿的治疗《黄帝内经》虽无具体方药，但指出了治疗原则，如《素问·汤液醪醴论》曰："平治于权衡，去菀陈莝，开鬼门、洁净府。"

（二）汉代

　　汉代初步构建了肾系病的辨证论治模式。汉初《史记·扁鹊仓公列传》记载有肾、泌尿系病例。如用"火齐汤"治疗"不得前后溲"和"溺赤"，用"柔汤"治疗"不得小溲"，灸足厥阴之脉治"遗溺""溺赤"等。东汉·张仲景的《伤寒杂病论》中，许多内容涉及泌尿、生殖系统疾病的诊断和治疗。《金匮要略·水气病脉证并治第十四》中对水肿列专篇进行讨论，分风水、皮水、正水、石水等，治则上指出"诸有水者，腰以下肿当利小便，腰以上肿当发汗乃愈"。对风水、皮水的具体治法则侧重于解表，结合利水，如越婢汤、越婢加术汤、防己黄芪汤、防己茯苓汤等。同时认为痰饮与水肿有转化关系，当痰饮病发展到某一阶段时，也可并发水肿，如痰饮病篇的溢饮证，并列有苓桂术甘汤、十枣汤、己椒苈黄汤、葶苈大枣泻肺汤等方治。在《伤寒论》中，水气病治法有温阳利水、育阴利水、化气利水、调畅气机、散结逐水、化饮利水等6法。此外，对"淋证"的症状描述为"淋之为病，小便如粟状，小腹弦急，痛引脐中"，提出了"淋家不可发汗，发汗必便血"的治疗原则，并创制肾气丸和真武汤。

（三）晋隋唐宋时期

晋隋唐宋时期肾系病的病名、病因病机、辨证和方药得到了发展。晋·葛洪的《肘后备急方》中记载有水肿病。《肘后备急方·治卒身面肿满方第二四》指出："治卒肿满，身面皆拱大方。大鲤一头，醇酒三升，煮之令酒干尽，乃食之。勿用醋及盐豉他物杂也，不过三两服，瘥。"隋唐时期，对肾、泌尿系疾病的病名、证候特点、病因病机、辨证认识更加系统，辨证更为深入，并创制了许多方剂。隋·巢元方的《诸病源候论》中论述了泌尿生殖病的病机证候，"石淋者，淋而出石也。肾主水，水结则化为石，故肾客砂石"，指出石淋的病源在肾，并明确提出"诸淋者，由肾虚而膀胱热故也"。还首次把"水肿"作为各种水病的总称，认为"水病者，由脾肾俱虚故也。肾虚不能宣通水气，脾虚又不能制水，故水气盈溢，渗液皮肤，流遍四肢，所以通身肿也。令人上气体重，小便黄涩，肿处按之，随手而起是也"，并第一次提出"肾劳"的病名。唐·孙思邈的《备急千金要方》在继承《黄帝内经》"开鬼门、洁净府、去菀陈莝"

理论与张仲景学说治疗水肿病经验的基础上，有了新的发展。其中发汗法每以麻黄、防风、生姜、独活之类发汗解表，并常与健脾补肾、益气固表、淡渗利湿、化痰理肺之类药物配伍联合应用，表里同治或上下分消等方法消水退肿。利水法常结合辨证，配伍不同治法而用药，泻下消肿的方剂有猪苓散、中军候黑丸、麝香散、麻子煎及茯苓丸等。同时，孙氏还在书中记载有用外治法和饮食疗法治疗水肿的经验。外治法如用灸法、摩膏法、外洗法等，疗效甚佳。食物疗法有食物和药者或制饼而食者，有食物熟制如大豆煎与酒煎服、乌豆为末做粥等。亦有用血肉有情之品如鲤鱼、羊肺、猪肾熟制或加入药物而食者，均在调治水肿病中起到重要作用。并最早运用了导尿术，《备急千金要方》记载为："凡尿不在胞中者，为胞屈僻、津液不通，以葱叶除尖头，内阴茎孔中深三寸，微用口吹之，胞胀，津液大通即愈。"并对水肿治疗提出了应重视饮食调理，"大凡水病难治，瘥后特须慎于口味。又复病水人多嗜食不廉，所以此病难愈也"。宋·陈言在《三因极一病证方论·水肿叙论》提出"原其所因，则冒风寒暑湿属外，喜怒忧思属内，饮食劳逸背于常经，属不内外，皆致此疾。治之当究其所因，及诸禁忌而为治也"，分析了水肿病的成因。严用和在《严氏济生方·水肿门》中用阴阳辨证，分治阳水和阴水："然肿满最慎于下，当辨其阴阳。阴水为病，脉来沉迟，色多青白，不烦不渴，小便涩小而清，大腑多泄，此阴水也，则宜温暖之剂……阳水为病，脉来沉数，色多黄赤，或烦或渴，小便赤涩，大腑多闭，此阳水也，则宜用清平之药。"此外，宋代编制的方书中也包含了许多治肾病良方，如《太平惠民和剂局方》中治淋证的八正散、五淋散、石韦散，治水肿的参苓白术散，《济生方》中有治血尿的小蓟饮子等。

（四）金元时期

金元时期肾的藏象理论呈现多元化发展。金·刘完素《素问玄机原病式》写道"右肾命门为小心，乃手厥阴相火包络之脏，与手少阳三焦为表里，见于右尺，二经俱是相火，相行君命"，从而提出命门相火问题。张元素以命门相火代替心包络与三焦相配，在《脏腑虚实标本用药式》除五脏六腑外，特立命门：

"命门为相火之原，天地之始，藏精生血，降则为漏，升则为铅，主三焦元气。"在三焦部说："三焦为相火之用，分布命门元气，主升降出入，游行天地之间，总领五脏六腑，营卫经络，内外上下左右之气，号中清之府，上主纳，中主化，下主出。"元·朱震亨在《格致余论·阳有余阴不足论》倡"阳常有余，阴常不足"论，创立补肾水、降阴火之大补阴丸，以治疗阴虚火旺之梦遗、赤白浊等生殖系疾病。

（五）明清时期

明代肾的藏象理论发展已臻成熟。明·李中梓在《医宗必读·水肿胀满论》说："肾水主五液，凡五气所化之液，悉属于肾。"如果肾的阳气虚弱、气化作用失常，蒸腾、固摄不力，可发生小便量特多，以及遗尿、小便失禁等症；温化、推动无力，可发生尿少、水肿等症。《病机沙篆》所谓"血之源在于肾"，即指肾精的化生血液作用而言。徐春甫在《古今医统大全》对肾病的诊治已涉及浮肿、腰痛、淋证、尿血、癃闭、关格等。明代还进一步发展了命门学说，如孙一奎认为命门元气不足可致三焦之气不足，其病变涉及上中下三部，上为气不下纳，中为水谷不化，下为清浊不分，故可出现肿胀、喘满、中满、癃闭、遗溺、小便不利、失禁、消渴等证候，并创制壮元汤、壮元散等方，以温补下焦命门元气。赵献可对命门之病所涉范围的认识更为广泛，诸如血证、痰证、喘证、消渴、中风、中满、遗精、发热及五官等部位多种疾患，其重要机制就是命门先天水火失调，并用六味丸和八味丸以分治。张介宾根据命门水火为五脏六腑之化源，故命门元阴元阳的亏虚是脏腑阴阳病变的根本，并根据其阴阳互根、精气互生之理创制左归丸、右归丸等治命门纯虚证的方药。

清代肾的生理、病理和藏象理论更加完备，清代对肾的生理和病理有了进一步的认识。如张璐在《张氏医通》指出："气不耗，归精于肾而为精，精不泄，归精于肝而化清血。"张志聪在《侣山堂类辨》中指出："血乃中焦之汁，流溢于中以为精，奉心化赤而为血。"但是在血液的生成过程中，肾中所藏阴

精也可生髓化血，成为血液之源。周学海在《读医随笔·气血精神论》说
"髓与脑，皆精之类也"，故髓的虚实与肾中阴精的充足与否有着密切的关系。
石寿棠《医原·五行生克论》说："肾中真阳之气，细缊煦育，上通各脏腑之
阳；而肾中真阴之气，即因肾阳蒸运，上通各脏腑之阴。"林佩琴《类证治裁
·喘症》中说："肺为气之主，肾为气之根。肺主出气，肾主纳气，阴阳相
交，呼吸乃和。若出纳升降失常，斯喘作矣。"何梦瑶《医碥》说："气根于
肾，亦归于肾，故曰肾纳气，其息深深。"肾主纳气的功能，就是肾主封藏功
能在呼吸运动中的具体表现。其物质基础乃是肾中之精气，而肾受藏了清气，
又是维持肾气充足的条件之一。李用粹则全面概括了中医治疗水肿的具体方
法，在《证治汇补·水肿》中提出："治水之法，行其所无事。随表里寒热上
下，因其势而利导之，故宜汗、宜下、宜渗、宜清、宜燥、宜温。六者之中，
变化莫拘。"

【病类范畴】

（一）肾系病证命名

肾系疾病的命名有其内在原则，一般以病因、病机、病位、主症、病变，
以及特殊病象特征等作为组成病名的基本要素，具体表现如下。①以主要症状
命名：对疾病主要病形、病状、症状的描述生动形象，这是肾系疾病命名的直
接方法，如水胀、水肿、肾满等。②以主要病因命名：是根据导致疾病的主要
因素，突出病因的致病特征，如风水、风厥等。③以主要病机命名：确定疾病
的病变性质及其预后转归趋势，如疝类、厥证、痹证等疾病。④以病位命名：
根据病变所发部位及症状表现部位来命名，如肾胀、肾雍、肾满、膀胱胀等。
⑤以病因与病位结合命名：从病名就可看出贯穿于疾病过程的基本致病原因、
病痛或病变部位，如肾风、肾风疝、肾热病等。⑥以病机与病位结合命名：是
根据核心病机与病变部位相结合命名，如肾痹、骨痹、骨痿等。⑦以主症与病

位结合命名：从病名可以看出疾病的主要症状及所涉及的主要病位，如肾咳、膀胱咳、三焦咳、骨疽等。⑧以病变特征命名：按照意象思维的特点，根据病变特征的表现，突出对疾病的特点或固有征象的描述，如涌水、疝瘕等。

（二）肾系病证范围

中医肾病学的内涵包括了西医的肾病和泌尿系疾病，其外延则超过西医肾科的范围，涉及生殖系统疾病、遗传病及部分心血管、内分泌、免疫系统疾病等，中医病证可归纳为遗精、阳痿、早泄、血精、不孕、不育、遗尿、小便失禁、多尿、耳鸣耳聋、脱发、痴呆、健忘、消渴、痿证、痹证、五迟、五软等。在中医古籍中，虽然没有西医肾病的名称，但可归纳为与之相关的症状及证候，如浮肿、尿浊、淋证、尿血、溺血、溲血、癃闭、小便闭、腰痛、虚损、虚劳、肾风、肾热、肾积、肾劳、肾厥、溺毒、关格等。

（三）肾系病证中西医对应

中医内科肾系病证相对应的西医疾病包括：①风水（血管神经性水肿）；②皮水（急性肾小球肾炎）；③石水（慢性肾小球肾炎）；④肾水（肾病综合征）；⑤正水（急进性肾小球肾炎）；⑥溢饮（内分泌功能失调性水肿）；⑦肾瘅（急性肾盂肾炎）；⑧肾著或肾着（慢性肾盂肾炎）；⑨肾痈（肾积脓肾周化脓炎症）；⑩肾垂（肾下垂）；⑪肾痨（肾结核）；⑫肾癌（肾细胞癌）；⑬肾厥（尿毒症昏迷）；⑭肾衰竭（急性或慢性肾衰竭）；⑮热淋或急淋（下尿路急性感染）；⑯劳淋（慢性下尿路感染）；⑰石淋（尿路结石）；⑱瘀淋（膀胱或肾结核）；⑲膀胱癌（膀胱癌）；⑳癃闭（尿潴留）；㉑精癃（前列腺肥大、前列腺增生症）；㉒遗尿（习惯性遗尿）；㉓尿崩（下丘脑垂体性尿崩症、肾性尿崩症）；㉔小便不禁（小便不禁）；㉕尿道瘘（尿瘘、输尿管瘘）；㉖缩阴病（恐缩症）；㉗黑疸（肾上腺皮质功能减退）；㉘遗精（性神经衰弱症）；㉙早泄（早泄）；㉚阳痿（阳痿）；㉛强中（阴茎异常勃起）；㉜不育（男性不育）。

【优势病种】

（一）劳淋（再发性尿路感染）诊疗方案

1. 概述 淋证是以小便频繁而数量少，尿道灼热疼痛，排便不利，或小腹急痛等为主要表现的病症。

2. 诊断标准

（1）中医诊断标准：小便频数，淋沥涩痛，小腹拘急引痛，为各种淋证的主症，是诊断淋证的主要依据。劳淋：病程较长，缠绵难愈，时轻时重，遇劳加重或诱发。尿液赤涩不甚，溺痛不著，淋沥不已，余沥难尽，乏力，不耐劳累。病久或反复发作后，常伴有低热、腰痛、小腹坠胀等。结合有关检查，如尿常规、尿细菌培养、X 线腹部摄片、肾盂造影、双肾及膀胱 B 超、膀胱镜等，可明确诊断。

（2）中医证候诊断：①气阴两虚，膀胱湿热证。尿频，倦怠乏力，小腹不适，尿色黄赤，遇劳加重或复发，手足心热，舌质红，少津和（或）脉沉细或弦数或滑数。②肾阴不足，膀胱湿热证。尿频而短，腰酸痛，手足心热，小腹不适。口干舌燥，小便热痛，舌红，少苔和（或）脉细数或滑数。③阴阳两虚，湿热下注证。尿频，欲出不尽，遇冷加重。小腹凉，腰酸痛，夜尿频，舌质淡苔薄白，脉细弱或沉细。

3. 治疗方案 辨证论治：①气阴两虚，膀胱湿热证。治法：益气养阴，清利湿热。方药：清心莲子饮加减。②肾阴不足，膀胱湿热证。治法：滋补肾阴，清利湿热。方药：知柏地黄丸加减。③阴阳两虚，湿热下注证。治法：滋阴助阳，清利湿热。方药：肾气丸加减。

4. 疗效评价

（1）评价标准

1）证候评价标准。临床治愈：中医临床症状、体征消失或基本消失，证候积分减少≥95%。显效：中医临床症状、体征明显改善，证候积分减少≥70%。有效：中医临床症状、体征均有好转，证候积分减少≥30%。无效：中医临床症状、体征均无明显改善，甚或加重，证候积分减少不足30%。

2）疾病疗效评价标准：据临床症状、尿细菌培养结果评价。治愈：疗程结束后症状消失，尿细菌培养阴性，并于第2周、第6周各复查尿细菌培养1次。如均为阴性，可诊为近期治愈；追踪6个月无再发者为完全治愈。有效：疗程结束后症状消失，尿细菌培养阴性。无效：①疗程结束后，尿细菌培养定性检查仍阳性；或者于6周复查时尿细菌培养为阳性者。②疗程结束后症状不久又再现（多在6周内），并且尿菌数≥10^5/mL。

（2）评价方法：主要症状尿频、尿急、尿痛、小腹胀痛每周记录1次，轻度计2分，中度计4分，重度计6分，症状消失计0分。

（二）肾风（IgA肾病）诊疗方案

1. 概述　肾风是较为常见的慢性泌尿系统疾病之一。是以尿的异常变化为主，症见程度不同的浮肿，尿少，短赤（尿血），或见多尿，但以夜间为甚，腰部酸楚，头晕、乏力等为主要症状的一种疾病。常因风邪等外邪侵入肾体而发。可常年发病，多见于冬春二季。可发生于任何年龄，多发于青中年，男性多见。

2. 诊断标准

（1）中医诊断标准：尿中泡沫增多，或尿血（包括镜下红细胞尿），或眼睑、足跗浮肿，或腰酸、腰痛，或眩晕耳鸣；舌淡红，或舌红，或舌体胖、边有齿痕，或舌暗，有瘀点瘀斑，或舌下脉络瘀滞；苔薄白或薄白腻；脉细，或弦细，或兼微数。

（2）中医证候诊断：①气阴两虚证。主症：泡沫尿或尿血；次症：腰酸、乏力、口干、目涩、手足心热，眼睑或足跗浮肿，夜尿多；舌脉：脉细或兼微数，苔薄，舌红，舌体胖，舌边有齿痕。②脉络瘀阻证。主症：血尿（包括镜下红细胞尿），腰部刺痛，或久病（反复迁延不愈病程1年以上）；次症：面色黧黑，肌肤甲错，皮肤赤丝红缕，蟹爪纹络；舌脉：脉涩，或舌有瘀点、瘀斑，或舌下脉络瘀滞。③风湿内扰证。主症：泡沫尿（尿蛋白）或尿血（肉眼或镜下红细胞尿）；次症：新近出现或加重的困乏，眩晕，水肿；舌脉：脉弦或弦细或沉，苔薄腻。④风热扰络证：发热，咽痛，咳嗽，尿血，腰酸，苔薄白或薄黄，脉浮数。⑤湿浊犯脾证：腹痛，腹泻，或伴恶心，纳呆，苔白腻，脉滑。⑥下焦湿热证：血尿，尿频不爽，舌质红，苔黄腻，脉濡数。

3. 治疗方案

（1）内服方药：①气阴两虚证。治法：益气养阴。方药：参芪地黄汤加减。中成药：肾炎康复片、六味地黄丸、金水宝胶囊、百令胶囊、至灵胶囊等。②脉络瘀阻证。治法：活血通络。方药：下瘀血汤加减。中成药：保肾康片、三七总苷片、肤康片等。③风湿内扰证。治法：祛风除湿。方药：防己黄芪汤加减，或在原辨证处方中加入汉防己、徐长卿、鬼箭羽。中成药：雷公藤多苷片、火把花根片等。④风热扰络证。治法：疏风散热，凉血止血。方药：银翘散加减。⑤湿浊犯脾证。治法：芳香化浊，醒脾利湿。方药：藿香正气散加减。⑥下焦湿热证。治法：化湿清热，止血宁络。方药：小蓟饮子加减。

（2）静脉滴注中药注射液：辨证选用黄芪注射液、丹参注射液、川芎嗪注射液等。

（3）其他疗法：选用中药保留灌肠、中药熏蒸药浴、针灸、推拿、穴位注射等疗法。可选择应用结肠透析机、中药熏蒸汽自控治疗仪、熏蒸床、医用智能汽疗仪等设备。

4. 疗效评价

（1）评价标准：中医证候疗效标准，参照《中药新药临床研究指导原则》。临床缓解：中医临床症状、体征消失或基本消失，证候积分减少≥95%。显效：中医临床症状、体征明显改善，证候积分减少≥75%。有效：中医临床症状、体征有好转，证候积分减少≥30%。无效：中医临床症状、体征均无明显改善，甚或加重，证候积分减少不足30%。

（2）西医疗效评价：检测24小时尿蛋白定量、尿常规、血肌酐、内生肌酐清除率（Ccr）或肾小球滤过率（eGFR）等。缓解：肉眼血尿、水肿等症状与体征完全消失，尿蛋白转阴，尿红细胞消失，24 小时尿蛋白定量 <0.20g，肾功能恢复/保持正常持续 3 个月以上。显效：肉眼血尿、水肿等症状与体征基本消失，尿蛋白减少≥50%，尿红细胞减少≥50%，肾功能恢复/保持正常持续 3 个月以上。有效：症状与体征明显好转，尿蛋白减少≥25%，尿红细胞减少≥25%，肾功能改善/维持原水平持续 3 个月以上。无效：未达到上述标准。

（三）慢性肾衰竭中医诊疗方案

1. 概述 肾衰竭可由暴病及肾，损伤肾气，或肾病日久，致肾气衰竭，气化失司，湿浊尿毒不得下泄，以急起少尿甚或无尿，继而多尿，或以精神萎靡，面色无华，口有尿味等为常见症状的脱病类疾病。

2. 诊断标准

（1）中医诊断：①有慢性肾病史，出现食欲缺乏、恶心、呕吐、头痛、倦怠、乏力、嗜睡等。②当病人某一系统损害时，就可有该系统的体征。如浮肿、贫血貌、心动过速、心包摩擦音等。不明原因的高血压、贫血等，应考虑本病的可能。③经过肾活检或检测损伤标志物证实的肾损伤或肾小球滤过率（eGFR）持续 <60mL/（min·1.73m^2）超过 3 个月。④肾损伤的标志物包括蛋白尿、尿试纸条或尿沉渣异常或肾影像学检查异常。

（2）中医证候诊断

1）正虚诸证：①脾肾气虚证。主症：倦怠乏力，气短懒言，食少纳呆，腰酸膝软。次症：脘腹胀满，大便稀溏，口淡不渴，舌淡有齿痕，脉沉细。②脾肾阳虚证。主症：畏寒肢冷，倦怠乏力，气短懒言，食少纳呆，腰酸膝软。次症：腰部冷痛，脘腹胀满，大便稀溏，夜尿清长，舌淡有齿痕。脉沉弱。③气阴两虚证。主症：倦怠乏力，腰酸膝软，口干咽燥，五心烦热。次症：夜尿清长，舌淡有齿痕，脉沉。④肝肾阴虚证。主症：头晕，头痛，腰酸膝软，口干咽燥，五心烦热。次症：大便干结，尿少色黄，舌淡红少苔，脉弦细或细数。⑤阴阳两虚证。主症：畏寒肢冷，五心烦热，口干咽燥，腰酸膝软。次症：夜尿清长，大便干结，舌淡有齿痕，脉沉细。

2）邪实诸证：①湿浊证。主症：恶心呕吐，肢体困重，食少纳呆。次症：脘腹胀满，口中黏腻，舌苔厚腻。②湿热证。主证：恶心呕吐，身重困倦，食少纳呆，口干，口苦。次症：脘腹胀满，口中黏腻，舌苔黄腻。③水气证。主证：全身浮肿，尿量少。次证：心悸、气促，甚则不能平卧。④血瘀证。主证：面色晦暗，腰痛。次症：肌肤甲错，肢体麻木，舌质紫暗或有瘀点瘀斑、脉涩或细涩。⑤浊毒证。主证：恶心呕吐、口有氨味、纳呆、皮肤瘙痒、尿量少。次症：身重困倦，嗜睡，气促不能平卧。

3. 治疗方案

（1）辨证论治

1）正虚诸证：①脾肾气虚证。治法：补脾益肾。方药：香砂六君子汤加减。中成药：金水宝胶囊、百令胶囊、海昆肾喜胶囊等。②脾肾阳虚证。治法：温补脾肾。方药：实脾饮合肾气丸加减。中成药：金水宝胶囊、百令胶囊、海昆肾喜胶囊、尿毒清颗粒等。③气阴两虚证。治法：益气养阴。方药：参芪地黄汤加减。中成药：肾炎康复片、金水宝胶囊、百令胶囊等。④肝肾阴虚证。治法：滋补肝肾。方药：六味地黄汤合二至丸加减。中成药：金水宝胶囊、百令胶囊等。⑤阴阳两虚证。治法：阴阳双补。方药：金匮肾气丸合二至丸加减。中成药：金水宝胶囊、百令胶囊、尿毒清颗粒等。

2）邪实诸证：①湿浊证。治法：祛湿化浊。方药：平胃散加减。中成药：海昆肾喜胶囊、尿毒清颗粒等。②湿热证。治法：清热利湿。方药：八正散加减。中成药：黄葵胶囊等。③水气证。治法：行气利水。方药：五苓散。中成药：海昆肾喜胶囊、尿毒清颗粒等。④血瘀证。治法：活血化瘀。方药：血府逐瘀汤。中成药：阿魏酸哌嗪片等。⑤浊毒证。治法：泄浊蠲毒。方药：五味消毒饮合香砂养胃丸。中成药：尿毒清颗粒等。

（2）肠道给药疗法：根据病情，选用大黄、牡蛎、蒲公英等药物，水煎取液，适宜温度，保留灌肠。亦可采用大肠水疗仪、中药结肠透析机等设备进行治疗。

（3）其他疗法：根据病情，可选择中药离子导入等疗法。

（4）西医基础治疗：包括治疗原发病，消除可逆因素，如控制血压、抗感染、纠正电解质紊乱、纠正血容量不足、心力衰竭、解除尿路梗阻等。

4. 疗效评价

（1）中医证候疗效评价。显效：临床症状积分减少≥60%。有效：临床症状积分减少≥30%。稳定：临床症状有所改善，积分减少＜30%。无效：临床症状无改善或加重。中医主要症状疗效评定标准：主要症状疗效率＝（治疗前总积分－治疗后总积分）/治疗前总积分×100%。

（2）疾病疗效判定标准。显效：①临床症状积分减少≥60%；②内生肌酐清除率或肾小球滤过率增加≥20%；③血肌酐降低≥20%。以上①为必备，②③具备1项，即可判定。有效：①临床症状积分减少≥30%；②内生肌酐清除率或肾小球滤过率增加≥10%；③血肌酐降低≥10%。以上①为必备，②③具备1项，即可判定。稳定：①临床症状有所改善，积分减少＜30%；②内生肌酐清除率或肾小球滤过率无降低，或增加＜10%；③血肌酐无增加，或降低＜10%。以上①为必备，②③具备1项，即可判定。无效：①临床症状无改善或加重；②内生肌酐清除率或肾小球滤过率降低；③血肌酐增加。以上①为必备，②③具备1项，即可判定。

参考文献

方东行，何立群，娄国菁. 历代医家对中医肾和肾病的认识. 中国中医基础医学杂志，2010，16（10）：965－967.

第七节 气血津液病证

　　气与血是人体生命活动的物质基础，又是脏腑功能活动的产物。脏腑的生理现象、病理变化，均以气血为基础。津液是人体正常水液的总称，也是维持人体生理活动的重要物质。气血津液的运行失常或生成不足是气血津液病证的基本病机，常继发于脏腑病变，它又会反过来加重脏腑病变，使病情进一步发展。内科的多种病证均不同程度地与气血津液有关，有些疾病病机与气血津液关系密切，临床表现为全身气血津液的代谢失常，涉及多个脏腑的病变，不能按照单一的脏腑归类划分，因而划归到气血津液病证。

【源流发展】

（一）《黄帝内经》时代

　　《黄帝内经》中关于气血津液的论述主要围绕对气、血、津、液的生成代谢、功能活动，病理变化及气、血、津、液之间的相互化生和病理联系而展开。《黄帝内经》指出气血津液各有其生成和代谢途径，一旦出现生成和代谢异常则会引发各种疾病。如《灵枢·口问》曰"液竭则精不灌。精不灌则目无所见矣，故命曰夺精"；《灵枢·五变》曰"津液竭而善病消瘅矣"等，说明津液不足可以引起人体病变。《黄帝内经》提出气血津液代谢失常可诱发各种病变。如《素问·举痛论》说："余知百病皆生于气也，怒则气上，喜则气缓，悲则气消……思则气结。"《素问·调经论》说："血气不和，百病乃变化而生。"对于津液代谢方面，《素问·水热穴论》记载津液输布不利导致水液停聚，"勇而劳甚则肾汗出，肾汗出逢于风，内不得入于脏腑，外不得越于皮肤，客于玄府，行于皮里，传为胕肿"。

具体疾病方面，《黄帝内经》体现在对于疾病的病机病名或预后方面的论述。如论及郁证，《素问·六元正纪大论》说"郁之甚者，治之奈何""木郁达之，火郁发之，土郁夺之，金郁泄之，水郁折之"。并还有较多关于情志致郁的论述。《黄帝内经》即对血的生理及病理有较深入的认识。对血溢、血泄、衄血、咯血、呕血、溺血、便血等病证做了记载，并对引起出血的原因及部分血证的预后有所论述。《灵枢·百病始生》："阳络伤则血外溢，血外溢则衄血。"《素问·大奇论》："脉至而搏，血衄身热者死。"津液疾病方面，《黄帝内经》有"饮""饮积"之说，还记载了消渴、汗、肥胖等相关疾病的论述，并提出其症状和病因病机。《素问·至真要大论》说："太阴在泉……湿淫所胜……民病饮积心痛。"认为脾肾功能失调，湿邪淫溢，可发生停饮之病。这是对痰饮认识的开端，为后世痰饮学说奠定了理论基础。消渴之名，首见于《素问·奇病论》，根据病机及症状的不同，《黄帝内经》还有消瘅、肺消、膈消、消中等名称的记载，认为五脏虚弱，过食肥甘，情志失调是引起消渴的原因，而内热是其主要病机。《素问·奇病论》中有"喜食甘美而多肥"的记载，说明肥胖的发生与过食肥甘，先天禀赋，劳作运动太少等多种因素有关。《黄帝内经》同时还认识到肥胖可转化为消渴，还与仆击、偏枯、痿厥、气满发逆等多种疾病有关。对于汗的生理及病理方面《黄帝内经》明确指出汗液为人体津液的一种，并与血液有密切关系，所谓血汗同源。故血液耗伤的人，不可再发其汗。《灵枢·决气》："腠理发泄，汗出溱溱，是谓津。"《灵枢·营卫生会》："夺血者无汗，夺汗者无血。"对于气血津液失调引起的内伤发热，早在《黄帝内经》即有记载，其中对阴虚发热的论述较详。《素问·调经论》所谓："阳虚则外寒，阴虚则内热。"而对于虚劳的认识，《素问·通评虚实论》所说的"精气夺则虚"可视为虚劳病的提纲。

（二）汉代

《金匮要略》对于气血津液疾病如郁证、血证、痰饮、消渴、汗证、虚劳等病俱有记载，《金匮要略·妇人杂病脉证并治第二十二》记载了属于郁证的脏躁及梅核气两种病证，《金匮要略·惊悸吐衄下血胸满瘀血病脉证治第十六》将数种血证与有关病证列为一个篇章，《金匮要略·痰饮咳嗽病脉证并治第十二》始有"痰饮"名称，并立专篇加以论述，《金匮要略·消渴小便不利淋病脉证并治第十三》有专篇讨论消渴一病，《金匮要略·水气病脉证治第十四》首先记载了盗汗的名称，《金匮要略·血痹虚劳病脉证并治第六》首先记录了虚劳疾病。此外，对于相关疾病《金匮要略》详细论述其分类并提出了具体的治疗方药。如泻心汤、柏叶汤、黄土汤等治疗吐血、便血；"用温药和之"的治疗原则治疗痰饮，其中有苓桂术甘汤、十枣汤、小青龙汤、小半夏加茯苓汤等治疗痰饮的主要方剂；治疗消渴主方有白虎加人参汤、肾气丸等；虚劳用薯蓣丸等，这些都依然为现代临床所使用。对于内伤发热虽然无明确记载，然而《伤寒论》是主要讨论外感热病的一本巨著，其中的各种发热症状及其六经辨证体系，以及相关方剂都可以为内伤发热的治疗提供参考。

（三）隋唐时期

隋唐时期医家对气血津液病证病因病机有了进一步的认识和创新，《诸病源候论》所载结气病与郁证类似，将血证称为血病，对各种血证的病因病机做了较详细的论述，对于消渴病提出了其并发症，如《诸病源候论·消渴候》论述其并发症说："其病变多发痈疽。"还记载了内伤发热和虚劳的病因及症状，提出五劳、六极、七伤等概念。唐代《备急千金要方》中对于血证、痰饮的治疗提出新的方剂，如治疗"游饮停结，满闷目暗"，用中军侯黑丸。

（四）宋金元时期

宋金元时期，对大多数气血津液疾病的名称都已经明确记载，并进行详细分类和辨证治疗。《丹溪心法·六郁》将郁证列为一个专篇，提出了气、血、火、食、湿、痰六郁之说，创立了六郁汤、越鞠丸等相应的治疗方剂。宋代《太平圣惠方·治尿血诸方》《三因极一病证方论·失血叙论》《济生方·血病门》对尿血、吐血等有明确论述。杨仁斋所著《仁斋直指方论》首先将饮与痰的概念做了明确的区分，提出饮清稀而痰稠浊。刘河间对其消渴并发症做了进一步论述，《黄帝素问宣明论方·消渴总论》说消渴一证"可变为雀目或内障"。张子和《儒门事亲·三消论》说："夫消渴者，多变聋盲，疮癣、痤痱之类。"对于汗证，宋代陈无择《三因极一病证方论·自汗论治》对自汗、盗汗做了鉴别，而朱丹溪则对自汗、盗汗的病理属性做了概括，认为自汗属气虚、血虚、阳虚、湿、痰；盗汗属血虚、阴虚。这一时期对于内伤发热认识有极大的发挥，如钱乙《小儿药证直诀》在《黄帝内经》五脏热病学说的基础上，提出了五脏热证的用方，并将肾气丸化裁为六味地黄丸，为阴虚内热的治疗提供了一个重要的方剂。李东垣对气虚发热的辨证及治疗做出了重要的贡献，其所拟定的补中益气汤被认为甘温除热的代表方，李氏在《内外伤辨惑论》里，对内伤发热与外感发热的鉴别做了详细的论述。朱丹溪对阴虚发热有较多的论述，强调保养阴精的重要性。金元时期，对虚劳的理论认识及临床治疗也有较大的发展，如李东垣重视长于甘温补中，朱丹溪善用滋阴降火。对于肥胖的病理特点，《丹溪心法》提出肥人多痰湿。

（五）明清时期

明清时期，各医家在总结前人经验的基础上，进一步发挥完善了气血津液各种疾病的辨证及治疗理论。《景岳全书·郁证》将情志之郁称为因郁而病，着重论述了怒郁、思郁、忧郁 3 种郁证的证治。《临证指南医案·郁》所载的病例均属情志之郁，治则涉及疏肝理气，苦辛通降，平肝息风，益气养阴等法，用药轻灵，颇多启发。王清任为活血化瘀法在治疗郁证中的应用做出了贡献。《医学正传·血证》率先将各种出血病证归纳在一起，并以"血证"之名概之。自此之后，血证之名即为临床所采用。《先醒斋医学广笔记·吐血》提出了行血、补肝、降气的治吐血三要法。《血证论》是论述血证的专书，对各种血证的病因病机、辨证论治均有详细论述。清·叶天士总结前人治疗痰饮病的经验，重视脾、肾，提出了"外饮治脾，内饮治肾"的大法。明·戴思恭《证治要诀》对消渴明确提出上、中、下之分类，而《证治准绳·消瘅》在前人论述的基础上，对三消的临床分类做了规范，为后世三消理论奠定基础。对于汗证的总结发挥，明·张景岳《景岳全书·汗证》对汗证做了系统的整理，并提出"自汗盗汗亦各有阴阳之证，不得谓自汗必属阳虚，盗汗必属阴虚也"。王清任在《医林改错·血府逐瘀汤所治之症目》中补充了针对血瘀所致自汗、盗汗的治疗方药。内伤发热方面张景岳对阳虚发热的认识足以补前人之所未及，《医林改错》及《血证论》二书对瘀血发热的辨证及治疗做出了重要贡献。清·李用粹《证治汇补·发热》将外感发热以外的发热分为郁火发热、阳郁发热、伤食发热等共11种，对发热的类型进行了详细的归纳。明代张景岳对阴阳互根的理论做了深刻的阐发，提出"阴中求阳，阳中求阴"的治则，在治疗肾阴虚、肾阳虚的理论及方药方面有新的发展。汪绮石《理虚元鉴》为虚劳专书，清代吴澄的《不居集》对虚劳的资料做了比较系统的汇集整理，是研究虚劳的一部有价值的参考书。

（六）近现代时期

中华人民共和国成立后，中医学得到了进一步的继承和发展，随着现代技术手段的应用，各种气血津液疾病的诊断和治疗得到了极大的发挥，中西医结合在这一时期得到快速发展。近年来肥胖、消渴、郁证、虚劳等疾病发病有所提高，对于这些疾病的研究和防治也被列为国家医药政策的重点内容。在继承前人研究的基础上，借鉴现代科技手段和科研技术，为相关疾病的防治研究提供了有利的条件。

【病类范畴】

（一）气血津液病证命名

《黄帝内经》作为第一部系统的中医理论奠基之作，以"病因、病位、病性、病机、主症"构成基本要素，形成"单要素"和"复合要素"为主的命名方式。或以主症命名，或以病位与主症结合命名。后世医家多遵循《黄帝内经》疾病命名方式予以命名。

（二）气血津液病证范围

《中医内科学》将气血津液常见疾病分为郁证、血证、痰饮、消渴、自汗盗汗、内伤发热、虚劳、肥胖、癌病9个病证。基于中医对病证的认识和理解的不同有些教材先后将积聚、瘿病、厥证也列入气血津液病症范畴。考虑到气血津液病症的分类重点按照全身气血津液病变为主，涉及脏腑较多，难以划归到某一脏腑为准则，中医内科气血津液病证包括郁证、血证、痰饮、消渴、自汗盗汗、内伤发热、虚劳、肥胖等8种。

（三）气血津液病证中西医对应

中医内科气血津液病证相对应的西医疾病包括了各种以中医主要症状表现为特征的相关西医疾病。具体如下：神经衰弱、癔症、焦虑症、更年期综合征、反应性精神病，多系统疾病有出血症状者，造血系统病变所引起的出血性疾病；慢性支气管炎、支气管哮喘、渗出性胸膜炎、慢性胃炎、心力衰竭、肾炎水肿、糖尿病、尿崩症，甲状腺功能亢进、自主神经功能紊乱、风湿热、结核病等所致的自汗、盗汗；功能性低热，肿瘤、血液病、结缔组织疾病、内分泌疾病及部分慢性感染性疾病所引起的发热，某些原因不明的发热；多种慢性消耗性和功能衰退性疾病、单纯性（体质性）肥胖病、继发性肥胖病（如继发于下丘脑及垂体病、胰岛病及甲状腺功能低下等的肥胖病）等。

【优势病种】

消渴病（2型糖尿病）诊疗方案（住院）

1. 概述 消渴是以多饮、多食、多尿、身体消瘦，或尿有甜味为主要表现的病证。现代医学中的糖尿病、尿崩症、精神性多饮多尿症等，可参照本证进行辨证论治。

2. 诊断标准

（1）中医诊断标准：参照中华中医药学会《糖尿病中医防治指南》（ZYYXH/T33.15—2007）。多饮、多食、多尿、形体消瘦，或尿糖增高等表现，是诊断消渴病的主要依据。有的患者"三多"症状不明显，但若中年之后发病且嗜食膏粱厚味，形体肥胖，以及伴发肺痨、水肿、眩晕、胸痹、中风、雀目、痈疽等病症，应考虑消渴病的可能。

（2）西医诊断标准：采用中华医学会糖尿病分会《中国2型糖尿病防治指南2010年版》。空腹血糖（FPG）≥7.0mmol/L（126mg/dL）；或糖耐量试验（OGTT）中服糖后2小时血糖（2hPG）≥11.1mmol/L（200mg/dL）；或随机血糖≥11.1mmol/L（200mg/dL）。

（3）中医证候诊断

1）主证：①肝胃郁热证。脘腹痞满，胸胁胀闷，面色红赤，形体偏胖，腹部胀大，心烦易怒，口干口苦，大便干，小便色黄，舌质红，苔黄，脉弦数。②胃肠实热证。脘腹胀满，痞塞不适，大便秘结，口干口苦，或有口臭，或咽痛，或牙龈出血，口渴喜冷饮，饮水量多，多食易饥，舌红，边有瘀斑，舌下络脉青紫，苔黄，脉滑数。③脾虚胃热证。心下痞满，胀闷呕恶，呃逆，水谷不消，纳呆，便溏，或肠鸣下利，或虚烦不眠，或头眩心悸，或痰多，舌淡胖，舌下络脉瘀阻，苔白腻，脉弦滑无力。④上热下寒证。心烦口苦，胃脘灼热，痞满不痛，或干呕呕吐，肠鸣下利，手足及下肢冷甚，舌红，苔黄根部腐腻，舌下络脉瘀阻，脉弦滑。⑤阴虚火旺证。五心烦热，急躁易怒，口干口渴，渴喜冷饮，易饥多食，时时汗出少寐多梦，溲赤便秘，舌红赤，少苔，脉虚细数。⑥气阴两虚证。消瘦，倦怠乏力，气短懒言，易汗出，胸闷憋气，脘腹胀满，腰膝酸软，虚浮便溏，口干口苦，舌淡体胖，苔薄白干或少苔，脉虚细无力。⑦阴阳两虚证。小便频数，夜尿增多，浑浊如脂如膏，甚至饮一溲一，五心烦热，口干咽燥，耳轮干枯，面色黧黑；畏寒肢凉，面色苍白，神疲乏力，腰膝酸软，脘腹胀满，食纳不香，阳痿，面目浮肿，五更泄泻，舌淡体胖，苔白而干，脉沉细无力。

2）兼证：①瘀证。胸闷刺痛，肢体麻木或疼痛，疼痛不移，肌肤甲错，健忘心悸，心烦失眠，或中风偏瘫，语言謇涩，或视物不清，唇舌紫暗，舌质暗，有瘀斑，舌下脉络青紫纡曲，苔薄白，脉弦或沉而涩。②痰证。嗜食肥甘，形体肥胖，呕恶眩晕，口黏痰多，食油腻则加重，舌体胖大，苔白厚腻，脉滑。③湿证。头重昏蒙，四肢沉重，遇阴雨天加重，倦怠嗜卧，脘腹胀满，食少纳呆，便溏或黏滞不爽，舌胖大，边齿痕，苔腻，脉弦滑。④浊证。腹部肥胖，实验检查血脂或血尿酸升高，或伴脂肪肝，舌胖大，苔腐腻，脉滑。

3. 治疗方案

（1）内服方药

1）主证：①肝胃郁热证。治法：开郁清热。大柴胡汤加减；中成药选大柴胡颗粒。②胃肠实热证。治法：通腑泄热。大黄黄连泻心汤加减；中成药选牛黄清胃丸、一清胶囊、新清宁片、复方芦荟胶囊。③脾虚胃热证。治法：辛开苦降。半夏泻心汤加减。④上热下寒证。治法：清上温下。乌梅丸加减；中成药选乌梅丸。⑤阴虚火旺证。治法：滋阴降火。知柏地黄丸、白虎汤加减；中成药选知柏地黄丸、十味玉泉丸、金芪降糖片、金糖宁胶囊（片）、津力达颗粒。⑥气阴两虚证。治法：益气养阴。参芪麦味地黄汤加减。中成药选参芪降糖胶囊（颗粒）、芪药消渴胶囊。⑦阴阳两虚证。治法：阴阳双补。偏阴虚，左归饮加减；偏阳虚，右归饮加减。中成药选金匮肾气丸（桂附地黄丸）、右归胶囊、左归丸。

2）兼证：①瘀证。治法：活血化瘀。桃红四物汤加减；中成药选芪蛭降糖胶囊（片）。②痰证。治法：行气化痰。二陈汤加减；中成药选二陈丸。③湿证。治法：健脾燥湿。三仁汤加减；中成药选参苓白术颗粒。④浊证。治法：消膏降浊。大黄黄连泻心汤加味；中成药选加味保和丸。

（2）辨证选择静脉滴注中药注射液：丹参注射液、舒血宁注射液、黄芪注射液、丹红注射液、苦碟子注射液、盐酸川芎嗪注射液等。

（3）针灸疗法：可根据病情选择体针、耳针、穴位贴敷、穴位注射、穴位磁疗、激光穴位照射等。阴虚热盛证：鱼际、太渊、心俞、肺俞、脾俞、玉液、金津、承浆。气阴两虚证：内庭、三阴交、脾俞、胃俞、中脘、足三里。阴阳两虚证：太溪、太冲、肝俞、脾俞、肾俞、足三里、关元。根据病情需要和临床症状，可选用以下设备：多功能艾灸仪、数码经络导平治疗仪、针刺手法针疗仪、特定电磁波治疗仪及经络导平治疗仪、智能通络治疗仪等。

（4）功法疗法：可根据病情选择八段锦、六字诀、易筋经、五禽戏、丹田呼吸法等。可配合中医心理治疗仪、中医音乐治疗仪和子午流注治疗仪。

（5）其他疗法：根据病情需要选择骨质疏松治疗康复系统治疗糖尿病合并的骨质疏松症，三部推拿技术治疗糖尿病合并的难治性失眠，结肠透析机治疗糖尿病肾病肾功能不全等，可配合使用糖尿病治疗仪。

（6）基础治疗：根据《中国 2 型糖尿病诊疗指南》选择治疗方案。

（7）并发症治疗：根据《中国 2 型糖尿病诊疗指南》选择治疗方案。配合非药物疗法，如安诺治疗仪、气压循环驱动治疗、激光治疗、臭氧治疗等。

4. 疗效评价

（1）评价标准：糖尿病疗效判定包括疾病疗效判定标准、主要指标疗效（即降糖疗效）评价和证候疗效判定标准。

1）主要检测指标（血糖）疗效判定标准显效：空腹血糖及餐后 2 小时血糖下降至正常范围，或空腹血糖及餐后 2 小时血糖值下降超过治疗前的 40%，糖化血红蛋白值下降至正常，或下降超过治疗前的 30%。有效：空腹血糖及餐后 2 小时血糖下降超过治疗前的 20%，但未达到显效标准，糖化血红蛋白值下降超过治疗前的 10%，但未达到显效标准。无效：空腹血糖及餐后 2 小时血糖无下降，或下降未达到有效标准，糖化血红蛋白值无下降，或下降未达到有效标准。

注：空腹血糖、餐后 2 小时血糖应分别进行疗效评估。

2）中医证候疗效判定方法。显效：临床症状、体征明显改善，积分减少≥70%。有效：临床症状、体征均有好转，积分减少≥30%。无效：临床症状、体征均无明显改善，甚或加重，积分减少不足 30%。按照尼莫地平法计算：疗效指数（n）=（疗前积分 − 疗后积分）/疗前积分 ×100%。

（2）评价方法：采用证型的半定量量表对单项症状疗效评价方法。消失：疗前患有的症状消失，积分为 0。好转：疗前患有的症状减轻，积分降低，但不为 0。无效：疗前患有的症状未减轻或加重，积分未降低。

【研究集萃】

（一）血证病因病机理论发挥

血证的内涵广泛，涉及多个脏腑和病位，近年来对于血证中涉及的具体的疾病的病因病机认识有所发展。主要体现在以下几点：①强调上消化道出血主要诱因是外感与饮食不节，大多无明显诱因出血多与气象因素有关。②提出肺与血证的病理联系，认为肺主气，肺朝百脉，助心行血。肺气虚或痰阻气道，气不帅血，久则气血瘀阻，形成出血。与临床慢阻肺患者伴随咳嗽咯血等症状病机相吻合。③突出了肝在部分血证疾病中的作用，如特发性血小板减少性紫癜、过敏性紫癜、支气管扩张咯血、应激性溃疡吐血等都与肝失条达，阴虚火旺相关。④拓展了"瘀血不去，新血不生"理论，研究显示，在出血性疾病的间歇期运用祛瘀生新效果良好。

（二）消渴病因病机理论发挥

传统认为素体阴虚、五脏虚弱是内在病因，近年来又有新的发挥，主要体现在以下几方面：①强调营养过多导致禀赋过剩是现代人患消渴病的重要内因；饮食异常、食物性质变化是消渴的重要诱因；情志不舒、劳逸失常及滥用温补药物是现代消渴发病的关键因素。②传统的三消理论已经逐渐淘汰，强调脾虚、肝郁、肾虚为消渴病的基本机制；痰、湿、瘀、毒等是消渴伴随的病理因素；提出消渴的脏腑病机涉及肺燥、脾虚、肾虚、肝郁及心火；气血病机方面提出糖尿病的"气血为本，阴虚燥热为标"理论、阳虚理论、瘀血致病理论及痰湿毒病机理论。为消渴病的病因病机提供了新的理论依据。

参考文献

［1］金实．中医内伤杂病临床研究．北京：人民卫生出版社，2009.

［2］张伯礼，薛博瑜．中医内科学．2 版．北京：人民卫生出版社，2012.

第八节　癌症

癌症是多种恶性肿瘤的总称，以脏腑组织发生异常增生为基本特征。临床表现主要为肿块逐渐增大，表面高低不平，质地坚硬，时有疼痛、发热，并常伴见纳差、乏力、日渐消瘦等全身症状。癌症的形成虽有多种因素，但其基本病机为正气内虚，气滞、血瘀、痰结、湿聚、热毒等结聚，日久积滞而成有形之肿块。

【源流发展】

（一）《黄帝内经》时代

《黄帝内经》对一些癌症的临床表现、病因病机、治疗、预后、预防等均有所记载，如《黄帝内经》里有"筋瘤""肠瘤""昔瘤""肠覃""石瘕""癥瘕积聚"等记载，这些病名与现代肿瘤病名比较接近。有些名称现代依然在临床使用如"癥瘕积聚"。症状描述也与现代的肿瘤类似，如《素问·玉机真脏论》说："大骨枯槁，大肉陷下，胸中气满，喘息不便，内痛引肩项，身热，脱肉破䐃，真脏见，十月之内死。"所述症状类似肺癌晚期表现，并指出预后不良。对于癌症的病因病机，《黄帝内经》中也有相关论述，如《灵枢·刺节真邪》认为"昔瘤"之病因病机主要是由于"已有所结，气归之，津液留之，邪气中之，凝结日以易甚，连以聚居"，"四时八风客于经脉之中，为瘤病也"，"寒与热相搏，久留而肉著……发为筋瘤……肠瘤……昔瘤"，这些论述为后世癌症的辨证奠定了基础。

（二）两晋时期

晋·葛洪《肘后备急方》中对癥块的发病过程，做了初步的描述，如说：

"凡癥坚之起，多以渐生，如有卒觉，便牢大，自难治也。腹中癥有结积，便害饮食，转羸瘦。"而且对于腹部癌肿不易早期诊断、临床进展非常迅速、晚期恶病体质等都做了较为细致的观察。可以说远在晋代，我国医学家对腹部癌肿已有了初步的认识。葛洪所说的"癥坚"，大致指的就是现在所说的癌肿。

（三）隋唐时期

隋代医家巢元方所著《诸病源候论》作为我国第一部病因证候学专著，书中对乳腺肿瘤有相关记载，如《诸病源候论·石痈候》中记载"石痈之状微强不甚大，不赤微痛热……但结核如石""乳中隐核，不痛不痒""乳中结聚成核，微强不甚大，硬若石状"。又说："肿结皮强，如牛领之皮。"概述还对肿瘤的发病病因有所发挥论述，认为"积聚由阴阳不和，脏腑虚弱，受于风邪，搏于脏腑之气所为也"。唐代孙思邈在《备急千金要方》中对肿瘤进行了详细的分类，分为瘿瘤、骨瘤、脂瘤、石瘤、肉瘤、农瘤、血瘤7种，对后世肿瘤的辨治有一定指导意义。唐代《晋书》中说"初帝目有瘤疾，使医割之"，为我国手术治疗癌病的最早记载。

（四）宋金元时期

"癌"字首见于宋代《卫济宝书》"痈疽五发"中所载"一曰癌""癌疾初发者，却无头绪"。宋·《圣济总录·瘿瘤门》对肿瘤的病因症状治法又有详细论述，认为"瘤之为义，留滞而不去也。气血流行不失其常，则形体和平，无或余赘，及郁结壅塞，则乘虚投隙，瘤所以生。初为小核，寝以长大。若杯盂然，不痒不痛，亦不结强，方剂所治，与治瘿法同，但瘿有可针割，而瘤慎不可破尔"。《仁斋直指方论·发癌方论》对癌的特征叙述较为深刻，说："癌者上高下深，岩穴之状，颗颗累垂……毒根深藏，穿孔透里，男则多发于腹，女则多发于乳，或项或肩或臂，外症令人昏迷。"

（五）明清时期

明代，医家已经开始用"癌"来表示某些恶性肿瘤，如申斗垣《外科启玄》

中有"论癌发"的记载。清代光绪年间的《辞源》中收录的癌字，其意义与现在的癌症基本一致了。清·祁坤《外科大成·论痔漏》说："锁肛痔，肛门内外如竹节锁紧，形如海蜇，里急后重，便粪细而带扁，时流臭水，此无治法。"上述症状的描述与直肠癌基本相符。明清时期对于癌症的病因病机有进一步的认识，张景岳认为"饮食无节以渐留滞者，多成痞积"，而《医门法律》则提出"滚酒从喉而入，日将上脘饱灼，渐有腐熟之象，而生气不存"。治疗方面，明·张景岳《景岳全书·积聚》说："凡积聚之治，如经之云者，亦既尽矣。然欲总其要，不过四法，曰攻，曰消，曰散，曰补，四者而已。"对积聚之治法做了高度概括。

（六）近现代时期

中华人民共和国成立以来，在党的走中西结合发展道路的指引下，中医药得到了迅速发展。近年来，癌症的诊断已经得到极大的发展，有现代仪器辅助检查癌症，早期诊断和治疗都有了明显进展。中医方面，随着各种新理论和新思想的提出，中医对于癌症的防治方面有了极大的提高，中药能明显改善患者生存质量，增加放化疗的效果，减低不良反应，中医药中提取的新型抗癌注射剂在临床中得到广泛的应用。

【病类范畴】

癌症命名及范畴：癌症在中医历史上有多种名称，对应于不同脏腑的病证有不同的名称。如乳腺癌对应名称为"乳岩"，肠癌对应名称是"肠覃"，食管癌对应于"噎膈"等。有些肿瘤并无具体名称，只是对应于一些具有相关症状的疾病中，如胃癌包含在反胃、呕吐等疾病中，腹部大多数肿瘤则包含在积聚范畴中。现代为了准确诊治癌症，根据现代西医学的命名方式对所有的癌症按照脏腑分类进行命名，常见的有胃癌、乳腺癌、结肠癌、肝癌、脑瘤等，其内涵包括了现代医学所讲述的所有恶性肿瘤的范畴。

【优势病种】

肺癌诊疗方案

1. 概述 肺癌又称原发性支气管肺癌，为最常见的恶性肺肿瘤。肿瘤细胞源于支气管黏膜或腺体，常有区域性淋巴结转移和血行播散。早期常有刺激性咳嗽，痰中带血。进展速度与细胞生物学特性有关。肺癌是常见的恶性肿瘤之一，发病有逐年增高的趋势。根据临床表现，中医古籍有关肺癌的论述散见于"肺积""咳嗽""咯血""胸痛"等病证中。

2. 诊断

（1）西医诊断标准：参照原中华人民共和国卫生部医政司编《中国常见恶性肿瘤诊治规范（第六分册 原发性支气管肺癌)》。

1）病理学诊断：无明显可确认之肺外原发癌灶，必须符合下列各项之一者，方能确立病理学诊断：①肺手术标本经病理、组织学证实者；②行开胸探查、肺针穿刺或经纤维支气管镜检采得肺或支气管活检组织标本，经组织学诊断为原发支气管肺癌者；③颈和腋下淋巴结、胸壁、胸膜或皮下结节等转移灶活检，组织学表现符合原发支气管肺癌，且肺或支气管壁内疑有肺癌存在，临床上又能排除其他器官原发癌者。

2）细胞学诊断：痰液、纤维支气管镜毛刷、抽吸、冲洗等细胞学标本，镜下所见符合肺癌细胞学标准者，诊断可以确立。需注意除外上呼吸道甚至食管癌肿。

（2）符合下列各项之一者，可以确立临床诊断：①X线胸片见肺部有孤立性结节或肿块阴影，其边缘呈脑回状、分叶和细毛刺状，并在短期内（2~3个月）逐渐增大者，尤以经过短期积极药物治疗后可排除结核或其他炎性病变者；②节段性肺炎在短期内（一般为2~3个月）发展为肺不张，或肺叶不张在短期内发展为全肺不张者，或在其相应部位的肺根部出现肿块，特别是生长性肿块者；③上述肺部病灶伴远处转移，邻近器官受侵或压迫症状表现者，如邻近骨破坏、肺门和（或）纵隔淋巴结明显增大，短期内发展的上腔静脉压迫综合征、同侧喉返神经麻痹（排除结核和主动脉病变后）和颈部交感神经节（排除手术创伤后）、臂丛神经、膈神经侵犯症等。肺癌的诊断多依据临床表现、影像学检查、病理学和细胞学检查以及血清学检查进行综合判断，其中病理学、细胞学检查结果是诊断肺癌的金标准。

（3）证候诊断：①肺脾气虚证。久嗽痰稀，胸闷气短，神疲乏力，腹胀纳呆，浮肿便溏，舌质淡苔薄，边有齿痕，脉沉细。②肺阴虚证。咳嗽气短，干咳痰少，潮热盗汗，五心烦热，口干口渴，声音嘶哑，舌赤少苔，或舌体瘦小，苔薄，脉细数。③气滞血瘀证。咳嗽气短而不爽，气促胸闷，心胸刺痛或胀痛，痞块疼痛拒按，唇暗，舌紫暗或有瘀血斑，苔薄，脉弦或涩。④痰热阻肺证。痰多嗽重，痰黄黏稠，气憋胸闷，发热，纳呆，舌质红，苔厚腻或黄，脉弦滑或兼数。⑤气阴两虚证。咳嗽有痰或无痰，神疲乏力，汗出气短，口干发热，午后潮热，手足心热，有时心悸，舌质红苔薄或舌质胖有齿痕，脉细。

3. 治疗方案

（1）辨证论治

1）辨证选择口服中药汤剂：①肺脾气虚证。治法：健脾补肺，益气化痰。推荐方药：六君子汤加减。②肺阴虚证。治法：滋阴润肺，止咳化痰。推荐方药：麦味地黄汤加减。③气滞血瘀证。治法：行气活血，化瘀解毒。推荐方药：四物汤加减。④痰热阻肺证。治法：清热化痰，祛湿散结。推荐方药：二陈汤加减。⑤气阴两虚证。治法：益气养阴。推荐方药：沙参麦门冬汤加减。在辨证论治的基础上，可以加用2~3味具有明确抗癌作用的中草药，如白花蛇舌草、白石英、半枝莲、半边莲、鱼腥草、金荞麦等。

2）辨证选择口服中成药：根据病情选择应用益肺清化膏/颗粒、金复康口服液、鹤蟾片、威麦宁胶囊、康莱特软胶囊、紫龙金片、消癌平片、金水宝胶囊、百令胶囊、养正消积胶囊等。

3）辨证选择静脉滴注中药注射液：根据病情选择应用康莱特注射液、艾迪注射液、复方苦参注射液、榄香烯乳注射液、消癌平注射液等。

（2）外治法：根据病情选择贴敷疗法、拔罐、中药泡洗、中药熏药治疗等外治法。

（3）针灸治疗：根据病情及临床实际可选择应用体针、头针、电针、耳针、腕踝针、眼针、灸法、穴位埋线等方法。

（4）其他疗法：根据病情需要选择，如足浴法治疗肢体麻木，耳穴埋豆法治疗恶心呕吐等，也可根据病情酌情选用适当的中医诊疗设备以提高疗效，如射频肿瘤治疗仪等。

（5）基础治疗：包括对疼痛、合并感染及发热等并发症的预防和治疗。

4. 疗效评价

（1）评价标准：观察中医药治疗对患者临床症状，如咳嗽、咳痰、胸闷、气短、疲乏无力、食欲缺乏等中医证候的改善情况。根据临床观察分为4级：0级，无症状；1级，轻度；2级，中度；3级，重度。治疗情况根据症状出现的情况记录。

（2）评价方法：治疗前后症状总积分情况比较（疗前/疗后）。显效：症状消失，或症状积分减少≥2/3；有效：症状减轻，1/3≤积分减少≤2/3；无效：症状无减轻或减轻<1/3。

5. 生存质量评价

观察中医药对患者生活质量的影响，治疗前后进行生活质量判定。评定指标：卡氏评分。

【研究集萃】

（一）"癌症"病因理论研究

近年来，结合现代医学的认识，中医对癌症的病因有了新的转变，外因方面强调工业废气、放射性物质等环境因素，饮食方面强调霉变食物、烟酒辛辣等刺激品，同时重视禀赋遗传的重要作用。随着医学模式的转变心理社会因素越来越受到癌症病因学研究的重视。病机方面现代医家发现，痰浊和瘀血在癌症的病机转化过程中起到重要作用，严重影响癌症的预后。具体疾病方面，张霆等提出了肺癌的"伏邪致病"学说，认为肺癌的病邪伏于体内，在积累到一定数量时伏邪自发，或新感引发，肺癌的发生发展与伏气有密切联系。

（二）中医对癌症及其化疗药物阴阳属性的划分

化疗一直是临床治疗癌症的常规手段，然而其不良反应及耐药性却不可避免，严重影响疗效，而中药能起到增效减毒的作用。有学者研究认为，中药是通过调整阴阳来起效，基于此，开展了对于癌症和化疗药物阴阳寒热属性的划分。通过观察患者的临床表现，分析肺癌的发病原因，研究人员认为肺鳞癌、小细胞癌多数由吸烟诱发，因此属于热性，腺癌多见于女性，且易出现胸腔积液，属于寒性。通过观察和分析化疗药物不良反应所表现出来的症状，研究人员对于化疗药物的寒热阴阳属性给予划分，例如将紫杉醇、长春瑞滨、依托泊苷等划分为寒药，吉西他滨、伊立替康、培美曲塞等为热药。这些理论对于临床治疗肺癌，以及对抗化疗药的不良反应都有很好的指导意义。

（三）癌症中药注射制剂的应用

目前临床多见的中药抗癌注射液有艾迪注射液、华蟾素注射液、复方苦参注射液、消癌平注射液、康莱特注射液、榄香烯注射液。这些注射液因为不良反应较少，往往和化疗药物搭配用于多种肿瘤的治疗。另外有亚砷酸注射液，为中药砒霜提取物，临床用于治疗急性非淋巴细胞性白血病，以急性早幼粒细胞白血病（M_3）疗效最为显著。此外，中药注射液还被用于临床腹腔化疗、胸腔化疗及介入治疗等灌注治疗。

参考文献

[1] 金实. 中医内伤杂病临床研究. 北京：人民卫生出版社，2009.

[2] 张伯礼，薛博瑜. 中医内科学. 2版. 北京：人民卫生出版社，2012.

第九节 肢体经络病证

经络与脏腑、骨骼、筋脉、肌表等有机相连，经络是联络躯体各部的系统，能够运行气血直达肢体关节筋骨。在病理状态下，经络受邪痹阻不通影响肢体筋骨关节等的功能而出现疼痛、麻木、抽搐、震颤等的病证为肢体经络病证。肢体经络病证涉及范围较广，包括痹证、痉证、痿证、颤证、腰痛等疾病。

【源流发展】

（一）《黄帝内经》时代

《黄帝内经》最早记录了经络的名称、分布、生理功能及病理变化。其中关于经络的名称及分布和生理方面的记载重点集中在《灵枢》经脉篇、经别篇、经水篇、经筋篇、营气篇、卫气行篇等，其他一些章节也有散在记载。对于经络的病理变化，主要体现在对具体疾病的病因病机及治法的论述，如痹证、腰痛、痉证、痿证、颤证等经络肢体疾病，并对其各自的病因病机有较为详细的论述分析，提出简单的治疗方法。如《素问·脉要精微论》载"腰者，肾之府，转摇不能，肾将惫矣"，首先提出了肾与腰部疾病的关系。《素问·刺腰痛》根据经络循行，阐述了不同类型腰痛的症状，并介绍了相应的针灸治疗。《素问·至真要大论》曰："诸风掉眩，皆属于肝。"《素问·脉要精微论》《素问·五常政大论》又有"其病摇动""掉眩巅疾""掉振鼓栗"等描述，阐述了颤证的主要症状，属风象，与肝、肾有关，为后世对颤证的认识奠定了基础。《素问·痿论》指出痿证的主要病机是"肺热叶焦"，在治疗上，提出"治痿者独取阳明"的基本原则。对痉证的病因《黄帝内经》以外邪立论为主，如《素问·至真要大论》认为："诸痉项强，皆属于湿。""诸暴强直，皆属于风。"《黄帝内经》

中有关痹证的论述最为丰富，不仅提出了痹之病名，而且对其病因病机、证候分类以及转归、预后等均做了较详细的论述。如《素问·痹论》指出："风、寒、湿三气杂至，合而为痹。其风气胜者为行痹，寒气胜者为痛痹，湿气胜者为着痹也。"根据感邪季节、患病部位及临床症状的不同，《黄帝内经》又有五痹之分，即骨痹、筋痹、脉痹、肌痹、皮痹。《素问·痹论》还以整体观阐述了痹与五脏的关系："五脏皆有合，病久而不去者，内舍于其合也。"并在预后方面指出："其入脏者死，其留连筋骨者痛久，其留连皮肤者易已。"

（二）汉代

东汉末年，张仲景创立了《伤寒杂病论》，书中记载了历节病、痉病及肾着病。从其所描述的症状来看大体对应于"痹证""痉证"和"腰痛"等病。《金匮要略·痉湿暍病脉证治第二》将痉证分为刚痉和柔痉，提出表证过汗、误下、误汗以及产后血虚、汗出中风等误治、失治也可以致痉，其有关伤亡津液而致痉的认识，不仅是对《黄帝内经》理论的发挥，同时也丰富了对内伤致痉的认识。《金匮要略·五脏风寒积聚病脉证并治第十一》言："肾著之病，其人身体重，腰中冷，如坐水中……腰以下冷痛，腹重如带五千钱，甘姜苓术汤主之。"论述了寒湿腰痛的发病、症状与治法。《金匮要略·中风历节病脉证并治第五》详细记录了历节病的症状、病因及治疗方法，其所创的桂枝芍药知母汤和乌头汤至今仍为临床主要方剂。

（三）隋唐时期

隋唐时期医家对经络肢体疾病有了进一步认识，《诸病源候论》作为我国第一部病因证候学专著，记载了多种经络肢体病变。巢元方《诸病源候论》称痹证为"历节风"，书中描述痉证的症状为"口噤不开，背强而直"，该书还记载了腰痛病，并论述其病因为"肾经虚，风冷乘之""劳损于肾，动伤经络，又为风冷所侵，血气击搏，故腰痛也。"隋唐至北宋时期，将痿列入风门，较少进行专题讨论。王焘《外台秘要》将痹证称为"白虎病"并论述其症状和病机。总之，这一时期对于经络肢体病变的认识又有了新的发展。

（四）宋金元时期

宋金元时期，医家各自发挥特长，百家争鸣，这一时期的中医学术也呈现百花齐放的状况。对于各种肢体经络疾病的诊断和鉴别有所发挥，例如金元时期的张子和《儒门事亲·风痹痿厥近世差互说》把风、痹、厥与痿证进行了鉴别，强调"痿病无寒"，认为痿证的病机是"由肾水不能胜心火，心火上铄肺金。肺金受火制，六叶皆焦，皮毛虚弱，急而薄者，则生痿躄"。其临床表现"四末之疾，动而或疼者为风，不仁或痛者为痹，弱而不用者为痿，逆而寒热者为厥，此其状未尝同也"。朱丹溪承张子和之说，力纠"风痿混同"之弊，提出了"泻南方，补北方"的治疗原则，"泻南方则肺金清而东方不实……补北方则心火降而西方不虚"，在具体辨证方面又有湿热、湿痰、气虚、瘀血之别，对后世影响颇深。

（五）明清时期

明清时期在总结前人经验的基础上进一步补充和发挥了各种经络关节病的诊治理论和方法，使其趋于成熟完善。如李中梓《医宗必读·痹》阐明"治风先治血，血行风自灭"的治则；叶天士对痹久不愈，邪入于络，用活血化瘀法治疗，并重用虫类药剔络搜风，对临床均有较大指导意义。清代，随着温病学说的发展，对于痉证的认识日趋完善。华岫云在《临证指南医案·肝风》按语中，首先阐述了痉证和肝的关系，他认为："肝为风木之脏……倘精液有亏，肝阴不足，血燥生热，热则风阳上升，窍络阻塞，头目不清，眩晕跌仆，甚则瘛疭厥矣。"清·吴鞠通则进一步将痉证概括为虚、实、寒、热四大纲领，同时对于痉证和瘛疭做了鉴别，《温病条辨·痉病瘛疭总论》说："痉者，强直之谓，后人所谓角弓反张，古人所谓痉也。瘛者，蠕动引缩之谓，后人所谓抽掣、搐搦，古人所谓瘛也。"王清任《医林改错》提出了气虚血瘀可以致痉。明清以后对痿证的辨证论治也逐渐成熟，《景岳全书·痿论》指出，痿证实际上并非尽是阴虚火旺，认为"元气败伤则精虚不能灌溉，血虚不能营养者，亦不少矣"。《临证指南医案·痿》指出本病为"肝肾肺胃四经之病"。这一时期对于颤证有较为全面的理解，清代张璐《张氏医通·颤振》结合临床实践，对颤证的病因病机、辨证治疗及其预后有了较全面的阐述，认为本病多因风、火、痰、瘀、虚所致，并载列相应的治疗方药十余首，使本病的理法方药认识日趋充实。《张氏医通》《杂病源流犀烛》总结历代医家对腰痛的论述，归纳为风腰痛、寒腰痛、肾虚腰痛、气滞腰痛、瘀血腰痛等，使腰痛的辨治更为系统。

（六）近现代时期

中华人民共和国成立后，中西结合的道路为中医的发展提供了有力的支持。特别是近代随着新科技新技术的出现，对于肢体经络的各种疾病的诊断，能够借助现代检测仪器进行准确的诊断，同时对于其临床疗效也可通过现代医学手段进行科学评估和预测，这些都为中医药的发展提供了支撑。

【病类范畴】

（一）经络肢体病证命名

《黄帝内经》作为第一部系统的中医理论奠基之作，是经络肢体疾病命名方式产生的学术根据，书中已经记录了大量的肢体经络疾病的名称，并为后世所沿用，例如痹证、腰痛、痿证、痉证等都有记载。《黄帝内经》以"病因、病位、病性、病机、主症"构成基本要素，形成"单要素"和"复合要素"为主的命名方式。后世多遵《黄帝内经》疾病命名方式予以命名。

（二）经络肢体病证范围

经络与五脏六腑相联系，因此经络有病可以影响五脏六腑，五脏六腑的疾病也可以在相应的经络区域有表现，因此，肢体经络疾病可以涉及较为广泛的部位。临床为了方便诊断和归类，将与某一脏腑关系比较密切的病证划分到相关脏腑系统，只将涉及全身经络肢体的病变，未能明确归类脏腑的疾病划分为经络肢体病变系统。例如头痛、眩晕、中风等，其发病和临床表现都与经络病变相关。但是由于其病变部位主要在头，所以划归到心脑系疾病。目前中医内科肢体经络病证主要包括痹证、痉症、痿证、颤证、腰痛。

（三）经络肢体病证中西医对应

随着中西医结合的发展，在对疾病理解的基础上，需要与西医学的主要相关性疾病进行联系和对应。西医学中风湿性关节炎、类风湿关节炎、反应性关节炎、肌纤维炎、强直性脊柱炎、痛风、增生性骨关节炎等出现痹证的临床表现时，均可参考本节内容辨证论治。西医学中各种原因引起的热性惊厥以及某些中枢神经系统病变，如流行性脑脊髓膜炎、流行性乙型脑炎、中毒性脑病、脑脓肿、脑寄生虫病、脑血管疾病等出现痉证表现，可参照痉证辨证论治。西医学中多发性神经炎、运动神经元疾病、脊髓病变、重症肌无力、周期性瘫痪等表现为肢体痿软无力，不能随意运动者，均可参照痿证辨证论治。西医学中震颤麻痹、肝豆状核变性、小脑病变的姿位性震颤、特发性震颤、甲状腺功能亢进等，凡具有颤证临床特征的锥体外系疾病和某些代谢性疾病，均可参照本病辨证论治。西医学的腰肌纤维炎、强直性脊柱炎、腰椎骨质增生、腰椎间盘病变、腰肌劳损等腰部病变以及某些内脏疾病，凡以腰痛为主要症状者，可参考腰痛辨证论治。

【优势病种】

（一）痹证（骨关节病）诊疗方案

1. 概述 痹证是由于风、寒、湿、热等邪气痹阻经络，导致肢体筋骨、关节、肌肉等发生疼痛、重着、麻木或关节屈伸不利，甚至肿大变形的疾病，相当于西医的风湿热、类风湿关节炎、反应性关节炎、骨性关节炎、强直性脊柱炎、肌纤维炎等。

2. 诊断标准

（1）中医诊断标准：参照中华人民共和国中医药行业标准《中医病证诊断疗效标准》（ZY/T001.1—94）。①初起多见腰腿、腰脊、膝关节等隐隐作痛，屈伸、俯仰、转侧不利，轻微活动稍缓解，气候变化加重，反复缠绵不愈。②起病隐袭，发病缓慢，多见于中老年。③局部关节可轻度肿胀，活动时关节常有喀喇声或摩擦声。严重者可见肌肉萎缩，关节畸形，腰弯背驼。④X线摄片检查示骨质疏松，关节面不规则，关节间隙狭窄，软骨下骨硬化以及边缘唇样改变，骨赘形成。⑤查血细胞沉降率、ASO 及 RF 等与风湿痹、尪痹相鉴别。

（2）西医诊断标准：参照 1995 年美国风湿病学会骨关节病分类标准及 2005 年中华医学会风湿病学分会骨关节病诊断及治疗指南。

（3）中医证候诊断：①肝肾亏虚证。关节疼痛、肿胀、时轻时重、屈伸不利，或伴关节弹响，腰膝酸软，腰腿不利，屈伸运动时疼痛加剧；或伴关节变形，筋肉萎缩，形寒肢冷；或五心烦热、午后潮热。舌淡，或有瘀点、瘀斑，苔白或白腻，脉沉细或沉细涩。②寒湿痹阻证。肢体、关节酸痛，或关节局部肿胀，屈伸不利，局部畏寒，皮色不红，触之不热，得热痛减，遇寒痛增，活动时疼痛加重；或伴腰膝酸软，四肢乏力；或纳食欠佳，大便溏薄，小便清长。舌苔薄白或白滑，脉弦紧或弦缓。③湿热阻络证。关节红肿热痛，活动不利，拒按，局部触之灼热。发热，口渴，烦闷不安；或伴腰膝酸软，四肢乏力，大便干结，小便黄。舌质红，苔黄腻，脉濡数或滑数。④痰瘀互结证。曾有外伤史，或痹痛日久，关节刺痛、掣痛，或疼痛较剧，入夜尤甚，痛有定处；或伴肢体麻木，不可屈伸，反复发作，骨关节僵硬变形，关节及周围可见瘀色。舌质紫暗或有瘀点、瘀斑，苔白腻或黄腻，脉细涩。⑤气血两虚证。关节酸沉，隐隐作痛，屈伸不利，肢体麻木，四肢乏力；或伴形体虚弱，面色无华，汗出畏寒，时感心悸，纳呆，便溏。舌淡，苔薄白，脉沉细或沉虚而缓。

3. 治疗方案

（1）辨证选择口服中药汤剂、中成药：①肝肾亏虚证。治法：补益肝肾，强筋健骨。推荐方药：独活寄生汤加减；中成药：金乌骨通胶囊、天麻祛风补片、益肾蠲痹丸、壮骨关节丸、尪痹胶囊（片、颗粒）、金天格胶囊、仙灵骨葆片、独活寄生合剂等。②寒湿痹阻证。治法：散寒除湿，温经活络。推荐方药：乌头汤合桂枝附子汤加减；中成药：正清风痛宁缓释片、附桂骨痛胶囊、通痹片、骨龙胶囊、寒湿痹颗粒（胶囊、片）、疏风活络胶囊、草乌甲素片、祖师麻片、独一味片、盘龙七片等。③湿热阻络证。治法：清热除湿，通络止痛。推荐方药：四妙汤加减；中成药：湿热痹颗粒（片、胶囊）、新癀片、四妙丸等。④痰瘀互结证。治法：活血祛瘀，化痰通络。推荐方药：身痛逐瘀汤合二陈汤加减；中成药：小活络丸、大活络丸、血栓通胶囊、血塞通分散片等。⑤气血两虚证。治法：益气养血，舒筋和络。推荐方药：补中益气汤加减；中成药：八珍丸、痹祺胶囊等。

（2）辨证选择静脉滴注中药注射液：参附注射液、清开灵注射液、炎琥宁注射液、生脉注射液、参麦注射液、灯盏细辛注射液、血栓通注射液、血塞通注射液、疏血通注射液、川芎嗪注射液、鹿瓜多肽注射液、骨肽注射液等。

（3）外治法：根据病情及临床实际，选择中药外敷、外贴敷膏药、中药离子导入、中药泡洗、中药熏洗、中药全身浸浴、中药穴位贴敷等疗法。辨证选用外用药物，如偏寒湿痹阻者，酌情选用祛风散寒除湿、温经通络药物，偏湿热痹阻者，酌情选用清热除湿、宣痹通络之品等。

（4）针灸疗法：体针，根据病情辨证循经取穴或局部取穴；灸法根据病情辨证采用温针灸、直接灸或间接灸法等，也可选用多功能艾灸仪治疗。其他根据患者病情，可行穴位注射、铍针疗法、火针疗法，还可选用针刺手法针疗仪、电磁治疗仪配合治疗。

（5）手法治疗：根据病情和部位，可配合手法按摩治疗。颈椎疼痛，可运用"施氏十二字养生功"防治颈椎病技术、孙氏旋转手法治疗神经根型颈椎病技术等。

（6）其他疗法：①根据病情可选择有明确疗效的治疗方法，如牵引、拔罐、蜡疗等。可配合治疗仪进行治疗，如智能型中药熏蒸汽自控治疗仪、熏蒸床、医用智能汽疗仪、腿浴治疗器、三维多功能牵引床、电脑三维多功能牵引装置、椎间盘复位机、电脑远红外按摩理疗床、阿是超声波治疗仪、特定电磁波治疗仪、多频率微波治疗仪、智能通络治疗仪等。②伴发骨质疏松症患者，可使用骨质疏松治疗康复系统进行治疗。膝关节疼痛、活动受限者，可运用"长圆针解结法"治疗膝关节骨痹技术治疗。腰背疼痛明显者，可运用"益气通经"指针法治疗腰椎间盘突出症技术、钩活术治疗腰椎间盘突出症技术进行治疗。③药物及保守疗效不佳、关节功能严重受限者，可行髋关节置换术、膝关节置换术、踝关节置换术、髌骨关节置换术、骨钻孔减压术，骨膜、软骨膜、软骨细胞或间质干细胞移植术、截骨矫形术；关节严重活动障碍，或有骨片脱落者，可行关节镜下关节冲洗、关节镜下关节清理术等。

（7）康复训练：针对不同关节的功能障碍选择适宜的康复训练方法。

4. 疗效评价　参照中华人民共和国中医药行业标准《中医病证疗效标准》（ZY/T0011—94），2002 年《中药新药临床研究指导原则》骨关节病（骨痹）相关标准，结合西安大略和麦克马斯特大学骨关节炎指数评分（the western Ontario and McMaster universities osteoarthritis index，WOMAC）评价。

（1）评价标准：中医疗效判定标准。临床控制：疼痛、肿胀症状消失，关节活动正常，积分减少≥95%；显效：疼痛、肿胀症状消失，关节活动不受限，70%≤积分减少<95%；有效：疼痛、肿胀症状基本消除，关节活动轻度受限，30%≤积分减少<70%；无效：疼痛、肿胀症状与关节活动无明显改善，积分减少<30%。

注：疼痛、肿胀、关节活动 3 项症状/体征为判定指标。

（2）评价方法：根据患者骨关节病的不同部位、不同入院时间选用相应的评价方法、评价量表进行评价。①入院当天、入院后 7、14、20 天：均进行中医证候积分、关节功能分级，或结合 WOMAC（VAS）评价。②骨关节病放射学分级：仅在入院当天进行评价，采用 Kellgren 和 Lawrence 标准；以后 6～12 个月 1 次。

（二）痹证（痛风）诊疗方案

1. 诊断

（1）中医诊断标准：参照中华人民共和国中医药行业标准《中医病证诊断疗效标准》（ZY/T001.1—94）。

（2）西医诊断标准：参照 1977 年美国风湿病学会（ACR）的分类标准。

（3）中医证候诊断：①湿热蕴结证。局部关节红肿热痛，发病急骤，病及一个或多个关节，多兼有发热、恶风、口渴、烦闷不安或头痛汗出，小便短黄，舌红苔黄，或黄腻，脉弦滑数。②脾虚湿阻证。无症状期，或仅有轻微的关节症状，或高尿酸血症，或见身困倦怠，头昏头晕，腰膝酸痛，纳食减少，脘腹胀闷，舌质淡胖或舌尖红，苔白或黄厚腻，脉细或弦滑等。③寒湿痹阻证。关节疼痛，肿胀不甚，局部不热，痛有定处，屈伸不利，或见皮下结节或痛风石，肌肤麻木不仁，舌苔薄白或白腻，脉弦或濡缓。④痰瘀痹阻证。关节疼痛反复发作，日久不愈，时轻时重，或呈刺痛，固定不移，关节肿大，甚至强直畸形，屈伸不利，皮下结节，或皮色紫暗，脉弦或沉涩。

2. 治疗方案

（1）基础治疗：①急性发作期要卧床休息，抬高患肢，注意保护受累关节；②低嘌呤饮食，禁酒限烟；③饮足够的水，每日 2000mL 以上。

（2）辨证选择口服中药汤剂、中成药：①湿热蕴结证。治法：清热利湿，通络止痛。推荐方药：三妙散合当归拈痛汤加减；中成药：新癀片、湿热痹颗粒/片/胶囊、痛风定胶囊、四妙丸等。②脾虚湿阻证。治法：健脾利湿，益气通络。推荐方药：黄芪防己汤加减；中成药：补中益气丸、参苓白术丸、益肾蠲痹丸等。③寒湿痹阻证。治法：温经散寒，除湿通络。推荐方药：乌头汤加减；中成药：寒湿痹颗粒（片、胶囊）、益肾蠲痹丸等。④痰瘀痹阻证。治法：活血化瘀，化痰散结。推荐方药：桃红四物汤合当归拈痛汤加减；中成药：瘀血痹颗粒（片、胶囊）、益肾蠲痹丸等。

（3）静脉滴注中药注射液：灯盏花注射液、丹参注射液、脉络宁注射液等。

（4）外治法：①中药外敷。辨证选用中药外敷法，湿热蕴结证，酌情选用清热除湿、宣痹通络之品，如芙黄膏或如意金黄膏；寒湿痹阻证，酌情选用祛风散寒除湿、温经通络药物，如乌头汤制成散剂，黄酒调匀外敷，每隔6～12小时换药1次。②中药熏药或熏洗。辨证选用中药熏药或熏洗治法。湿热蕴结证：酌情选用清热利湿，通络止痛药物；脾虚湿阻证：酌情选用健脾利湿，益气通络药物；寒湿痹阻证：酌情选用温经散寒，除湿通络药物；痰瘀痹阻证，酌情选用活血化瘀，化痰散结药物。每次40分钟，每日1～2次。可配合腿浴治疗器、治疗智能型中药熏蒸汽自控治疗仪、医用智能汽疗仪进行治疗。

（5）针灸治疗：主穴，第1组：足三里、阳陵泉、三阴交；第2组：曲池。配穴，第1组：内踝侧取太溪、太白、大敦，外踝侧取昆仑、丘墟、足临泣；第2组：合谷。病变在下肢，主穴与配穴取第1组，病变在上肢则取第2组。以主穴为主，根据部位酌加配穴。还可选用火针疗法、雷火灸、梅花针叩刺结合拔罐法等治疗。

（6）其他疗法：①拔罐。疼痛部位用3～5个火罐，每次留罐5分钟。热证者不宜。②中频脉冲电治疗。中药离子导入，每日1次。热证者不宜。

3. 疗效评价

（1）评价标准：参照中华人民共和国中医药行业标准《中医病证诊断疗效标准》（ZY/T001.1—94），1994年《中药新药临床研究指导原则》痛风相关疗效评价标准进行疗效评估。临床控制：关节疼痛、红肿等症状消失，关节活动正常，积分减少≥95%。显效：关节疼痛、红肿等症状消失，关节活动不受限，70%≤积分减少<95%。有效：关节疼痛、红肿等症状基本消除，关节活动轻度受限，30%≤积分减少<70%。无效：关节疼痛、红肿等症状与关节活动无明显改善，积分减少<30%。

注：计算公式（尼莫地平法）=（治疗前积分－治疗后积分）/治疗前积分×100%

（2）评价方法：症状积分分级量化指标。①10点疼痛程度数字等级量表（NRS-11）：0分表示无疼痛，10分表示能够想象到的最严重疼痛；1～3分表示轻度疼痛，但仍可从事正常活动；4~6分表示中度疼痛，影响工作，但能生活自理；7~9分表示比较严重的疼痛，生活不能自理；10分表示剧烈疼痛，无法忍受。②关节肿胀：0分，关节无肿胀或肿胀消失；1分，关节肿胀、皮色红；2分，关节显著肿胀、皮色发红；3分，关节高度肿胀、皮色暗红。③活动受限：0分，关节活动正常；1分，关节活动受限；2分，关节活动明显受限；3分，关节活动严重受限。④患者本人及医生对病情的VAS评分。

（三）尪痹（类风湿关节炎）诊疗方案

1. 诊断

（1）中医诊断标准：参照中华人民共和国中医药行业标准《中医病证诊断疗效标准》（ZY/T001.1—94）。

（2）西医诊断标准：参照1987年美国风湿病学会修订的类风湿关节炎分类标准和2009年ACR/EULAR类风湿关节炎分类标准。

（3）中医证候诊断：①风湿痹阻证。肢体关节疼痛、重着，或有肿胀，痛处游走不定，关节屈伸不利，舌质淡红，苔白腻，脉濡或滑。②寒湿痹阻证。肢体关节冷痛，局部肿胀，屈伸不利，关节拘急，局部畏寒，得寒痛剧，得热痛减，皮色不红，舌胖，舌质淡暗，苔白腻或白滑，脉弦缓或沉紧。③湿热痹阻证。关节肿痛，触之灼热或有热感，口渴不欲饮，烦闷不安，或有发热，舌质红，苔黄腻，脉濡数或滑数。④痰瘀痹阻证。关节肿痛日久不消，晨僵，屈伸不利，关节周围或皮下结节，舌暗紫，苔白厚或厚腻，脉沉细涩或沉滑。⑤气血两虚证。关节肌肉酸痛无力，活动后加剧，或肢体麻木，筋惕肉瞤，肌肉萎缩，关节变形；少气乏力，自汗，心悸，头晕目眩，面黄少华，舌淡苔薄白，脉细弱。⑥肝肾不足证。关节肌肉疼痛，肿大或僵硬变形，屈伸不利，腰膝酸软无力，关节发凉，畏寒喜暖，舌红，苔白薄，脉沉弱。

2. 治疗方案

（1）辨证选择口服中药汤剂、中成药：①风湿痹阻证。治法：祛风除湿，通络止痛。推荐方药：羌活胜湿汤加减；中成药：复方夏天无片、疏风活络片、木瓜丸、祛风止痛片、骨龙胶囊等。②寒湿痹阻证。治法：温经散寒，祛湿通络。推荐方药：乌头汤合防己黄芪汤加减；中成药：寒湿痹颗粒（片、胶囊）、风湿骨痛丸、通痹片、复方雪莲胶囊、独一味胶囊等。③湿热痹阻证治法：清热除湿，活血通络。推荐方药：宣痹汤合三妙散加减；中成药：四妙丸、湿热痹颗粒（片、胶囊）、当归拈痛丸、豨桐胶囊、新癀片等。④痰瘀痹阻证。治法：活血行瘀，化痰通络。推荐方药：小活络丹加减；中成药：盘龙七片、祖师麻片、大活络丸、小活络丸等。⑤气血两虚证。治法：益气养血，活络祛邪。推荐方药：八珍汤合蠲痹汤加减；中成药：痹祺胶囊等。⑥肝肾不足证。治法：补益肝肾，蠲痹通络。推荐方药：独活寄生汤加减；中成药：尪痹颗粒（片、胶囊）、独活寄生合剂、益肾蠲痹丸等。还可随症选用身痛逐瘀汤加减或瘀血痹片（胶囊）；根据病情，亦可选用以下中成药：雷公藤多苷片、白芍总苷胶囊、正清风痛宁、昆明山海棠片等。

（2）辨证选择静脉滴注中药注射液：①各证候均可选用具有调整骨代谢作用的中药注射液静脉滴注，例如注射用鹿瓜多肽等。②根据病情，可选用具有活血化瘀作用的中药注射液静脉滴注，例如丹参类注射液、血塞通注射液、川芎嗪注射液等。

（3）针灸疗法：根据病情，可辨证选取肩髃、肩髎、曲池、尺泽、手三里、外关、合谷、环跳、阳陵泉、昆仑、太溪、解溪等穴位；或根据疼痛肿胀部位采取局部取穴或循经取穴。针刺时根据寒热虚实不同配合针刺泻法、补法，或点刺放血、穴位注射。

（4）外治法：根据病情及临床实际，选择中药外敷、中药离子导入、中药泡洗、中药熏治、中药全身浸浴、中药穴位贴敷等。辨证选用外用药物，如偏寒湿痹阻者，酌情选用祛风散寒除湿、温经通络药物，偏湿热痹阻者，酌情选用清热除湿、宣痹通络之品，偏痰瘀痹阻者，酌情选用活血行瘀、化痰通络之品等。

（5）手法治疗：根据病情，可配合手法按摩治疗。

（6）其他疗法：①关节腔积液者，行关节腔穿刺术。②根据病情选用长圆针闭合术，以改善关节功能。③根据病情，可进行关节康复治疗；伴发骨质疏松症患者，可使用骨质疏松治疗康复系统进行治疗。

（7）手术治疗：关节严重畸形者，可行手术治疗。

3. 疗效评价

（1）评价标准：①中医证候学评价参照《中药新药临床研究指导原则：试行》的中医症状分级、疗效评价，动态观察中医证候的改变；②疾病活动度评价参照国际 DAS（disease activity score for rheumatoidarthritis）28 评分评价疾病活动度；③疾病疗效评价：参照 2002 年 ACR 20，50，70 标准。

（2）评价方法：分别于入院、出院时，采用中医证候学评价、DAS28 评分、ACR 评价对患者进行评价。

【研究集萃】

"痹证"病因新理论：近年来，随着医学界对于痹证病因病机的不断深入研究，认识方面也有发展，有许多新的学说用来解释痹证的病因病机。病因方面强调正气亏虚、禀赋不足、饮食失当、内伤致病等因素。病机方面强调痰瘀阻络和瘀热互结在痹证中的重要性。以往强调痹证由于感受外邪而致，随着研究进展，人们发现正气虚弱在痹证的发生过程中有重要作用。中医强调正气存内，邪不可干；邪之所凑，其气必虚。饮食失当也可以诱发痹证的发生，饮食不节导致痰浊内生，特别是在痛风性关节炎的发生过程中，过量摄入高嘌呤食物往往加重本病。对于痹证的病机，现代中医认为风寒湿热痹阻经络关节，影响气血津液运行，最终生痰致瘀，痰瘀互结而导致关节肿大变形。因此强调在治疗顽固痹证时应该加入活血化痰通络之品。

参考文献

[1] 金实. 中医内伤杂病临床研究. 北京：人民卫生出版社，2009.

[2] 张伯礼，薛博瑜. 中医内科学. 2版. 北京：人民卫生出版社，2012.

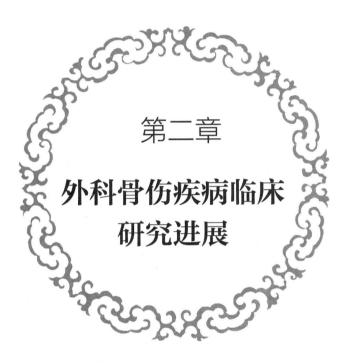

第二章

外科骨伤疾病临床
研究进展

第一节　皮肤疮疡疾病

一、痈、疽、疖、疔

痈、疽、疖、疔是中医外科范围中最普遍最常见的疾病。痈、疽、疖、疔同属于阳性疮疡的范畴，都表现出红、肿、热、痛等特性，在疾病演变及治疗上也有很多共同之处，故一并论述。

【源流发展】

"痈""疽"作为病名，最早出现于《五十二病方》。《黄帝内经》对痈疽的特点、病因病机、预后等已有较系统的论述，《灵枢·痈疽》中说："痈者，其皮上薄以泽，此其候也。""……热胜则肉腐，肉腐则为脓，然不能陷，骨髓不为焦枯，五脏不为伤，故命曰痈。"《素问·生气通天论》："膏粱之变，足生大丁。"

丁作为一个病名，出现在汉·华佗《中藏经·论五丁状候第四十》："五丁之候，最为巨疾。"《金匮要略》对痈的病脉、判断有脓无脓有了较详细的描述："诸浮数脉，应当发热，而反洒淅恶寒，若有所痛，当发为痈。"

隋·巢元方《诸病源候论》："痈者，由六腑不和所生也……腑气浮行，主表，故痈浮浅，皮薄以泽。""初作时突起如丁盖，故谓之丁疮。""肿结长一寸至二寸，名之为疖。亦如痈，热痛，久则脓溃，捻脓血尽便瘥。""疖……亦是风热之气，客于皮肤，血气壅结所成。"

唐·孙思邈《备急千金要方·疔肿痈疽》中说："凡痈高而光大者，不大热，其肉正平无尖而紫者，不须攻之。""烂丁，其状色稍黑，有白斑，疮中溃，溃有脓水流出，疮形大小如匙面。"

晋·龚庆宣《刘涓子鬼遗方》论述了痈和疽的鉴别。

宋·窦汉卿《疮疡经验全书·疔疮总论》首次启用"疔"字："初生时突起如钉，故名疔疮。"后世沿用至今。该书还提出了"走黄"之名。

元·齐德之《外科精义·辨疮疽疔肿证候法》："六腑积热，腾出于外，肌肉之间，其发暴甚，肿皮光软，侵展广大者，痈也。"形象地描述了痈的证候特点。

明·汪机《外科理例》说："痈者，初生红肿突起，阔三四寸，发热恶寒，烦渴或不热，抽掣疼痛，四五日后按之微软；疽者，初生白粒如粟米，便觉痒痛……此疽始发之兆……便觉微赤肿痛。三四日后，根脚赤晕展开，浑身壮热微渴。疮上亦热……疽顶白粒如椒者数十，间有大如莲子蜂房者，指捺有脓不流……"《外科理例》："疖者，初生突起，浮赤无根脚。肿见于皮肤，止阔一二寸，有少疼痛，数日后微软，薄皮剥起，始出青水，后自破脓出。"

清·张山雷《疡科纲要》中说："痈者壅也，疽者沮也，阻也，皆为气盅壅闭，遏止不行之意。"点明了痈疽的形成有相同之处，都由各种致病因素导致了局部的气血凝滞，经络阻塞而引起。《疡科心得集》首次提出了"三陷变局"说："……犹有三陷变局，谓火陷、干陷、虚陷也。"《医宗金鉴·外科心法要诀·脑疽》中曰："此疽有正有偏，正属督脉经，入发际名为脑疽，俗名对口；偏属太阳膀胱经，名为偏脑疽，俗名偏对口。""盖疔者，如丁钉之状，其形小，其根深，随处可生。"

【病类范畴】

痈疽疖疔是各种致病因素侵袭人体后引起的体表化脓性疾患，相当于西医的体表急性化脓性感染。

痈，是气血为毒邪壅塞而不通之意，在中医文献中有"内痈"和"外痈"之分，是一种发生于体表皮肉之间的急性化脓性疾患。外痈生于体表，而内痈生于脏腑，本章所述的痈主要指外痈，根据部位不同，有颈痈、腋痈、胯腹痈、委中毒等不同名称。相当于西医的皮肤浅表脓肿、急性化脓性淋巴结炎等疾病。

疽，可分为有头疽和无头疽。根据部位的不同有生在项部的脑疽，生于背部的发背等。有头疽相当于西医的痈，为多个相邻的毛囊及其附属皮脂腺和周围组织的化脓性感染。

疖，是指肌肤浅表部位感受火毒，致局部红肿热痛为主要表现的急性化脓性疾病。相当于西医的疖、皮肤脓肿、头皮穿凿性脓肿、疖病。

疔，是指发病迅速而且危险性较大的急性感染性疾病，包括西医的疖、痈、瘭疽、坏疽的一部分，皮肤炭疽及急性淋巴管炎。

【优势病种】

（一）重症有头疽

1. 概述 重症有头疽为外科重症、危症，处理不当，极易造成内陷变证，危及生命。重症有头疽特点及三陷变症：重症有头疽多发生在项后、背部，疮肿大，肿势容易扩散。初起在皮肤仅有粟米样小脓头，四周焮热，红肿疼痛，迅速向深部和周围扩散，肿势范围常超过手掌，甚至大如覆盘，中央脓头相继增多，溃破状如莲蓬，或如蜂窝，伴有头痛、怕冷发热、全身不适等症。

2. 治疗方案

（1）辨证分型论治：一般根据其形成原因及表现特点分为以下类型进行论治。①火毒凝结证：局部红肿高突，灼热疼痛，根脚收束，脓液稠黄，能迅速化脓脱腐，伴发热，口渴，尿赤，舌苔黄，脉数有力。治宜清热泻火，和营托毒，方用黄连解毒汤加减。②湿热壅滞证：局部症状与火毒凝结相同，伴全身壮热，朝轻暮重，胸闷呕恶，舌苔白腻或黄腻，脉濡数。治宜清热化湿，和营托毒，方用仙方活命饮加减。③阴虚火炽证：肿势平塌，根脚散漫，皮色紫滞，脓腐难化，脓水稀少或带血水，疼痛剧烈，伴全身发热烦躁，口渴多饮，饮食少思，大便燥结，小便短赤，舌质红，舌苔黄燥，脉细弦数。治宜滋阴生津，清热托毒，方用竹叶黄芪汤加减。④气虚毒滞证：肿势平塌，根脚散漫，皮色晦暗不泽，化脓迟缓，腐肉难脱，脓液稀少，色带灰绿，闷肿胀痛，易成空腔，伴高热，或身热不扬，小便频数，口渴喜热饮，精神萎靡，面色少华，舌质淡红，舌苔白或微黄，脉数无力。治宜扶正托毒，方用托里消毒散加减。⑤气血两虚证：溃后疮面愈合迟缓，新肌不生，色淡红而不鲜或暗红，脓出稀薄，伴面色无华，神疲乏力，纳少，舌质淡胖，舌苔少，脉细。治宜益气养血，托里生肌，方用八珍汤加减。

（2）外治法：一般初起用金黄膏或千捶膏外敷；中期可做"+"字或"艹"字形切开手术，予八二丹掺疮口。如脓水稀薄而带灰绿色者，改用七三丹，外敷金黄膏。若脓腐阻塞疮口，脓液蓄积，引流不畅，可用药线蘸五五丹或药线蘸八二丹插入疮口，蚀脓引流。后期疮面脓腐已净，新肉渐生，以生肌散掺疮口，外敷白玉膏。

（二）多发性疖

1. 概述　多发性疖又称"疖病"，是指多个疖在一定部位或散在身体各处反复发作的一种疾患。发于颈后发际处的中医称为"发际疮"，发于臀部的称为"坐板疮"。

2. 治疗方案

（1）辨证分型论治：①卫气不固型。治宜调和营卫、补气固表，以玉屏风散加减。②湿热蕴结型。治宜清热利湿、消肿止痛，以防风通圣散加减。③痰浊内盛型。治宜健脾化痰，兼清热活血，以二陈汤加味。④气阴两虚型。治宜益气养阴、清热解毒，以生脉散加味。

（2）外用药物：疖肿初期外敷乌蔹梅膏、藤黄膏等以清热消肿。中期用自制提脓拔毒散（石膏、青黛、升丹等）撒于患处，再用乌蔹梅膏清消围毒，直至皮肤破溃，脓液流出。后期用自制生肌散（冰片、青黛、炉甘石等）或珍珠层粉。

（3）针灸疗法：其中包括毫针、灸法、截根疗法、火针疗法等。①针刺：取手足阳明与足太阴经穴为主。主穴：合谷、曲池；配穴：足三里、丰隆、阴陵泉。②灸法：取手三里穴、尺骨小头后缘，双侧施灸，用泻法。③截根法：患者背光而坐，在第3颈椎及第5腰椎两侧至左右肩胛骨内缘，用特制消毒缝衣针，垂直缓缓刺入有黑褐色者或黑色斑点状改变毛囊根部，有疼痛感时停针，留针片刻。④火针：取穴身柱、合谷、委中、病灶局部。

（4）其他疗法：①挑刺疗法。在人体的腧穴、敏感点，或一定的区域内，用三棱针挑破皮肤、皮下组织，通过刺激皮肤经络，使脏腑功能得到调理。②拔罐疗法。拔罐疗法可以用于疖肿的成脓和未成脓阶段。

【研究集萃】

（一） 托法在重症有头疽中的应用

根据本病的病程发展阶段，提出初宜用疏托，中宜用透托，后宜用补托。

1. 清热托毒　重症有头疽多因脏腑蕴毒炽盛，外感风温湿热之毒，内外合邪聚于皮肉之间，并且重症有头疽均以内因为主。顾伯华教授认为治疗应"清热托毒"。主张以仙方活命饮为代表方加减。

2. 和营托毒　孙中伟认为，本病多由素体气虚，卫外不固，复感外邪，邪毒客于肌表，故在内治法中以补益气血，和营托毒为主。方用乳香黄芪散加减，由当归、白芍、党参、黄芪、川芎、熟地黄、乳香、没药、陈皮、罂粟壳、甘草组成。

3. 扶正托毒　唐汉钧认为重症有头疽，其辨证多为正虚邪盛，多采用扶正托毒法，尤喜重用生黄芪为托毒主药。

4. 养阴托毒　顾伯华认为年迈阴液不足或有消渴证的重症有头疽患者，应养阴清热托毒，以六味地黄汤合仙方活命饮加减。

（二）多发性疖病辨证思维

1. 气阴两虚为本，湿热蕴蒸为标　为疖病病机表现"以湿热蕴蒸为标，气阴两虚为本"。治疗应以补气养阴为主，重用生黄芪、党参、山药、麦冬等益气养阴之品，以达扶正祛邪的目的，另外健脾利湿，清热解毒，以参苓白术散、防风通圣散加减。

2. 标本兼治，扶正清泄　疖病以正虚为本，以热毒蕴结为标。治疗原则首推益气养阴，扶正培本。常用生黄芪、太子参、党参、白术、茯苓、山药等益气培本，生地黄、玄参、天冬、麦冬、女贞子、枸杞子、天花粉、何首乌、沙参、黄精、山茱萸等养阴培本。

3. 分类型辨部位，正本清源论治　凌云鹏指出多发性疖肿均属热毒结聚窜发于皮腠之间，临床辨证每多病同因异，故治疗也多同中有异。清热解毒总则下，适当配用散结、祛风、渗湿、固表之品，从清源着手，则可杜绝本症的窜发不止。

4. 清热理湿解毒　发于上半身、头部者，火毒为重，治以清热解毒，方用消炎方加减；发于下半身臀部者，湿热为重，治以理湿清热，方用除湿胃苓汤加减。

5. "清补"治疗　反复发作性疖，气血亏损者，宜加清补。常用仙方活命饮去防风、白芷、贝母，加黄芪、蒲公英等，外敷消炎膏治疗。

二、丹毒

丹毒是皮肤突然发红、色如涂丹的一种急性感染性疾病。具有病起突然，恶寒壮热，局部皮肤忽然变赤，色如丹涂脂染，焮热肿胀，迅速扩大，边界清楚，发无定处，数日内可逐渐痊愈，每多复发的特点。

【源流发展】

《素问·至真要大论》论及丹毒："少阳司天，客胜则为丹胗外发，乃为丹熛疮疡。"

隋·巢元方《诸病源候论·丹毒病诸候》明确提出了"丹毒"这一病名，"丹者，人身体忽然焮赤，如丹涂之状，故谓之丹。或发手足，或发腹上……"

唐·孙思邈《备急千金要方·丹毒》指出丹毒又名天火："丹毒一名天火，肉中忽有赤，如丹涂之色。"

明·陈实功《外科正宗·火丹》全面而系统地阐述了丹毒的脉因证治："火丹者，心火妄动，三焦风热乘之，故发于肌肤之表，有干湿不同，红白之异。干者……此属心肝二经之火，治以凉心泻肝，化斑解毒汤是也。湿者……此属脾肺二经湿热，宜清肺泻脾，除湿胃苓汤是也。"

清·吴谦《医宗金鉴·外科心法要诀》较为详尽地论述了丹毒："丹毒一名天火，肉中忽有赤色，如丹涂之状，其大如掌，甚者遍身，有痒有痛，而无定处……"

清·高秉钧《疡科心得集》对丹毒的认识更为明确，《疡科心得集·辨大头瘟抱头火丹论》："抱头火丹毒者，亦中于天行热毒而发，较大头瘟证为稍轻。初起身发寒热，口渴舌干，脉洪数，头面焮赤有晕……"

【病类范畴】

西医也称丹毒，又称急性网状淋巴管炎。中医有天火、内发丹毒、抱头火丹、流火、赤游丹毒等病名。

【诊疗方案】

其本为内蕴湿热，其标为外感风热湿邪，急性期以实热为主，治以清热解毒或清热利湿为大法。反复发作的慢性丹毒以血瘀湿滞为主，治疗应在清热解毒的基础上配合活血化瘀或健脾利湿法。

（一）急性丹毒

1. 辨证论治 丹毒的辨证分型主要根据丹毒的发病部位和临床表现来分析。

丹毒发生于头面者，辨为风热上扰证，治以散风凉血，清热解毒，用普济消毒饮加减；发于腰胁部，为火郁气滞证，治以泻肝火、清湿热，方用龙胆泻肝汤、柴胡清肝汤化裁；发于下肢者，为火毒夹湿，湿热下注证，治以和营利湿、清热解毒，方用萆薢渗湿汤、五神汤、萆薢化毒汤等加减。

2. 单方验方　①萆薢、泽泻、六一散、牡丹皮、赤芍、王不留行、丝瓜络、忍冬藤、虎杖，水煎服治疗；②解毒化瘀汤（金银花、连翘、蒲公英、紫花地丁、玄参、丹参、赤芍、败酱草、当归、蜈蚣、甘草）；③治丹汤（金银花、黄柏、栀子、大黄、牡丹皮、茯苓、泽泻、萆薢、车前子、忍冬藤、生薏苡仁、生地黄、川牛膝、虎杖）；④银黄败毒汤（金银花、紫花地丁、车前草、川牛膝、牡丹皮、川萆薢、黄芩、生薏苡仁）等。

（二）慢性复发性丹毒治疗

1. 和营活血与清热利湿权衡兼顾　下肢丹毒病因特点为湿热下注和火毒阻络，初起红肿之际即以生地黄、牡丹皮、赤芍之类凉血活血；热退瘀肿胀痛时，以归尾、泽兰、丹参、桃仁之类活血化瘀；患肢水肿，以防己、茯苓皮、车前子、薏苡仁、冬瓜皮等利水除湿退肿。

2. 温经通络与益气活血治疗　丹毒复发的根本原因是治疗不彻底，治以温经通络、益气活血、健脾利湿，方用肉桂、桂枝、牛膝、桃仁、红花、鸡血藤、当归、赤芍、黄芪、党参、茯苓、白术、甘草。

3. 复发性丹毒分期治疗　急性期以清热解毒为主，急性期后加入活血透托药物，如用穿山甲（代）、皂角刺、乳香、没药、紫草根、贝母、白芷、天花粉等。

4. 化湿通经络治疗　湿热未净、留于经络是下肢丹毒反复发作的主要原因，治应化湿热、通经络，用萆薢、刘寄奴、马鞭草、穿山甲（代）、牛膝，并服二妙丸。

【研究集萃】

（一）名家经验

1. 赵炳南　以紫花地丁、野菊花、蒲公英、大青叶、重楼、牡丹皮、赤芍、板蓝根组方，治疗丹毒，发于颜面者加牛蒡子、薄荷、菊花，取其辛凉清上；发于下肢者加黄柏、猪苓、草薢、牛膝，以清利湿热，引药下行；缠绵不愈，反复发作者加路路通、鸡血藤、防己、黄柏以利湿解毒，活血通络。

2. 王安敏 以南北沙参、知母、牡丹皮、地骨皮、蒲公英、紫花地丁、生地黄、生甘草组方治疗丹毒，发热恶寒加金银花、连翘、荷叶梗、芦根；热邪壅盛，患处红肿热痛较显著者，加水牛角、川黄连；大便秘结者加制大黄；有瘀血内阻，舌质紫暗者，加赤芍、丹参；素有原发性高血压史，发病时兼有头昏头痛，视力模糊等症者，加珍珠母、女贞子、枸杞子、干地龙。

（二）中药外治

1. 中药外洗湿敷 以清热燥湿之药物金银花、紫花地丁、车前草、生大黄、茯苓、野菊花、土茯苓、黄柏、防风，煎成药液洗涤患肢治疗。

2. 中药掺药、膏剂及新鲜的中草药外敷 清丹散（大黄、黄柏、青蒿、山柰等），用蜂蜜调成糊状外敷患处治疗下肢丹毒；大青膏（大青叶、乳香、黄柏、芙蓉叶等）；鲜仙人掌、蒲公英、马鞭草捣烂外敷，治疗下肢丹毒。

三、附骨疽

附骨疽是一种毒气深居，多见于儿童，多发于四肢长骨，发病急骤，常以寒战高热开始，局部胖肿，附筋着骨，推之不移，疼痛彻骨，溃后脓水淋漓，不易收口，可形成窦道，损伤筋骨为特点的化脓性疾病。

【源流发展】

本病早在《黄帝内经》中即有描述，如《灵枢·刺节真邪》说："虚邪之人于身也深，寒与热相搏，久留而内著，寒胜其热，则骨疼肉枯；热胜其寒，则烂肉腐肌为脓，内伤骨为骨蚀。"

唐·孙思邈《备急千金要方·附骨疽》曰："凡附骨疽者，以其无破，附骨成脓，故名附骨疽。喜著大节解中，丈夫、产妇喜著髀中，小儿亦着脊背。大人急著者，先觉痛，不得动摇，按之应骨痛，经日便觉皮肉渐急，洪肿如肥状是也……"

明·陈实功《外科正宗·附骨疽第二十七》曰："凡附骨疽者，乃阴寒入骨之病也……凡入者，皆由体虚之人，夏秋露卧，寒湿内袭；或房欲之后，盖覆单薄，寒气乘虚入罩，遂成斯疾也。"

清·吴谦等《医宗金鉴·外科心法要诀》中说："附骨大腿外侧生，在腿里侧咬骨名；体虚寒湿乘虚入，寒热往来不焮红；痛甚彻骨难屈转，寒湿化热肿胖形。"

清·高秉钧《疡科心得集·辨附骨疽附骨痰肾俞虚痰论》："附骨疽者，俗呼为贴骨痈，生大腿外侧骨上，此阴寒之证也。凡人环跳穴处，无故酸痛，久而不愈者，便是此证之兆。"

【病类范畴】

相当于西医的急、慢性化脓性骨髓炎。中医根据发病部位不同，生在大腿外侧的叫附骨疽；生在大腿内侧的叫咬骨疽；生在手足腿膊等处，溃破后出朽骨的叫多骨疽。

【诊疗方案】

本病总由体虚之人，或因外感风邪寒湿，或因病后余邪湿热内盛，或因跌打损伤筋骨，毒邪深袭，阻于筋骨，以致营卫不和气血凝滞而成。急性期热毒炽盛，以凉血解毒，清热化痰为主。慢性期以温经散寒，补益肝肾，扶正祛邪，托里排脓法等治疗。

（一）分期论治

1. 分急性期和慢性期论治 急性期邪实正盛，用清热解毒，活血化瘀，托里排脓，补益气血；慢性期气血已虚而邪犹未尽，用气血双补如八珍汤、十全大补汤；滋阴补肾如六味地黄场；温阳补肾如阳和汤；健脾和胃如归脾汤、香砂六君子汤等。

2. 分阶段论治 用消、托、补三法应用于本病的不同阶段。消法：应用于附骨疽未成脓期。托法：用于肿块脓腐已成，未溃或已溃，用托法使脓出通畅，邪毒随脓而解，阴性者扶正托毒用托里消毒散或神功内托散，阳性者透脓托毒为主用黄连解毒汤合透脓散。补法：用于附骨疽溃后日久不愈，补气补血，扶正除邪、佐以健脾养胃，用托里消毒散加甲珠，黄芪或用内托黄芪汤加减以扶正达邪。清解余毒，或用虎挣散扶正托毒，待死骨排出，脓水将尽即用八珍汤或参苓白术散等方补气补血，健脾养胃收功。

（二）分型论治

1. 分 6 型论治 蓝世隆将本病分为 6 个类型：①毒热炽盛，治以益气养血，清热解毒，用骨髓炎内服 1 方（金银花、蒲公英、紫花地丁、连翘、野菊花、丹参、黄连、白花蛇舌草、黄芪、当归等）；②瘀血阻滞，治以活血祛瘀解毒，用骨髓炎内服 2 方（当归、丹参、乳香、没药、透骨草、金银花、连翘、黄芪、炮穿山甲、九节风、重楼、甘草）；③血虚寒凝，治以温阳散寒，用骨髓炎内服 3 方（熟地黄、鹿角胶、姜炭、肉桂、麻黄、白芥子）；④正虚邪实，治以托里消毒，用骨髓炎内服 4 方（黄芪、皂角刺、金银花、甘草、桔梗、白芷、当归、白术、茯苓、党参、白芍）；⑤气血两虚，治以补气养血，用骨髓炎内服 5 方（党参、茯苓、炙甘草、熟地黄、白芍、当归、五味子、黄芪、肉桂、陈皮）；⑥肝肾虚损，治以滋补肝肾，强筋壮骨。偏阴虚者用骨髓炎内服 6 方（熟地黄、怀山药、茯苓、泽泻、山萸肉、牡丹皮）；偏肾阳虚者用骨髓炎内服 7 方（熟地黄、怀山药、山萸肉、枸杞子、菟丝子、杜仲、鹿角胶、当归、附子、肉桂）。

2. 分4型论治 张安祯将本病分为4型论治：①毒热炽盛型，治疗以清热解毒、退癀消肿为原则，方用退癀消肿汤（生地黄、地骨皮、金银花、灯心草、泽泻、车前子、知母、茯苓、土鳖虫、川黄连、黄芩、黄柏、栀子、防风、薄荷、甘草）；②气血两虚型，治疗以补益气血为原则，方用养荣丸、参茸大补汤；③虚寒肿痛型，治疗以补血温中，托里定痛为原则，方用托里定痛汤（草果、当归、生地黄、白芍、肉桂、制乳没）；④肝肾亏损型，治疗应滋补肝肾、调养气血、强筋壮骨为原则，方用六味地黄丸。

四、慢性皮肤溃疡及窦瘘

皮肤溃疡是由于各种原因引起体表皮肤缺损形成疮面。根据疮面愈合时间分为急性皮肤溃疡和慢性皮肤溃疡。窦道是一个病理性盲管，由深部组织通向体表，一般只有一个外口，但当管道有支管时，可有多个外口。瘘管是指连接体表与脏腔或脏腔和脏腔之间的一种病理性管道。

【源流发展】

在《山海经·中山经》中就有"食者不痛，可以为瘘"的病名，《周礼》中也有"溃疡"的病名记载。

先秦时期，《周礼》有"疡医掌肿疡、溃疡、金疡、折疡之祝药、劀、杀之齐"的记载。

秦汉时期，《五十二病方》记载了多种洗涤污染伤口及防治瘢痕形成的方法和药物。《黄帝内经》对皮肤溃疡和窦瘘的病因有了初步的阐述，如《素问·生气通天论》："营气不从，逆于肉里，乃生痈肿。""陷脉为瘘，留连肉腠。"

两晋南北朝时期，葛洪《肘后备急方》提出创面感染由外来"毒气"引起，及早期处理开放性创伤的重要性。我国现存最早的外科专著《刘涓子鬼遗方》广泛应用止血、止痛、祛腐、生肌等外用药治疗皮肤溃疡，如："治痈疽肿坏多汁，猪蹄汤方……猪蹄（一具，治如食法），甘草（炙），大黄、黄芩（各二两），芍药（三两），当归（二两），上七味先以水一斗五升，煮蹄取八升，去蹄，内诸药，更煮取三升，去滓及温洗疮上，日三。亦可布内汤中，敷疮肿上，燥复之。"并载有"抽脓散"等提脓祛腐的方药。

隋唐时期，《诸病源候论》对于皮肤溃疡久治不愈和愈后复发的原因有所阐述："凡痈脓溃之后，须着排脓药，令热毒脓血俱散尽。若有恶肉，亦敷药食之，则好肉得生，真气得复。若脓血未尽，犹夹余毒，疮口便合，当时虽瘥，而后终更发。"孙思邈《备急千金要方》介绍了药物清创（祛腐）和生肌的方法："夫痈坏后，有恶肉者，宜猪蹄汤洗去秽，次敷蚀肉膏散，恶肉尽后，敷生肌散，及摩四边令好肉速生。"

宋金元时期，东轩居士《卫济宝书》、陈自明《外科精要》、齐德之《外科精义》等论及创面周围瘀滞、气血虚弱病机及温阳活血治疗的重要性。"若至脓溃之后，即贴温肌生肉膏药，要在逐臭腐，排恶汁，取死肌，生良肉，全藉温热膏剂之力也，切勿用寒凉之药水调贴之。夫血脉喜温而恶寒，若着冷气过理，即血滞难瘥矣"。

明清时期，外科专著众多，理论日益成熟。对疾病病因病机论述更为详尽，如陈实功《外科正宗》、申斗垣《外科启玄》、张介宾《景岳全书·外科钤》、王洪绪《外科全生集》、汪机《外科理例》、清·陈士铎《洞天奥旨》、吴师机《理瀹骈文》、吴谦《医宗金鉴》、顾世澄《疡医大全》和祁坤《外科大成》等。

【病类范畴】

慢性皮肤溃疡属中医"顽疮""臁疮""席疮"范畴，相当于西医慢性难愈性创面。一般认为，疮面愈合时间超过2周即属于慢性皮肤溃疡，超过4周属于慢性难愈性皮肤溃疡。本病可分为血管性溃疡（动脉闭塞硬化性、静脉曲张性）、化学性溃疡、放射性溃疡、压迫性溃疡、神经营养不良性溃疡、糖尿病性溃疡、毒蛇咬伤性溃疡、烧伤后瘢痕上溃疡等。

窦道和瘘管属于中医"漏"的范畴。本病可分为先天性和后天性两种。

【诊疗方案】

（一）辨证施治

慢性皮肤溃疡及窦瘘辨证分型一般可分为气滞血瘀型、热毒蕴结型、湿热下注型、脾虚湿困型、气血两虚型。临床证候可以表现为一型为主，或几种证型夹杂，根据情况选择有行气活血，清热解毒，清利湿热，健脾化湿，益气养血等功效的相应方药予以治疗。

闭塞性动脉硬化症坏疽溃疡：汝丽娟分3型：痰浊瘀阻型治以化痰散瘀，活血清络；热盛伤阴型治以养阴清热，活血清络；气阴两亏型治以益气养阴，祛瘀通络。

下肢慢性皮肤溃疡：侯玉芬分为3型：湿热下注型服用四妙勇安汤加味；阴虚内热型服用知柏地黄汤加减；气血两虚型内服十全大补汤加减。

糖尿病足溃疡：王殿荣分为2型：热毒炽盛型方用四妙勇安汤加味；气阴两虚型方用顾步汤加减。

放射性皮肤溃疡：祝柏芳整体与局部结合分期辨证治疗，初期以解毒养阴为主，四妙勇安汤化裁；中期治以活血祛瘀、解毒透脓，仙方活命饮加减；后期宜补益气阴，清解余毒，自拟解毒气阴煎加味。

（二）治法特色

1. "提脓祛腐"与"煨脓长肉" "提脓祛腐"是指疮面早期分别使用含丹量不一的药物或不含丹类药物，经疮面对药物的吸收，促进局部已坏死组织液化成脓，使腐肉不脱或脱而缓慢影响新肉生长的疮面内蓄之脓毒得以早日排出，腐肉得以迅速脱落，促进疮面愈合的方法。"煨脓长肉"是指在疮面愈合的后期阶段，运用外敷中草药膏散，经皮肤和创面对药物的吸收，促进局部的气血通畅，增强其防御能力，使创口脓液渗出增多，载邪外出，从而达到促进创面生长目的。

2. "祛腐生肌"法与"祛腐祛瘀补虚生肌"法的研究 以李竞为代表的学者认为，慢性皮肤溃疡的愈合规律是"腐去肌生""肌平皮长"；以唐汉钧为代表的学者认为，"祛腐祛瘀补虚生肌"法不仅可以促进创面的愈合，而且可以抑制创面瘢痕，提高创面修复质量。

3. 干燥疗法与湿润疗法 传统西医换药主张保持创面干燥，但近三四十年来，中医"湿润伤口"的概念取代"干燥伤口"成为新的伤口愈合理念。有研究表明：上皮细胞必须在湿润环境下才能快速增生，以达到伤口快速愈合的目的。此理论推动了湿性伤口敷料的研制和临床运用。

【研究集萃】

（一）名医经验

1. 赵炳南温经通络治疗 赵炳南认为，下肢慢性皮肤溃疡属阴证、虚证、寒证，是由于湿热下注，经络阻隔，气血凝滞，脉道不通日久耗气伤阴，营卫失和，肌肤失于濡养所致。因此，气滞、寒凝、血瘀的存在为溃疡经久不愈的主要障碍。用引血疗法治疗下肢慢性皮肤溃疡。其还善用回阳熏药卷（包括肉桂、炮姜、人参芦、川芎、当归各三钱，白芥子、蕲艾各一两，白芨、黄芪各五钱等）治疗慢性皮肤溃疡和窦道，以此达到回阳生肌，益气养血的功效。

2. 段馥亭从虚论治 段馥亭治疗下肢慢性皮肤溃疡注重补虚，赞同汪机"下部生疮虽属湿热，未有不因脾肾虚而得之"，临证常用四君子汤加黄芪、鹿角胶治疗。外治通常使用药捻法拔管提毒，待脓尽时用滴凤雏油（由龙骨、没药、血竭、轻粉、梅片、蛋黄油组方）的方法直至痊愈。

（二）外治法

慢性皮肤溃疡及窦瘘外治药物及剂型众多，概括起来主要是祛腐、祛瘀、生肌治则。常用药物主要可以分为含铅药物（如黄丹、密陀僧、铅粉等）、含汞药物（如轻粉、银珠等）、含铜药物（如铜绿等）以及具有活血祛瘀功效的药物（如大黄、血竭、乳香、没药等）、养血生肌功效药物（如当归、生地黄、鸡子黄、象皮粉等）、收敛生肌功效药物（如煅石膏、龙骨、海螵蛸、五倍子等）。剂型有膏剂、散剂、煎洗剂等。除了九一丹、生肌散等经典用药外，各地均有不少验方。中医外治方法众多，除药物敷药外，还常采用的外治方法包括缠缚法、垫棉法、熏洗法、热烘法、温灸法、胶布包扎法、药捻法、灌注法、挂线法、拖线法等，单一使用或综合运用。

第二节　乳房疾病

一、乳痈

乳痈是以乳房结块，红肿热痛，溃后脓出稠厚，伴恶寒发热等全身症状为主要表现的疾病。

【源流发展】

晋·葛洪《肘后备急方》言："凡乳汁不得泄，内结名妒乳，乃急于痈。"皇甫谧《针灸甲乙经》云"乳痈有热，三里主之。"

隋·巢元方《诸病源候论·乳痈候》认为乳痈的病机是"阳明之经脉，有从缺盆下于乳者，劳伤血气，其脉虚，腠理虚，寒客于经络，寒搏于血，则血涩不通，其血又归之，气积不散，故结聚成痈。痈气不宣，与血相搏，则生热，热盛乘于血，血化成脓；亦有因乳汁蓄积，与血相搏，蕴积生热"。

唐·孙思邈《备急千金要方》记载："……宜令极熟，候手按之，随手即起者，疮熟也，顺针之，针法要得著脓，以意消息。"指出乳痈须脓熟方针。

宋·王怀隐《太平圣惠方》卷七十一治妇人乳痈诸方："妇人乳汁不下，内结成肿，名为乳毒。"宋·陈自明《妇人大全良方》云："吹奶，妒乳，乳痈，其实则一，只分轻重而已。轻者为吹奶、妒乳，重者为痈。"

元·朱丹溪《丹溪心法》卷五乳痈记载："乳房阳明所经，乳头厥阴所属。乳子之母，不知调养，怒忿所逆，郁闷所遏，厚味所酿，以致厥阴之气不行，故窍不得通，而汁不得出，阳明之血沸腾，故热盛而化脓。"

明代医家在总结前人经验基础上，对乳痈的辨治较为详细。陈实功《外科正宗·乳痈论第二十六》指出乳痈宜分期论治。薛己《外科发挥》中提到乳痈有传囊之变："夫乳之为物，各有囊，若有一脓，即针之，否则遍溃诸囊矣。"

清代医家对乳痈病因病机、证治的认识与历代医家基本一致，论述更为全面，方药更加丰富。吴谦《医宗金鉴·外科心法要诀》将乳痈分为内吹乳痈和外吹乳痈。陈士铎《洞天奥旨》卷七乳痈指出乳痈治疗当别先后虚实。高秉钧《疡科心得集·辨乳痈乳疽论》提到内吹乳痈的证治等。

【病类范畴】

乳痈，亦称"妒乳""吹奶""吹乳""乳毒"等。分外吹乳痈（发生于哺乳期的，占到全部病例的90%以上）、内吹乳痈（发生于怀孕期的）、不乳儿乳痈（不分性别年龄，在非哺乳期和非妊娠期发病）。本病相当于西医的急性化脓性乳腺炎。

【诊疗方案】

乳腺以通为顺，以堵为逆，以塞为因，治疗上以消为贵。中医药内外结合治疗，疗效卓著，优势突出，治疗关键在于早期发现和早期治疗。

（一）分期论治

历代医家往往将本病分为初期（郁滞期）、成脓期和溃后期三期，现代医家则在此基础上进一步发展。

房芝萱、马栓全按三期论治乳痈。初期均注重消散，以舒络通乳为要。成脓期则在清热解毒之余分别以理气托脓和消肿为主要治法。溃后期前者多选用黄芪、党参、白术、茯苓益气健脾；当归、玄参、赤白芍养阴补血；陈皮调胃和中；金银花清解余毒。

姜兆俊将乳痈分为6个阶段。将初期细分为瘀滞期和化热期。乳房胀痛，排乳不畅时称为瘀滞期，贵在治之于早，消散于无形，治宜疏肝解郁，通乳和营，解毒消肿；当乳房局部红肿，按之硬，伴有发热恶寒，口渴纳呆等症状，属肝郁日久化火，胃热壅滞，称为化热期，治疗方面重在清热解毒，通乳消肿。将成脓期分为脓始成期和脓成熟期。认为脓始成期虽然脓已成，但脓液较少，仍有消散之希望。但此期的消散与肿疡初期的消散不同，需与托药如白芷、桔梗、浙贝母、天花粉、穿山甲（代）、皂角刺合用，才能促进脓液吸收，故治宜清热解毒，托脓消散。而脓成熟期急需透脓外出，以防毒邪内陷或防传囊之变。故内治宜清热解毒，排脓消肿。溃后期正虚余毒未尽，此型脓液外出，毒邪外泄，正气虚，故治宜扶正清热解毒。当红肿热痛已消，乳房遗留硬块时称为硬块期，气行血行则瘀滞方可消散，治宜疏肝行气，活血散结。

（二）分型论治

历代医家多认为肝郁和胃热是乳痈发病的主要病机，因此，辨证分型也以肝郁胃热为主，治疗亦多从肝胃论治。沈楚翘认为肝郁偏重应以理气疏肝为主，佐以清热解毒，常用瓜蒌牛蒡汤加减。张瑞丰认为重视清解阳明积热是提高乳痈治疗效果的重要途径。清解阳明积热最佳药物首选瓜蒌。朱仁康则将本病按肝郁气滞、胃热壅盛、毒邪外侵等分别论治。

（三）分经络论治

乳房为阳明所经，乳头乃厥阴所属。阳明为多气多血之经。大凡血多者破其血，气多者则行其气。龚志贤宗《医宗金鉴》治痈分经脉依气血多寡立法之意，用仙方活命饮治乳痈，以行气活血、溃坚破结为主，无论已溃未溃，取效显著。

刘光国提出三阳经辨证治疗乳痈。乳痈初起，往往见恶寒发热、脉浮紧等太阳表证，治宜辛温之剂疏散太阳。乳痈早期未得汗解，3～5日不消散，若此时出现寒热往来见症，则为邪阻少阳，可用小柴胡汤加减治疗。乳痈早期误治失治，也可渐次传入阳明，形成阳明胃热证，治宜清胃泄热，常用瓜蒌牛蒡汤加减。

（四）乳痈的变证及治疗

乳痈未能及时治疗或治疗不当，可出现僵块、传囊，甚者热毒内陷，危及生命，日久不愈还可造成乳漏。僵块和传囊是乳痈较为常见的变证。

僵块治疗当以温阳通络，通乳散结为主，配合冲和膏外敷。

传囊乳痈有多枚脓肿病灶，浅至乳晕皮下，深可直达乳房后壁胸大肌筋膜前，几个脓肿之间仅有一小孔相通，为手术切开易遗漏深部脓肿的病证。在治疗上除手术外，还需酌情选用冲洗、灌注、拖线、垫棉等外治疗法，选用适当的外用药物，以促进脓腐脱清及疮面愈合。如乳痈日久不愈，则可形成乳漏。

【研究集萃】

（一）以通为用

顾伯华指出，"乳痈论治，贵在于通，通者，疏表邪以通卫气，通乳络以去积乳是通，和营血以散瘀滞，行气滞以消气结，通腑实以泄胃热，也均属通"，自拟"乳痈消散方"（柴胡、紫苏梗、荆防、牛蒡子、当归、赤芍、丝瓜络、路路通、鹿角霜、王不留行、蒲公英）。

"通"的含义：其一为疏通乳络以消积乳，常用忍冬藤、丝瓜络、路路通疏通乳络；其二为疏通表邪以通卫气，应用牛蒡子、金银花、连翘等既解表又可解毒，尚可冀毒邪从表、从外而解，使邪有出路而消痈败毒；其三为疏通肝气以消气结，常用柴胡、青皮、紫苏梗等疏肝理气，通达乳络之郁，使肝气条达，乳络通畅而避免乳汁郁积；其四为通利血脉，以消瘀滞，气血壅滞为乳痈发生重要环节，常用当归、赤芍、丹参、皂角刺、炮穿山甲片（代）等；其五为通腑实以泄胃热，常用生石膏、知母、黄连、蒲公英清阳明经热，全瓜蒌、枳实、大黄泄阳明腑实；其六为温通辛散以消肿，可用半夏、白芥子、鹿角片、皂角刺辛散温通之品以鼓舞气血，理气活血；避免早用或过用寒凉之品，以致气血凝滞，痈肿欲消不消，欲脓不脓。

（二）从"温"论治

乳痈的治疗也非一味地清热解毒，从"温"论治在临床应用中占有重要地位。

叶金芳等认为，若是偏气郁为主，全身症状不明显者，在乳痈初期可用阳和汤加减治疗。吴佩衡则认为，乳痈由乳房感受风寒所致，习用麻黄附子细辛汤加通草、香附、桂枝、生姜；或用白通汤加通草、香附等品。认为临证者切勿泥于痈疡属阳属热之说。张庆玲提出，乳痈是由热毒与瘀滞互结而成，所以主张清热解毒合活血化瘀治法。刘永寿提出，乳痈是属于"痈"的范畴，营气不从是病机根本，所以主张重用活血化瘀才能除气血化腐成脓之弊。

（三）外治法

1. 分期外治法

（1）郁滞期：乳痈属于阳证，大多是选用药性清凉的金黄膏或玉露膏之类药物外敷。

（2）成脓期：乳痈宜脓熟再切开，乳痈过生切开可致肿痛不减，并可并发传囊乳痈。

（3）溃后期：乳痈脓肿切开术后或刺烙排脓后，可用八二丹药捻巧捻拔毒引流，外敷金黄膏，脓尽后改用生肌散收口。顾伯华将垫棉法用于乳痈疮口漏乳和疮口下方袋脓。

2. 按摩法 手法按摩排除蕴积宿乳，简便而起效快速，对早期乳痈往往有立竿见影的消肿止痛效果。顾伯华十分重视手法排乳：在手法前嘱患者在乳头部宿乳结块的肿痛处作热敷，然后用拇指和食指搓捻乳头，并将乳头轻轻向外牵引。

3. 其他疗法 除药物外治、手术和手法按摩外，针灸、刺络拔罐及塞鼻等疗法治疗乳痈也有较好的疗效。针灸治疗多以局部取穴配以远道取穴。

二、乳癖

乳癖是以乳房有形状不一的肿块、疼痛，与月经周期相关为主要表现的乳房疾病。

【源流发展】

乳癖之名首见于华佗《中藏经》，隋·巢元方《诸病源候论·癖候》："癖者，谓僻侧在于两胁之间，有时而痛是也。"

清·顾世澄《疡医大全》阐述了乳癖的含义及病因病机："癖者，僻也，内结于隐僻，外不可见也。""乳癖乃乳中结核，形如丸卵，或坠垂作痛，或不痛，皮色不变，其核随喜怒消长，多由思虑伤脾，怒恼伤肝，郁结而成也。"

清·吴谦《医宗金鉴》等阐述了乳癖的辨证论治："初起气实者，宜服清肝解郁汤，气虚宜服香贝养荣汤，若郁结伤脾，食少不寐者，服归脾汤，外俱用木香饼熨法，消之甚效。"

清·邹岳《外科真诠》指出乳癖日久可能恶变："若老年气衰，患经数载者不治，宜节饮食，息恼怒，庶免乳岩之变。"

【病类范畴】

历代文献中有"乳癖""乳中结核""乳痞"等病名，本病相当于西医的乳腺增生病。但与乳腺纤维腺瘤等疾病相混。

【诊疗方案】

目前应用广泛的治法主要有疏肝理气、调摄冲任、活血祛瘀、化痰散结4类，临床多两法或数法合用。临床报道治愈率在50%左右，有效率在90%以上。

（一）常规优势疗法

1. 疏肝理气 此类治法的报道最多，常用的古方主要有四逆散、柴胡疏肝散、逍遥散、化肝煎、金铃子散、越鞠丸、龙胆泻肝汤、当归芍药散等。多用柴胡、芍药、青陈皮、白术、苍术、川芎、香附等疏肝行气健脾的药物。除经典方剂外，根据疏肝理气治则拟定的自拟方也取得了较好的疗效，如柴胡牡蛎汤、丹芩逍遥合剂、瓜蒌散加味、乳结方、乳癖汤、舒乳消增汤；还有同类的中成药，如香甲丸、夏枯草口服液等。

2. 调摄冲任 主要有二仙汤、阳和汤、定经汤等。除经典方剂外，乳宁颗粒、乳痛消口服液、乳癖消 1 号方等以调摄冲任、滋养肝肾为主要治则的中成药也有较好的疗效。

3. 活血祛瘀 有血府逐瘀汤、桃红四物汤、复元活血汤等。其中报道最多的为血府逐瘀汤。

4. 化痰散结 有海藻玉壶汤、二陈汤、苍附导痰汤等。或清热，或燥湿，俱以化痰为主，佐以软坚散结之品。宗此治则的中成药有穿牡合剂、乳癖安片、消癖散结胶囊等。

（二）周期疗法

运用中医药周期疗法治疗乳腺增生病始于 20 世纪 80 年代，即根据月经前后乳腺组织生理病理的不同变化和临床表现而分别遣方用药以达治疗目的。比较常见的是将乳腺增生病分为经前和经后两个时期进行治疗，经前期以疏肝活血、软坚散结为主，经后期以温肾调冲、养血柔肝为主。

【研究集萃】

（一）名医经验

1. 许履和从肝论治乳癖 许履和认为，乳癖病机侧重在"肝"。因为乳癖患者均有多怒善郁等精神因素，肝气郁结，所以肿块常随喜怒而消长。治疗悉以疏肝解郁为主，和胃化痰为辅，用逍遥散合二陈汤化裁，常用药物如柴胡、当归、白芍、青陈皮、茯苓、制香附、制半夏、橘叶、夏枯草、全瓜蒌；大便溏薄者去瓜蒌，加白术；乳房痛甚者加金铃子、延胡索；乳房胀痛时自感灼热或伴有低热者加牡丹皮、炒栀子。

2. 文琢之调补气血治乳癖 文琢之用加减八仙汤主治乳癖气血两虚型，症见气短乏力，少气懒言，面色㿠白，胃纳不香，少数下肢水肿。并治病久过用凉药所致气血两虚，月经量少或经闭，舌质淡苔薄白，脉细弱或沉细。

3. 姜兆俊阳和通腠、温补气血 姜兆俊认为，乳癖患者有因体虚，阴毒内结，多采用阳和汤加减治疗。温散用熟地黄、仙茅、淫羊藿、巴戟天、肉苁蓉、何首乌、锁阳、肉桂、炮姜、鹿角霜、菟丝子、党参、黄芪等；开腠理药除用麻黄、白芥子、桂枝外，还可酌情应用蜂房、威灵仙和虫类药如全蝎、蜈蚣、僵蚕、穿山甲（代）等。强调熟地黄宜重用，目的在于补养阴血；麻黄宜轻用，意在通阳散结以开腠理。另外，化痰散结之品如夏枯草、土贝母、王不留行、皂角刺、瓜蒌、橘核、荔枝核、牡蛎、昆布、海藻、山慈菇、浙贝母等亦应选加，可显著提高疗效。

（二）内外合治

口服中药基础上，辅以中药外敷、针刺、电针、拔火罐、艾灸、推拿、电子膜、微波、理疗、药磁乳罩、刮痧等不同的外治疗法，有助于提高疗效，缩短治疗时间。也有单纯采用外治法，如针刺疗法、体针与耳针和穴位敷贴结合、耳压、微波、冷光透照法等。

有学者结合现代的电子仪器治疗乳腺增生病，如王宇坤以乳腺康胶囊配合乳腺病专用电子膜治疗。

第三节　外伤疾病

外伤是指人体受到外界各种创伤性因素引起的皮肉、筋骨、脏腑等组织结构或功能的破坏及其带来的局部和全身性反应。

【文献渊源】

《五十二病方》记载了金伤、刃伤、外伤出血等多种外伤疾病，以及止痛、止血、洗涤伤口、防止创伤瘢痕的治法与方药，其中水银膏治疗外伤感染，是世界上应用水银于外伤科的最早记载。晋·葛洪所著《肘后备急方》，在世界上最早记载了下颌关节脱臼手法整复方法："令人两手牵其颐已，暂推之，急出大指，或咋伤也。"书中还首次记载用竹片夹板固定骨折："疗腕折、四肢骨破碎及筋伤蹉跌方：烂捣生地黄熬之，以裹折伤处，以竹片夹裹之。令遍病上，急缚，勿令转动。"他论述了开放性创口早期处理的重要性，对腹部创伤肠断裂采用桑白皮线进行肠缝合术；他还记载了烧灼止血法，并首创以口对口吹气法抢救猝死病人的复苏术。隋·巢元方等编著的《诸病源候论》，是我国第一部中医病理专著，载录证候 1720 条，其中有"金疮病诸候"23 论，腕折（泛指骨折、扭伤等）证候 9 论，还有妇人与小儿金疮、瘀血证候等。唐·蔺道人著《仙授理伤续断秘方》，是我国现存最早的一部伤科专著，分述骨折、脱位、内伤三大类证型；总结了一套诊疗骨折、脱位的手法治疗，手术整复，以及杉树皮夹板固定方法。明代《金疮秘传禁方》记载用骨擦音作为检查骨折的方法；对开放性骨折，主张把穿出皮肤已破溃污染的骨折端切除，以防感染等。

【临床表现】

伤病的发生和发展与皮肉筋骨、脏腑经络、气血津液等都有密切的关系。外伤疾患多由于皮肉筋骨损伤而引起气血瘀滞，经络阻塞，津液亏损，或瘀血邪毒由表入里，而导致脏腑不和；亦可由于脏腑不和由里达表引起经络、气血、津液病变，导致皮肉筋骨病损。

外伤的局部反应是由于皮肉筋骨损伤，气血运行紊乱，外邪入侵所致。局部可以出现疼痛、肿胀、功能障碍等。也可出现畸形、肌萎缩、筋肉挛缩、肿块、疮口、窦道等特殊体征。局部严重的外伤，由于局部组织细胞损伤较重，多存在组织结构破坏及邻近组织细胞严重变性坏死，加之伤口常有污染、异物存留、局部气血循环障碍、缺血缺氧及各种毒素生成而造成的继发性损伤，从而使局部反应更为严重，血络损伤，局部炎症反应时间长，对全身的影响将更大。较为严重的外伤之后由于气滞血瘀，往往有神疲纳呆，夜寐不安，便秘，发热，舌紫暗或有瘀斑，脉浮弦等全身症状。严重损伤者可出现面色苍白，肢体厥冷，出冷汗，口渴，尿量减少，血压下降，脉搏微细或消失，烦躁或神情淡漠等休克现象。

【医家特色】

上海石氏伤科倡导"十三科一理贯之"的整体观念，强调气血兼顾，内外结合，创立了"三十二字治病思想"：以气为主，以血为先；筋骨并重、内合肝肾；调治兼邪，独重痰湿：勘审虚实，施以补泻。总结出系列手法和内服、外用药物。

筋骨并重是平乐正骨主要学术思想之一，平乐正骨把筋骨并重思想贯穿于骨伤治疗的始终。理论上平乐正骨认为人体筋骨相互依赖、相互影响；整复、固定手法上强调骨折固定时要护筋、用筋、调筋，要"动静结合"；辨证用药上遵循肝肾同治、筋骨并重的原则。平乐正骨讲究"三原则、四方法",三原则即整体辨证、筋骨并重、内外兼治;四方法即治伤手法、固定方法、药物疗法、功能疗法。

陕西中医学院附属医院李堪印认为,"辨位施法"是中医伤科外治法的重要原则之一,"辨位施法"与"辨证论治"要紧密结合。

【创伤治疗】

发生创伤等外伤时,首先要维持伤员的生命,避免继发性损伤,防止伤口污染。这就要求医护人员必须熟练掌握创伤急救知识与救护技能,力求做到快抢、快救、快送,尽快安全地将伤员转送至医院进行妥善的治疗。创伤急救时要先抢后救,先重后轻,先急后缓,先近后远,连续监护,救治同步。创伤救护步骤是:先止血、包扎,然后妥善地固定,并采用正确的搬运方法及时地转送。同时应维护伤员的呼吸道通畅,及时救治心跳、呼吸骤停及创伤昏迷等危急重症患者,积极防治休克等各种并发症。

(一)现场急救五项技术

1. 保持呼吸道通畅

2. 止血

(1)一般止血法:比较小的创伤出血,用生理盐水冲洗局部后,覆盖无菌纱布,用绷带加压包扎。

(2)指压止血法:是指较大的动脉出血后,用拇指压住出血的血管上方(近心端),使血管被压闭住,中断血液。如果是静脉破裂出血,应当按压静脉血管远心端,可以控制出血。

(3)加压包扎止血法:适用于全身各部位的静脉和大多数的动脉出血。

(4)填塞止血法:用无菌纱布1~2层贴于伤口,再向内填塞纱块或纱布,或直接用消毒急救包、棉垫填塞伤口,外用绷带或三角巾加压包扎,松紧以达到止血为度。3~4日后，待出血停止时，再更换填塞的纱块。

（5）止血带止血法：当四肢大血管出血用加压包扎法无效时采用。常用的止血带有橡皮管（条）与气压止血带两种，要严格掌握使用方法和注意事项。止血带缚上时间太长将导致肢体疼痛，甚至引起肢体缺血性坏死而致残，严重者可危及伤员生命。

（6）屈肢加垫止血法：在腋窝或肘窝、腹股沟和腘窝处加纱布垫或棉垫，上臂内收靠近胸壁或屈肘、屈髋、屈膝，用绷带或三角巾固定其于内收或屈曲位，即可止血。

3. 包扎

（1）绷带包扎法：可以采用环形包扎法、螺旋形包扎法、螺旋反折包扎法和"8"字环形包扎法等控制出血。

（2）三角巾包扎法：三角巾包扎应用灵活，包扎面积大，效果好，操作快，适用于头面胸腹四肢等全身各部位。使用时要求三角巾边要固定，角要拉紧，中心舒展，敷料贴体。

（3）多头带包扎法：此方法多用于头面部较小的创面和胸、腹部的包扎。操作时，先将多头带中心对准覆盖好敷料的伤口，然后将两边的各个头分别拉向对侧打结。

（4）急救包包扎法：此方法多用于头胸部开放性损伤。使用时拆开急救包，将包中备有的无菌敷料和压垫对准伤口盖住，再按三角巾包扎法将带系好。

（5）其他包扎法：①体腔脏器膨出包扎法。在急救现场若遇腹部开放性损伤，腹腔脏器膨出，不能将污染的脏器纳入腹腔内，先用无菌纱布覆盖，再用碗或口盅扣在膨出的脏器之上，或用纱布、毛巾做成环状保护圈，再用三角巾或绷带包扎，避免继续脱出、干燥或受压等，同时避免运送途中因搬运伤员使伤口暴露增加感染或继发性损伤的机会。②其他。外露的骨折端等组织亦不应还纳，以免将污染物带入深层，应用消毒敷料或清洁布类进行严密的保护性包扎。在无包扎器材的急救现场，可就地取材，用衣服、帽子、毛巾和书包等物进行包扎。

4. 固定 骨关节损伤时必须固定制动，以减轻疼痛，避免骨折端损伤血管和神经，并有利于防治休克和搬运后送。较重的软组织损伤，也应局部固定制动。固定前应尽可能牵引伤肢和矫正畸形，然后将伤肢放在适当位置，固定于夹板或其他支持物上（可就地取材如用木板、竹竿、树枝等）。固定范围一般应包括骨折处远端和近端的两个关节，既要牢靠不移，又不可过紧。急救中如缺乏固定材料，可行自体固定法，如将上肢固定于胸廓上，受伤的下肢固定于健肢上。伤口出血者，应先止血并包扎，然后再固定。开放性骨折固定时，外露的骨折端不要还纳伤口内，以免造成污染扩散。固定的夹板不可与皮肤直接接触，须垫以衬物，尤其是夹板两端、骨凸出部和悬空部位，以防止组织受压损伤。另外，急救时的固定多为临时固定，在到达救治机构经处理后，应及时行治疗性固定。

5. 搬运与转送 伤员经止血、包扎、固定等处理后，要将其尽快搬运和转送到救护站或医院进行治疗。其运送先后次序应是先转运危及生命者，然后转运开放性损伤和多发性骨折者，最后转运轻伤员。需要时应给予伤者镇痛药或抗感染药物，防治疼痛性休克和感染的发生，但颅脑损伤和未确诊的胸、腹部损伤患者不宜使用镇痛药物。

（二）伤口处理

1. 伤口 创伤常造成伤口，从伤口的部位、大小深浅、是否与骨端或内脏相通可判断创伤的轻重程度。伤口一般分为创面、创缘、创腔和创底4个部分。

2. 清创术 清创术就是清除伤口内的异物、坏死组织和细菌，使污染伤口转变成为干净伤口，缝合后使之能一起愈合。清创术的步骤和内容如下。

（1）准备：在麻醉下进行伤口的清洗和消毒。四肢损伤可用神经阻滞麻醉或局部麻醉，颅脑损伤、开放性气胸或多部位损伤者应用全身麻醉。麻醉后先用无菌纱布覆盖伤口，剃去伤口周围的毛发，清洗污物，刷洗伤口周围皮肤3次。除去纱布，反复冲洗伤口，尽量清除伤口内异物和细菌，对较大、较深或污染严重的伤口，应用过氧化氢溶液泡洗，再用生理盐水冲洗5~10分钟。深藏的弹片可留待以后处理，一般不会影响伤口的愈合。擦干皮肤后，严格消毒伤口周围皮肤，尽量减少或控制感染。消毒完毕，铺无菌巾。

（2）清创：清创时，如无大出血则不宜使用止血带，以免健康组织缺血，同时增加识别坏死组织与健康组织的难度及伤口感染的机会。清创时要求：充分显露创腔；彻底止血；彻底切除坏死组织；充分冲洗和引流；修复创口。

3. 术后处理　对患肢恰当固定，适当抬高患肢和更换敷料，密切观察患肢远端血循环和神经功能，预防和控制感染。

4. 内治

（1）预防伤口感染：用五味消毒饮合黄连解毒汤加减，以清热解毒，化瘀通络，或适当使用抗生素，防治感染。

（2）伤口瘀肿疼痛：用复元活血汤或活血止痛汤等加减，以活血化瘀，消肿止痛。

（3）伤口感染：按痈和附骨疽分三期"消、托、补"。可配合使用抗生素抗感染。

（4）防治休克、并发症和继发症：根据患者具体情况，辨证施治。可输液防治休克。

参考文献

[1] 石筱山. 石氏伤科经验介绍. 上海中医药杂志，1963（06）：7-10.

[2] 肖碧跃，郭艳幸，何清湖. 平乐正骨筋骨并重理论探讨. 湖南中医药大学学报，2016（03）：40-42.

[3] 张根印. 论伤科辨位施法——李堪印老师临床经验总结. 陕西中医学院学报，2001（03）：20-22.

[4] 王和鸣. 中医伤科学. 北京：中国中医药出版社，2004.

第四节　周围血管病

　　周围血管病是指发生于心脑血管以外的动脉病和静脉病。动脉病包括动脉硬化性闭塞症、糖尿病足、血栓闭塞性脉管炎、多发性大动脉炎、动脉瘤等器质性病变，还包括雷诺现象、红斑性肢痛症等肢端动脉舒缩功能紊乱疾病。静脉病包括深静脉血栓形成、血栓性浅静脉炎等血栓栓塞性疾病，也包括深静脉瓣膜功能不全、下肢静脉曲张静脉反流性疾病。中医称周围血管为经脉、脉管，故将周围血管病统称为"脉管病"。

【常见症状及体征】

（一）疼痛

　　1. 间歇性疼痛　间歇性疼痛包括运动型疼痛、温差性疼痛和体位性疼痛等几种类型。运动性疼痛是指伴随运动所出现的不适症状，包括缺血部位出现的钝痛、刺痛、痉挛性疼痛或烧灼样疼痛。发生于下肢的运动性疼痛可以导致间歇性跛行，表现为病人在以一定速度行走一定距离后，下肢的某个部位出现疼痛感及痉挛感，迫使病人停步，休息几分钟后症状缓解或消失；再次行走又出现同样的症状，这种疼痛反复发生是间歇性跛行的特点。从开始行走到出现疼痛的时间称为跛行时间；从开始行走到出现疼痛的距离称为跛行距离。出现间歇性跛行的动脉闭塞性疾病，常见的如动脉硬化性闭塞症、血栓闭塞性脉管炎和糖尿病足等。温差性疼痛是指在外界温度改变时诱发肢体疼痛。最常见的是在肢体受凉以后诱发疼痛或者加重疼痛，多是肢体血液供应不足，或者肢端动脉受凉痉挛所致。体位性疼痛是指由于体位变化而引起的疼痛加重，常常发生于严重的肢体缺血，在肢体抬高时，疼痛加重；下垂时在重力作用下，下垂部位供血稍有增加，疼痛减轻。对于静脉疾病，情况相反，下垂肢体疼痛加重，抬高肢体症状减轻。

2. 持续性疼痛　是指肢体疼痛持续存在，即使是静止状态下仍不消失，疼痛持续存在，也称为静息痛。持续性疼痛常提示肢体血液供应处于失代偿阶段，存在严重供血不足等病理损伤。

动脉急性栓塞或慢性闭塞都可以引起缺血性神经炎而使肢体持续性疼痛。疼痛常表现为不间断钝痛伴有间歇性剧烈刺痛，可向肢体远端放射，可伴有麻木、厥冷或烧灼、蚁行、针刺等感觉异常。症状多夜晚加重，病人常抱膝而坐借以缓解疼痛。当肢体因缺血引起营养障碍性溃疡或坏疽时也常伴有局部持续性剧烈的疼痛。营养障碍性静息痛，其特点为：疼痛剧烈、持续，有时也有短暂的缓解期，数分钟后再发，影响睡眠，肢体下垂时可略减轻疼痛。

静脉性静息痛的疼痛程度较动脉性为轻，多为胀痛、酸痛感，常伴有静脉回流障碍的其他表现，可因平卧休息或抬高患肢而缓解。

（二）感觉异常

周围血管病所发生的感觉异常除疼痛外还有潮热感、寒冷感、倦怠感、紧张或压迫感、麻木、针刺感或蚁行感等。

（三）皮肤温度异常

肤温变化主要取决于肢体的血流量。动脉闭塞性病变多为肢端寒冷，闭塞程度越重，距离闭塞平面越远，肤温降低越明显。静脉病变因血液淤滞，多为下肢潮热感，下垂时更明显。

（四）皮肤颜色异常

供血不足或血管舒缩失常而致的皮色改变，包括苍白、发绀或潮红等。静脉淤血，渗出于血管外的红细胞崩解、血红蛋白氧化造成色素沉着。某些血管疾病以皮肤颜色改变为主要临床表现，如雷诺现象，由于指（趾）小动脉和毛细血管阵发性收缩和扩张而产生指（趾）阵发性苍白、发绀和潮红三联征。

（五）肢体肿胀或萎缩

肢体肿胀在下肢多见，静脉淤滞性肿胀一般为凹陷性水肿，按之较软，尤以胫骨下段内侧缘、内外踝处明显，可伴色素沉着、皮肤变薄、皮下组织炎症和纤维化、"足靴区"溃疡等，常见于深静脉血栓形成、下肢深静脉瓣膜功能不全、下肢静脉曲张等疾病。淋巴性水肿导致的肢体肿胀多有明确的诱因，表现为肢体非凹陷性水肿，伴有皮肤粗糙肥厚。

肢体相对健侧变细、软组织萎缩，多是由于局部长时间动脉血液供应不足，软组织缺乏必要的营养成分，加之疼痛限制患肢活动等因素所造成。萎缩的肢体也同时伴随骨量下降、骨质疏松病变，易于并发骨折。

（六）溃疡和坏疽

坏疽是由动脉病变引起，由于动脉重度狭窄或闭塞，气血凝滞，营卫失养，以致深部组织及皮肤细胞凋亡坏死，形成坏疽。淤积性溃疡是指静脉病变引起的皮肤组织完整性破坏，常见下肢交通支静脉瓣膜功能不全和下肢深静脉瓣膜功能不全，静脉血液回流障碍导致局部血液淤滞、组织缺氧，从而引发溃疡。

坏疽的出现，提示动脉传输的血液不足以维持静息时组织的代谢需要，以致发生不可逆变化。如无继发感染，坏疽区因液体蒸发和吸收，形成"干性坏疽"；如并发感染，则热盛肉腐，形成"湿性坏疽"，坏死组织受细菌作用而腐败化脓，肿胀渗液，产生恶臭。

【检查方法】

通过望闻问切和辅助检查，全面收集病例资料，有助于判断病名、病因、病性、病位和预后转归。重点望诊皮肤颜色、肢体营养状况、有无肢体的肿胀增粗或萎缩、有无肿块、有无溃疡或坏疽；重点闻诊血管杂音、异常气味等；

重点切诊皮肤温度、肢端脉搏、皮下硬结、压痛情况等。

营养状况的检查应重点观察肢体皮肤及附件、肌肉有无营养障碍性改变，有无皮肤松弛、变薄、脱屑；汗毛稀疏、变细、停止生长或脱落；指（趾）甲生长缓慢、变脆、增厚、甲嵴、嵌甲；肌肉萎缩等表现。

动脉搏动和血管杂音的听诊检查是检查动脉性疾病的重要步骤，受检动脉为桡动脉、尺动脉、肱动脉、股动脉、腘动脉、足背动脉、胫后动脉。检查时应注意感测动脉搏动的强度、动脉的性质（如硬度、有无弯曲、结节、震颤）、血管杂音的部位及强度等。

测定皮温时应对比同一平面两侧肢体的温度差别，当某部皮温较对侧及同侧其他部分明显降低时（相差＞2℃），则提示该部动脉血流减少，可见于动脉栓塞、慢性动脉闭塞性疾病。若某部皮温较对侧或同侧其他部位明显升高，则提示该部动脉或静脉血流量增加，如深静脉血栓形成、红斑性肢痛症、动静脉瘘，或者局部炎症感染等。测定皮温方法有扪诊法、半导体或数字皮温计、红外线热像仪等。

几个常用的血管功能试验：①皮肤指压试验。用手指压迫指（趾）端或甲床，观察毛细血管充盈时间，可了解肢端动脉血液供应情况。正常人指（趾）端饱满，皮肤呈粉红色。压迫时局部呈苍白色，松开后毛细血管可在1～2秒内充盈，迅速恢复为粉红色。如充盈缓慢，延长至4～5秒后恢复原来的皮色，或皮色苍白或发绀，表示肢端动脉血液供应不足。②肢体位置试验。病人仰卧床上，显露双足达踝以上或膝部，观察足部皮肤颜色。随即使病人两下肢直伸抬高，髋关节屈曲70°～80°，保持该位置约60秒钟后进行观察。检查上肢时，坐位或立位，两上肢伸直高举过头部。血液循环正常时，足趾、足底或手掌保持淡红色或稍发白。当动脉血液供应障碍时，可呈苍白或蜡白色。如肢体抬高后皮肤颜色改变不明显，可使病人抬高的两足反复屈伸30秒钟，或两手快速做握拳、松开动作5～6次后再观察。抬高后肢体苍白的程度与动脉血供减少的程度成正比，苍白的范围随动脉病变的位置而异。最后，病人坐起，两小腿和足下垂床沿或两上肢下垂于身旁，再观察皮肤颜色的改变。正常人在10秒钟内可恢复正常。在动脉血循环有障碍者，恢复时间可延迟到 45～60 秒或更长，且颜色不均，呈斑块状。下垂位后正常人的足部浅表静脉应在 15 秒钟内充盈，如时间延长，也提示动脉血液供应不足。③运动试验。间歇性跛行是慢性动脉供血不足的特征性症状，跛行距离与缺血的程度相关，临床上常以此作为反映病情程度和疗效的指标。测定方法为病人以一定速度（1.8km/h）行走，直到出现症状，所行距离为跛行距离。④大隐静脉瓣膜功能试验。用来检查大隐静脉瓣膜功能，方法：病人平卧，高举下肢，使浅静脉血充分向心回流，在大腿根部、卵圆窝平面远方扎止血带，其紧张度足以压迫大隐静脉，但不致影响动脉血流和深静脉回流为标准。让病人站立，10 秒钟内释放止血带，正常情况下，浅静脉在 30 秒后逐渐充盈；如大隐静脉内血流自上而下，立即充盈大隐静脉及分支，提示大隐静脉瓣膜功能不全。⑤交通瓣膜功能试验。病人仰卧抬高患肢，排空浅静脉内的静脉血后，在大腿根部扎止血带，从足趾向腘窝缠第 1 根弹力绷带，从止血带向下缠第 2 根弹力绷带。让病人站立，一边向下解开第 1 根绷带，一边向下缠第 2 根绷带，如两根绷带之间出现曲张静脉，表示该处交通静脉功能不全。⑥深静脉通畅试验。病人站立，在大腿上 1/3 扎止血带以压迫大隐静脉，交替屈伸膝关节十余次。如深静脉通畅，交通支瓣膜功能健全，小腿肌肉泵的作用将使血液流入深静脉，而浅静脉瘪陷，下肢也无发胀感觉。如深静脉通畅而大隐静脉和交通支瓣膜功能不全，浅静脉在运动时也能流入深静脉，一旦运动停止，浅静脉立即充盈血液。如深静脉不通，交通支瓣膜功能不全，则在运动时浅静脉将扩张，小腿有胀痛感。⑦直腿伸踝试验（Homans 征）和压迫腓肠肌试验（Neuhof 征），二者均为小腿深静脉血栓形成的体征。Homans 征检查方法：病人仰卧，膝关节伸直，小腿略抬高。检查者手持足部用力使膝关节背屈，牵拉腓肠肌。如小腿后部明显疼痛，属阳性反应，这是腓肠肌受牵拉后压迫深部已有血栓及炎症的静脉所致，常伴有腓肠肌饱满和紧张感。Neuhof 征检查方法：患者仰卧，自然屈膝，放松下肢，检查者用手触按患者小腿腓肠肌，如有饱满紧绷感和压痛，为阳性。⑧冷水试验和握拳试验。本试验可诱发雷诺现象患者出现苍白—发绀—潮红的皮色改变。冷水试验方法为将手指或足趾放入 4℃左右的冷水中 60 秒，然后观察皮色有无上述改变。握拳试验方法为两手紧握 60 秒后，在弯曲状态下放开，观察有无上述皮色改变。

血液流变、血脂、凝血功能检查、微循环检查、彩色 B 超、连续多普勒超声、肢体体积描计、节段血压测定、X 线平片及造影、放射性核素检查、核磁检查及 CT 血管成像均对血管疾病的诊断有重要意义。临床检查时，应优先选择无损检查。由于技术的发展，彩超、核磁及 CT 等在诊断水平上不断进步，有逐渐取代血管造影的趋势，但到目前为止，血管造影仍是诊断多数周围血管病的金标准。

【病因病机】

周围血管病的病因可分为内因与外因两大类。外因包括外感六淫、特殊毒邪（烟毒）、外伤等；内因包括饮食不节、情志内伤、脏腑经络功能失调、劳伤虚损等。周围血管病病机特点是血瘀，《素问·调经论》记载："病在脉，调之血；病在血，调之络。"从治法角度谈了脉、络、血三者之间相互影响，相互作用的关系。血管是血液运行的管道、通路，必须保持畅通无阻，才能完成传输血液的任务。本类病变过程中，不论是内因所致，还是外因引发，或迟或早地在不同的血管、不同的部位和不同的程度上出现血脉瘀滞。血脉瘀滞之后，破坏了人体气血正常循环从而引发各种不同的病理变化。在分析其病机时应注意邪、虚、瘀三者相互作用、互为因果的变化关系。其中邪既可以是外因，又可以是血瘀后的病理产物（如瘀血、痰浊、水湿）；虚既是受邪的条件，也可能是血瘀伤正的结果；瘀往往是因邪而致，也有的是因虚而成。所以在邪、瘀、虚的病理变化过程中，出现多种多样的组合，导致血管病变的发生和变化，形成了临床上的各种证候。虽然血管病的病变部位多数在血管的某一局部，但与脏腑气血有密切的关系。因为脏腑功能失职，则会出现运血无力，统摄无权，疏泄失常，使血液不能正常运行而发生病变；反之，血液瘀阻之后也会使各脏腑失去濡养而虚损。气血的虚衰与血管病的关系更是直接的。

此外，周围血管病的病因病机尚有禀性不耐、遗传因素、冲任失调等，临证时亦不能忽视。

【内外治法】

（一）内治法

周围血管病虽然病因多端，诸如寒、湿、热之有余，或气、血、阴、阳之不足，但都离不开血瘀这个病机。《素问·阴阳应象大论》说："血实宜决之。"《素问·至真要大论》说："疏其气血，令其条达，而致和平。"因此，活血化瘀就成为周围血管病总的治则。应用活血化瘀这一总治则时，还必须结合寒热虚实的不同，灵活应用理气活血化瘀、益气活血化瘀、散寒活血化瘀、清热活血化瘀、祛湿活血化瘀、补血活血化瘀等一些常用的治法。

1. 散寒活血化瘀法 即用温热的药物配合活血化瘀药物，解除寒凝，促使经脉舒通，血活瘀化。合乎"寒者热之""血得温则行"之义。其中，温经通阳、活血化瘀法适用于外寒客络血瘀证，主要表现除有血瘀征象外，尚有局部肤色苍白，发凉，疼痛得热则缓，舌淡紫，苔白润，脉沉紧等，常见于动脉狭窄、闭塞或痉挛性疾病的早期。补阳益气、活血化瘀法适用于阳虚内寒血瘀证，除有上述表现外，还伴腹胀便溏，腰膝发冷，小便频数或不利，阳痿，脉沉细等，常见于动脉狭窄、闭塞性疾病的后期。

2. 理气活血化瘀法 适用于肝郁气滞血瘀证，凡周围血管病有气滞血瘀表现者均可应用，尤宜于病情随情志刺激而变化，或疾患使病人忧郁者。

3. 清热活血化瘀法 即用寒凉的药物配合活血化瘀药物，清解热邪，以使络宁血活瘀化，是"热者寒之"之义。在具体应用清热活血化瘀时，必须首先分清热之为实为虚、在气在血，而推演出清热凉血活血化瘀、清热解毒活血化瘀、养阴清热活血化瘀三法。清热凉血活血化瘀法适用于血热血瘀证，除有血瘀征象外，主要表现为患部皮肤发红、灼热，瘀斑色红或紫，舌红绛，脉数等，常见于急性血栓性深浅静脉炎。清热解毒活血化瘀法适用于热毒瘀滞证，主要表现如上述（除舌脉外），还可伴发溃疡，舌红，苔黄厚而干，脉弦滑数等，常见于动脉狭窄、闭塞性疾病坏疽的早期。养阴清热活血化瘀法适用于阴虚血瘀证，除有血瘀征象外，主要表现为病程较长，局部发热恶凉亦恶热，或伴五心烦热，咽干口燥，舌红少苔，脉细数等，常见于动脉狭窄、闭塞性疾病的后期。

4. 祛湿活血化瘀法　即用燥湿或渗利的药物配合活血化瘀药物，以祛湿而通利气机，促使血活瘀化。湿为阴邪，易阻气机而致血瘀。在具体应用祛湿活血化瘀治法时，又须分别出清热利湿活血化瘀、健脾利湿活血化瘀、温肾利湿活血化瘀三法。清热利湿活血化瘀法适用于湿热瘀滞证，除有血瘀征象外，主要表现为患肢肤红灼热，水肿，或疮面湿烂，舌红，苔黄腻，脉滑数等。健脾利湿活血化瘀法适用于脾虚湿瘀证，主要表现为患肢水肿，全身倦怠，脘腹胀满，大便清稀，舌苔白腻，脉濡缓等。温肾利湿活血化瘀法适用于肾虚湿瘀证，主要表现为患肢水肿，肤冷，全身畏寒，舌淡，苔白润或腻，脉沉弱等。以上各证均常见于深静脉血栓形成及深静脉回流障碍。

5. 益气活血化瘀法　适用于气虚血瘀证，除有血瘀征象外，主要表现为病久并伴体倦，纳差，气短，心悸，舌淡苔白，脉虚弱无力等，常见于动脉狭窄、闭塞性疾病和深静脉血栓形成及血栓性深静脉炎的后期。

6. 补血活血化瘀法　即用补血的药物配合活血化瘀药物，以增血液而充盈脉道，促使血活瘀化。适用于血虚血瘀证，除有血瘀征象外，主要表现为病久并伴头晕，面色萎黄或苍白，唇爪色淡，心悸，舌淡，脉细等，常见动脉狭窄、闭塞性疾病的早期或后期。

除活血化瘀外，根据辨证论治的原则，针对患者不同疾病以及疾病的不同阶段，还经常使用温经散寒，清热利湿，清热解毒等治法。

（二）外治法

周围血管病的外治与其他外科疾病一样，可以根据病情选用熏洗、箍围、浸渍、热烘等外治法。在周围血管病中，对坏疽的清创处理不同于其他外科疾病，必须顾及患肢的供血情况。清创必须在全身情况得到改善的条件下才能进行。在清创时要掌握以下原则：急性炎症期不做清创处理，炎症控制后适当清除坏死组织，在坏死组织的界限清楚后彻底清创。常用的清疮方法有"鲸吞法"与"蚕食法"。所谓"鲸吞法"，即在麻醉下将坏死组织自坏死组织与存活组织分界处进行消除。所谓"蚕食法"，就是在换药时视其具体情况逐渐地将能清除的坏死组织清除。"蚕食"坏死组织时可应用化腐生肌中药，这些药物应用得当能起到祛腐生新的作用。

（三）介入、手术疗法

周围血管病在某些情况下还可用介入、手术治疗，目前临床上应用比较广泛。

一、股肿（下肢深静脉血栓形成）

股肿是指血液在深静脉血管内发生异常凝固，而引起静脉阻塞、血液回流障碍的疾病。其主要表现为肢体肿胀、疼痛、局部皮温升高和浅静脉怒张四大症状，好发于下肢髂股静脉和股腘静脉，可并发肺栓塞和肺梗死而危及生命，相当于西医学的下肢深静脉血栓形成。

【文献渊源】

中医经典《黄帝内经》对人体血管解剖、血液循环，以及脉管病的病因病机有比较精到的认识及阐述。《灵枢·血络论》："阳气蓄积，久留而不泻者，其血黑以浊……"已经认识到人体存在动脉血和静脉血两种血液。《素问·痹论》："痹……在于脉则血凝而不流。"指出了脉痹的病变特点。脉痹包含了动脉闭塞性疾病和静脉血栓性疾病。中医学认为跌仆损伤、手术等可直接伤害人体，使局部气血凝滞，瘀血流注于下肢发生本病，如清代·唐容川在《血证论》中指出:"瘀血流注,亦发肿胀,乃血变成水之证。"同时久卧伤气,产后或因长期卧床,肢体气机不利,气滞血瘀于经脉之中,营血回流不畅,而发本病。清·吴谦所著《医宗金鉴》曰:"产后与闪挫瘀血作肿者,瘀血久滞于经络,忽发则木硬不红微热。"较明确地指出了本病的病因和发病特点。气虚血瘀,气虚则无力推动营血运行,下肢又为血脉之末,故易发生静脉血管阻塞。1994年国家中医药管理局颁布的"中医病症诊断疗效标准",将该病明确命名为股肿。1995年中国中西医结合学会周围血管疾病专业委员会发布了股肿病(深静脉血栓形成)的诊断及疗效评价标准,股肿病正式成为深静脉血栓形成的中医病名。

【临床诊断】

(一) 临床表现

绝大多数的股肿发生在下肢。多见于肢体外伤、长期卧床、产后、肿瘤和其他血管疾病及各种手术、血管内导管术后。发病较急,主要表现为单侧下肢突发性广泛性粗肿、胀痛,行走不利,可伴低热。后期可出现浅静脉扩张、曲张,肢体轻度浮肿、小腿色素沉着、皮炎、臁疮等。由于阻塞的静脉部位不同,临床表现不一。

1. 腿深静脉血栓形成 又称为周围型深静脉血栓形成,肢体疼痛是其最主要的临床症状之一。肢体肿胀一般较局限,以踝及小腿部为主,行走时加重,休息或平卧后减轻,腓肠肌压痛,一般无全身表现。下肢伸直并略抬高,检查者用手握住病人的足背部用力使踝关节背屈,使跟腱拉紧、腓肠肌紧张,病人感到小腿部后方出现似绳索样拉痛,即为霍曼征(Homan sign)阳性。

2. 髂股静脉血栓形成 又称为中央型深静脉血栓形成,突然性、广泛性、单侧下肢粗肿是本病的临床特征。一般患肢的周径可较健侧增粗5~8cm。疼痛性质为胀痛,部位可为全下肢,以患肢的髂窝、股三角区疼痛明显,甚至可连及同侧腰背部或会阴部。平卧时减轻,站立时加重。深静脉血栓形成的全身反应并不十分严重，体温可在 37～38℃。疾病初期主要是表浅静脉的网状扩张，后期可在患肢侧的下腹部、髋部、会阴部见到曲张的静脉。

3. 混合性深静脉血栓形成 是指血栓起源于小腿肌肉内的腓肠静脉丛，顺行性生长、蔓延扩展至整个下肢静脉主干，或由原发性髂股静脉血栓形成逆行扩展到整个下肢静脉者。临床上此被称为混合型。以前者较为多见，常发于手术后。临床表现兼具小腿深静脉和髂股静脉血栓形成的特点。

另外，本病早期可出现急性股动脉痉挛（疼痛性股蓝肿）和肺动脉栓塞两种危重性的并发症，应引起高度重视。

4. 深静脉血栓形成后遗症 是指深静脉血栓形成后期，由于血液回流障碍或血栓机化再通后，静脉瓣膜被破坏，血液倒流，回流不畅，引起的肢体远端静脉高压、淤血而产生的肢体肿胀、浅静脉曲张、色素沉着、溃疡形成等临床表现。

（二）实验室及辅助检查

放射性纤维蛋白原试验、核素静脉造影、多普勒血流和体积描记仪检查，为无创性检查方法，有助于明确患肢血液回流和供血状况。静脉造影能使静脉直接显影，可判断有无血栓及其范围、形态及侧支循环状况，不仅有助于明确诊断，亦有助于直接观察治疗效果。

【治疗方法】

中医早期多采用清热利湿，活血化瘀法，后期则重视健脾利湿，活血化瘀。

（一）辨证论治

1. 内治 ①湿热下注证。证候：发病较急，表现为下肢粗肿，局部发热、发红，疼痛，活动受限，舌质红，苔黄腻，脉弦滑；治法：清热利湿，活血化瘀；方药：四妙勇安汤加味。②血脉瘀阻证。证候：下肢肿胀，皮色紫暗，固定性压痛，肢体青筋怒张，舌质暗或有瘀斑，苔白，脉弦；治法：活血化瘀，通络止痛；方药：活血通脉汤加减。③气虚湿阻证。证候：下肢肿胀日久，朝轻暮重，活动后加重，休息抬高下肢后减轻，皮色略暗，青筋纡曲；倦怠乏力；舌淡边有齿印，苔薄白，脉沉；治法：益气健脾，祛湿通络；方药：参苓白术散加味。

2. 外治　①急性期可用芒硝加冰片外敷：方法是芒硝 500g，冰片 5g 共研成粉状，混合后装入纱布袋中，敷于患肢小腿肚及小腿内侧，待芒硝结块干结时，重新更换，发病后连用数日，可减轻患肢疼痛等症状；②慢性期可用中药煎汤趁热外洗患肢，可选用活血止痛散每日 1 次，每次 30～60 分钟。

（二）其他疗法

西医治疗深静脉血栓形成主张早期（72 小时内）手术取栓和溶栓及抗凝、祛聚、降黏、扩血管等疗法。

除了药物治疗外，术中、术后病人应慎用止血药物，可适当垫高下肢或对小腿进行按摩，使小腿肌肉被动收缩，或尽量早期下床活动，以利静脉血回流。长期卧床的病人应鼓励病人作足背屈活动，必要时可给予小腿肌肉进行刺激以使小腿肌肉收缩，防止静脉血栓形成。

参考资料

［1］王海珍. 陈淑长治疗股肿经验. 山东中医杂志，2008（02）：130－132.

［2］陈朝晖. 陈淑长治疗下肢深静脉血栓形成后综合征经验. 中医杂志，2008（12）：1070－1071.

［3］刘政，刘春梅. 侯玉芬治疗深静脉血栓形成的临床经验. 辽宁中医杂志，2011（06）：1066－1067.

［4］王银中，秦珊珊，侯玉芬. 侯玉芬教授辨证治疗下肢深静脉血栓形成经验. 中华中医药学刊，2007（11）：2229－2230.

［5］李曰庆，何清湖. 中医外科学. 9 版. 北京：中国中医药出版社，2012.

二、脉痹（血栓性浅静脉炎）

血栓性浅静脉炎是发生于肢体浅静脉的血栓性、炎性病变。临床表现以肢体浅静脉呈条索状突起、色赤、形如蚯蚓、硬而疼痛为特征，多发于青壮年，以四肢为多见，次为胸腹壁。属于中医"赤脉""青蛇毒""恶脉""黄鳅痈"等范畴。本病是一种多发病、常见病，与季节无关，男女均可罹患。

【文献渊源】

本病多由湿热蕴结，寒湿凝滞，痰浊瘀阻，脾虚失运，外伤血脉等因素致使气血运行不畅，留滞脉中而发病。晋《肘后备急方》："恶脉病，身中忽有赤络脉如蚓状。""皮肉卒肿起，狭长赤痛名。"清《医宗金鉴·外科心法要诀》称本病为"黄鳅痈"，谓："此证生在小腿肚里侧，疼痛硬肿，长有数寸，形如泥鳅，其色微红，由肝、脾二经湿热凝结而成。"

本病常见病因有三种：第一，外伤筋脉。长期站立，跌仆损伤，刀割针刺，外科手术等，均可致血脉受损，恶血留内，积滞不散，致生本病。第二，湿热蕴结。饮食不节，恣食膏粱厚味，辛辣刺激之品，脾胃功能受损，水湿失运，火毒内生，湿热积毒下注脉中；或由寒湿凝于脉络，蕴久生热而成。第三，肝气郁滞。情志抑郁，恚怒伤肝，肝失条达，疏泄不利，气郁日久，由气及血，脉络不畅，瘀血停积。总之，本病外由湿邪为患，与热而蕴结，与寒而凝滞，与内湿相合，困脾而生痰，是病之标；经脉受损，气血不畅，络道瘀阻，为病之本。

【临床诊断】

（一）临床表现

发病多见筋瘤后期，部位则以四肢多见（尤其多见于下肢），次为胸腹壁等处。初期（急性期）在浅层脉络（静脉）径路上出现条索状柱，患处疼痛，皮肤发红，触之较硬，扪之发热，按压疼痛明显，肢体沉重。一般无全身症状。后期（慢性期）患处遗有一条索状物，其色黄褐，按之如弓弦，可有按压疼痛，或结节破溃形成臁疮。临床上常见以下几种类型。

1. 肢体血栓性浅静脉炎　临床为最常见，下肢多于上肢。临床主要是累及一条浅静脉，沿着发病的静脉出现疼痛、红肿、灼热感，常可扪及结节或硬索状物，有明显压痛。当浅静脉炎累及周围组织时，可出现片状区域性炎块结节，则为浅静脉周围炎。患者可伴有低热、站立时疼痛尤为明显。患处炎症消退后，局部可遗留色素沉着或无痛性纤维硬结，一般需 1~3 个月后才能消失。

2. 胸腹壁浅静脉炎　多为胸腹壁出现条索状硬物，长 10~20cm，皮肤发红、轻度刺痛。肢体活动时，局部可有牵掣痛，用手按压条索两端，皮肤上可出现一条凹陷的浅沟，炎症消退后遗留皮肤色素沉着。一般无全身表现。

3. 游走性血栓性浅静脉炎　多发于四肢，即浅静脉血栓性炎症呈游走性发作，当一处炎性硬结消失后，其他部位的浅静脉又出现病变，具有游走、间歇、反复发作的特点。可伴有低热、全身不适等。若全身反应较重者，应考虑全身血管炎、结缔组织病、内脏疾病及深静脉病变等。

（二）实验室及辅助检查

血常规检查一般正常，少数可有白细胞计数增高，部分患者可出现血沉加快。如鉴别诊断困难时，可做活体组织病理检查。

【治疗方法】

本病早期以清热利湿为主，后期以活血散结为主。同时，应积极治疗静脉曲张等原发疾病，并配合外治以提高疗效、防止复发。

（一）辨证论治

1. 内治 ①湿热证。证候：患肢肿胀、发热，皮肤发红、胀痛，喜冷恶热，或有条索状物；或微恶寒发热；苔黄腻或厚腻，脉滑数。治法：清热利湿，解毒通络。方药：二妙散合茵陈赤豆汤加减。②血瘀证。证候：患肢疼痛、肿胀、皮色红紫，活动后则甚，小腿部挤压刺痛或痠痛，或见条索状物，按之柔韧或似弓弦；舌有瘀点、瘀斑，脉沉细或沉涩。治法：活血化瘀，行气散结。方药：活血通脉汤加鸡血藤、桃仁、忍冬藤。上肢，加桂枝；下肢，用牛膝，兼服四虫丸。③肝郁证。证候：胸腹壁有条索状物，固定不移，刺痛，胀痛，或牵掣痛；伴胸闷、嗳气等；舌质淡红或有瘀点、瘀斑，苔薄，脉弦或弦涩。治法：疏肝解郁，活血解毒。方药：柴胡清肝汤或复元活血汤。

2. 外治 ①初期：可用消炎软膏或金黄散软膏外敷，每日换药 1 次。局部红肿渐消，可选用拔毒膏贴敷。②后期，可用熏洗疗法：当归尾 12g，白芷 9g，羌活 9g，独活 9g，桃仁 9g，红花 12g，海桐皮 9g，威灵仙 12g，生艾叶 15g，生姜 60g。水煎后熏洗。有活血通络，疏风散结之功。

（二）其他疗法

本病抗生素治疗无效，少数病例可采取手术切除病灶及物理疗法。针灸疗法有一定疗效。

参考资料

［1］秦红松．尚德俊教授应用活血十法治疗周围血管疾病的经验．中国中西医结合外科杂志，2000（01）：58 - 59.

［2］夏玉双，沈凤娇，王军．王军运用温通法治疗老年下肢血栓性浅静脉炎经验．湖南中医杂志，2016（12）：36 - 38.

三、筋瘤（下肢静脉曲张综合征）

筋瘤是以筋脉色紫、盘曲突起如蚯蚓状、形成团块为主要表现的浅表静脉病变。《外科正宗》云："筋瘤者，坚而色紫，垒垒青筋，盘曲甚者，结若蚯蚓。"筋瘤好发于下肢，相当于西医学的下肢静脉曲张等疾病。

【文献渊源】

《灵枢·刺节真邪篇》："虚邪之入于身也深，寒与热相搏，久留而内著……有所疾前筋，筋曲不能伸，邪气居其间而不反，发为筋溜。""溜"即后世所谓的"瘤"。《外科正宗》云"筋瘤者，坚而色紫，垒垒青筋，盘曲甚者结若蚯蚓"，阐述下肢静脉曲张的临床表现。

由于长期从事站立负重工作，劳倦伤气，或多次妊娠，气滞血瘀，筋脉纵横，血壅于下，结成筋瘤；或骤受风寒或涉水淋雨，寒湿侵袭，凝结筋脉，筋挛血瘀，成块成瘤；或因外伤筋脉，瘀血凝滞，阻滞筋脉络道而成。下肢静脉曲张是由于静脉瓣膜缺陷、静脉瓣膜功能不全、静脉壁薄弱和静脉内压力持续升高所引起。

【临床诊断】

好发于长久站立工作者或怀孕的妇女，多见于下肢的两小腿。早期感觉患肢酸胀不适和疼痛，站立时明显，行走或平卧时消失。患肢静脉逐渐怒张，小腿静脉盘曲如条索状，色带青紫，甚则状如蚯蚓，瘤体质地柔软，抬高患肢或向远心方向挤压，可缩小，但患肢下垂放手顷刻充盈回复。有的在肿胀处发生红肿、灼热、压痛等症状，经治疗后则条索状肿胀较为坚韧。瘤体如被碰破，流出大量瘀血，经压迫或结扎后方能止血。病程久者，皮肤萎缩，颜色褐黑，易伴发湿疮和臁疮（慢性溃疡）。

【治疗方法】

本病症状轻者，可用绑腿疗法或辨证论治，重症或有并发症者宜手术治疗。

（一）辨证论治

1. 内治 ①劳倦伤气证。证候：久站久行或劳累时瘤体增大，下坠不适感加重；常伴气短乏力，脘腹坠胀，腰酸；舌淡，苔薄白，脉细缓无力。治法：补中益气，活血舒筋。方药：补中益气汤加减。②寒湿凝筋证。证候：瘤色紫暗，喜暖，下肢轻度肿胀；伴形寒肢冷，口淡不渴，小便清长；舌淡暗，苔白腻，脉弦细。治法：暖肝散寒，益气通脉。方药：暖肝煎合当归四逆汤加减。③外伤瘀滞证。证候：青筋盘曲，状如蚯蚓，表面色青紫，患肢肿胀疼痛；舌有瘀点，脉细涩。治法：活血化瘀，和营消肿。方药：活血散瘀汤加减。

2. 外治 患肢用弹力绷带包扎，长期使用有时能使瘤体缩小或停止发展。并发湿疮、臁疮者，参考有关章节治疗。

（二）其他疗法

西医认为手术是治疗筋瘤的根本办法。凡是有症状的筋瘤，无手术禁忌证者，都应手术治疗，可行大隐静脉高位结扎和曲张静脉剥离术。患筋瘤者经常用减压袜或弹力绷带外裹，减少浅静脉压力。

参考资料

张晓霞，马淑惠. 贺普仁用火针治疗筋瘤42例临床报道. 北京中医，1999（05）：5.

四、臁疮（下肢溃疡）

臁疮是指发生小腿臁骨部位的慢性溃疡。本病多见于久立、久行者，常为筋瘤的后期并发症。主要发于双小腿内、外侧的下 1/3 处，与季节无关。相当于西医的慢性下肢溃疡。

【文献渊源】

臁疮在古代文献里还有裤口疮、裙风（《证治准绳》）、烂腿（《外科证治全书》）等名，俗称老烂脚。明·龚信在《古今医鉴》中记载："夫臁疮者，皆因肾脏虚寒，风邪毒气外攻三里之旁，灌于阴交之侧，风热毒气，流注两足，生疮肿烂，疼痛臭秽，步履艰难。此疮生于臁骨为重，以其骨上肉少皮薄，故难愈。"即认为臁疮为肾虚寒，又外感风热毒邪流注双足而发病，又因臁部皮薄肉少致臁疮难愈。又如明·薛己在《薛氏医案》中言："臁疮生于两臁，初起赤肿，久而腐溃，或浸淫搔痒，破而脓水淋漓，盖因饮食起居，亏损肝肾，或因阴火下流，外邪相搏而致。外臁属足三阳湿热，可治；内臁属足三阴虚热，难治。"该书对该病的记载更为详细，认识更为全面，即因肝肾亏损，阴火下注与外邪相搏而致皮损肉腐发为臁疮。同时亦提出臁疮有外臁、内臁之分，外臁较易愈合，内臁则难愈。

【临床诊断】

（一）临床表现

本病多见于久立、久行者，常为筋瘤病的后期并发症之一。初起小腿肿胀、色素沉着、沉重感，局部青筋怒胀，朝轻暮重，逐年加重，或出现浅静脉炎、淤积性皮炎、湿疹等一系列静脉功能不全表现，继而在小腿下 1/3 处（足靴区）内臁或外臁持续漫肿、苔藓样变的皮肤出现裂缝，自行破溃或抓破、糜烂、滋水淋漓，溃疡形成，当溃疡扩大到一定程度时，边缘趋稳定，周围红肿，或日久不愈，或经常复发。

后期疮口下陷，边缘高起形如缸口，疮面肉色灰白或秽暗，滋水秽浊，疮面周围皮色暗红或紫黑，或四周起湿疹而痒，日久不愈。继发感染则溃疡化脓，或并发出血。严重时溃疡可扩大上至膝下到足背、深达骨膜。少数病人可因缠绵多年不愈，蕴毒深沉而导致癌变。

（二）实验室及其他辅助检查

血常规检查一般正常，少数可有白细胞计数增高。本病的物理检查是为了进一步了解小腿溃疡的发病原因，临床常用的有深静脉通畅实验、浅静脉和穿通支瓣膜功能实验等。临床上多用下肢静脉血管造影、超声多普勒血流检测等方法检查其下肢静脉情况。

【治疗方法】

中医认为臁疮是本虚标实证，气虚血瘀为基本病机，益气活血消除下肢瘀血是治疗的关键。

（一）辨证论治

1. 内治 ①湿热下注证。证候：小腿青筋怒胀，局部发痒，红肿、疼痛，继则破溃，滋水淋漓，疮面腐暗；伴口渴便秘，小便黄赤；苔黄腻，脉滑数。治法：清热利湿，和营解毒。方药：二妙丸合五神汤加减。②气虚血瘀证。证候：病程日久，疮面苍白，肉芽色淡，周围皮色黑暗、板硬；肢体沉重，倦怠乏力；舌淡紫或有瘀斑，苔白，脉细涩无力。治法：益气活血，祛瘀生新。方药：补阳还五汤合四妙汤加减。

2. 外治 ①初期：局部红肿，溃破渗液较多者，宜用洗药。如马齿苋60g，黄柏20g，大青叶30g，煎水温湿敷，每日3~4次。局部红肿，渗液量少者，宜金黄膏薄敷，每日1次。亦可加少量九一丹撒布于疡面上，再盖金黄膏。②后期：久不收口，皮肤乌黑，疮口凹陷，疮面腐肉不脱，时流污水，用七层丹麻油调，摊贴疮面，并用绷带缠缚，每周换药2次，夏季可换勤些。还可用白糖胶布疗法。腐肉已脱，露新肉者，用生肌散外盖生肌玉红膏，隔日1换或每周2次。周围有湿疹者，用青黛散调麻油盖贴。

（二）其他疗法

西医治疗小腿溃疡主要采取手术和局部治疗。包括大隐静脉高位结扎剥脱和曲张静脉及结扎交通支切除术，深静脉血栓后遗症采用静脉转流、股浅静脉瓣膜代替、静脉瓣环缩手术等；局部控制感染、半暴露疗法、植皮术、患肢抬高和弹力绷带的应用等。

参考资料

［1］周涛. 全国名老中医崔公让治疗臁疮经验. 中医学报，2012（01）：38 – 39.

［2］郑勇，唐汉钧. 唐汉钧教授辨证治疗臁疮规律拾萃. 中医药学刊，2005（03）：404 – 406.

五、脱疽（闭塞性动脉硬化症）

脱疽是指发于四肢末端，严重时趾（指）节坏疽脱落的一种慢性周围血管病，又称脱骨疽。其临床特点是好发于四肢末端，以下肢多见，初起患肢末端发凉、怕冷、苍白、麻木，可伴间歇性跛行，继则疼痛剧烈，日久患趾（指）坏死变黑，甚至趾（指）节脱落。相当于西医学的血栓闭塞性脉管炎、闭塞性动脉硬化症和糖尿病足等。

【文献渊源】

《灵枢·痈疽》中即有关于本病的记载："发于足趾，名脱痈，其状赤黑，死之治；不赤黑，不死。治之不衰，急斩之，不则死矣。"明《外科正宗》："患此者，多生于手足，故手足乃五脏枝干，疮之初生，形如粟米，头便一点黄泡，其皮犹如煮熟红枣，黑气侵漫，相传五指，传遍上至脚面，其疼如汤泼火燃，其形则骨枯筋练，其秽异香难解，其命仙方难活。故谓血死心败，筋死肝败，肉死脾败，皮死肺败，骨死肾败。此五败者，虽有灵丹竟丧命而已。"

脱疽主要由于脾气不健，肾阳不足，又加外受寒冻，寒湿之邪入侵而发病。脾气不健，化生不足，气血亏虚，气阴两伤，内不能荣养脏腑，外不能充养四肢。脾肾阳气不足，不能温养四肢，复受寒湿之邪，则气血凝滞，经络阻塞，不通则痛，四肢气血不充，失于濡养则皮肉枯槁，坏死脱落。若寒邪久蕴，则郁而化热，湿热浸淫，则患趾（指）红肿溃脓。热邪伤阴，阴虚火旺，病久可致阴血亏虚，肢节失养，坏疽脱落。本病的发生与长期吸烟、饮食不节、环境、遗传及外伤等因素有关。总之，本病的发生以脾肾亏虚为本，寒湿外伤为标，而气血凝滞、经脉阻塞为其主要病机。

【临床诊断】

（一）临床表现

血栓闭塞性脉管炎多发于寒冷季节，以 20~40 岁男性多见；常先一侧下肢发病，继而累及对侧，少数患者可累及上肢；患者多有受冷、潮湿、嗜烟、外伤等病史。动脉硬化性闭塞症多发于老年人，常伴有高脂血症、高血压和动脉硬化病史，常累及大、中动脉。糖尿病足多伴有糖尿病病史，尿糖、血糖增高，可累及大动脉和微小动脉。根据疾病的发展过程，临床一般可分为三期。

一期（局部缺血期）：患肢末端发凉、怕冷、麻木、酸痛，间歇性跛行，每行走 500~1000m 后觉患肢小腿或足底有酸胀疼痛感而出现跛行，休息片刻后症状缓解或消失，再行走同样或较短距离时，患肢酸胀疼痛出现。随着病情的加重，行走的距离越来越短。患足可出现轻度肌肉萎缩，皮肤干燥，皮色变灰，皮温稍低于健侧，足背动脉搏动减弱，部分患者小腿可出现游走性红硬条索

（游走性血栓性浅静脉炎）。

二期（营养障碍期）：患肢发凉、怕冷、麻木、酸胀疼痛，间歇性跛行加重，并出现静息痛，夜间痛甚，难以入寐，患者常抱膝而坐。患足肌肉明显萎缩，皮肤干燥，汗毛脱落，趾甲增厚且生长缓慢，皮肤苍白或潮红或紫红，患侧足背动脉搏动消失。

三期（坏死期或坏疽期）：二期表现进一步加重，足趾紫红肿胀，溃烂坏死，或足趾发黑，干瘪，呈干性坏疽。坏疽可先为一趾或数趾，逐渐向上发展，合并感染时，则红肿明显，患足剧烈疼痛，全身发热。经积极治疗，患足红肿可消退，坏疽局限，溃疡可愈合。若坏疽发展至足背以上，则红肿疼痛难以控制，病程日久，患者可出现疲乏无力、不欲饮食、口干、形体消瘦，甚则壮热神昏。

根据肢体坏死的范围，将坏疽分为三级：一级坏疽局限于足趾或手指部位，二级坏疽局限于足跖部位，三级坏疽发展至踝关节及其上方。

本病发展缓慢，病程较长，常在寒冷季节加重，治愈后又可复发。

（二）辅助检查

肢体超声多普勒、血流图、甲皱微循环、动脉造影及血脂、血糖等检查，可以明确诊断，有助于鉴别诊断，了解病情严重程度。

【治疗方法】

本病轻症可单用中、西药治疗，重症应中西医结合治疗。中医以辨证论治为主，但活血化瘀法贯穿始终，常配合静脉滴注活血化瘀药物，以建立侧支循环，改善肢体血运。

（一）辨证论治

1. 内治 ①寒湿阻络证。证候：患趾（指）喜暖怕冷，麻木，酸胀疼痛，多走疼痛加剧，稍歇痛减，皮肤苍白，触之发凉，跌阳脉搏动减弱；舌淡，苔白腻，脉沉细。治法：温阳散寒，活血通络。方药：阳和汤加减。②血脉瘀阻证。证候：患趾（指）酸胀疼痛加重，夜难入寐，步履艰难，患趾（指）皮色暗红或紫暗，下垂更甚，皮肤发凉干燥，肌肉萎缩，跌阳脉搏动消失；舌暗红或有瘀斑，苔薄白，脉弦涩。治法：活血化瘀，通络止痛。方药：桃红四物汤加炮穿山甲（代）、地龙、乳香、没药等。③湿热毒盛证。证候：患肢剧痛，日轻夜重，局部肿胀，皮肤紫暗，浸淫蔓延，溃破腐烂，肉色不鲜；身热口干，便秘溲赤；舌红，苔黄腻，脉弦数。治法：清热利湿，活血化瘀。方药：四妙勇安汤加连翘、黄柏、丹参、川芎、赤芍、牛膝等。④热毒伤阴证。证候：皮肤干燥，毫毛脱落，趾（指）甲增厚变形，肌肉萎缩，趾（指）呈干性坏疽；口干欲饮，便秘溲赤；舌红，苔黄，脉弦细数。治法：清热解毒，养阴活血。方药：顾步汤加减。⑤气阴两虚证。证候：病程日久，坏死组织脱落后疮面久不愈合，肉芽暗红或淡而不鲜；倦怠乏力，口渴不欲饮，面色无华，形体消瘦，五心烦热；舌淡尖红，少苔，脉细无力。治法：益气养阴。方药：黄芪鳖甲煎加减。

2. 外治　①未溃期：可选用冲和膏、红灵丹油膏外敷；亦可用当归 15g，独活 30g，桑枝 30g，威灵仙 30g，煎水熏洗，每日 1 次；亦可用附子、干姜、吴茱萸各等份研末，蜜调，敷于患足涌泉穴，每日换药 1 次，如发生药疹即停用；亦可用红灵酒少许揉擦患肢足背、小腿，每次 20 分钟，每日 2 次。②已溃：溃疡面积较小者，可用上述中药熏洗后，外敷生肌玉红膏；溃疡面积较大，坏死组织难以脱落者，可先用冰片锌氧油（冰片 2g，氧化锌油 98g）软化创面硬结痂皮，按疏松程度，依次清除坏死痂皮，先除软组织，后除腐骨，彻底的清创术必须待炎症完全消退后方可施行。

（二）其他疗法

1. 手术疗法　①坏死组织清除术：待坏死组织与健康组织分界清楚，近端炎症控制后，可行坏死组织清除，骨断面宜略短于软组织断面。②坏死组织切除缝合术：坏死组织与正常组织分界清楚且近端炎症控制，血运改善，可取分界近端切口，行趾（指）切除缝合术或半足切除缝合术。③截肢术：当坏死延及足背及踝部，可行小腿截肢术，坏疽发展至踝以上者，可行膝关节截肢术。

2. 剧烈疼痛的处理　脱疽最主要的自觉症状就是疼痛，有效的止痛治疗成为治疗脱疽的重要措施，除使用哌替啶等止痛药物外，可选用以下止痛方法。①中药麻醉。中麻Ⅰ号 2.5~5mg（或中麻Ⅱ号 2~3mg）加氯丙嗪 25mg，用生理盐水 20mL 于晚 9 时缓慢静脉推注，隔 2~3 天使用 1 次。治疗时，患者应平卧，头侧位，去掉枕头。术后密切观察，注意护理。②持续硬膜外麻醉。病室内常规实施低位硬膜外麻醉，最好只麻醉患肢，可持续麻醉 2~3 天，能消除疼痛，改善患肢肿胀和一般状况，对实施手术均能有良好作用。

参考资料

[1] 赵凯, 张磊. 奚九一治疗周围血管病经验. 山东中医杂志, 2006 (07): 486-487.

[2] 张玉镇, 崔炎, 周发祥. 崔公让教授运用调脉、调血、调络法治疗周围血管病经验. 中医学报, 2014 (07): 986-988.

第五节　骨伤疾病

中医骨伤科是一门防治骨关节及其周围筋肉损伤与疾病的学科。古属"疡医"范畴，又称"接骨""正体""正骨""伤科"等。其历史悠久，源远流长，是中华各族人民长期与损伤及筋骨疾患做斗争的经验总结，具有丰富的学术内容和卓著的医疗成就，是中医学重要的组成部分。

【源流发展】

（一）骨伤科起源（原始社会、夏、商、西周、春秋时期）

60 多万年前，"北京猿人"已能制造粗糙的石器和原始骨器工具。20 万年前"河套人"时期，石器有了很大进步，并已发明了人工取火。在烘火取暖和烤炙食物的基础上，人们发现热物贴身可以解除某些病痛，产生了原始的热熨疗法。原始人在对付大自然灾害及抗击猛兽侵袭时，经常造成创伤，人们在伤处抚摸、按压以减轻症状，经过长期实践，摸索出一些简易的理伤按摩手法；对伤口则用树叶、草茎及矿石粉等裹敷，逐渐发现具有止血、止痛、消肿、排脓、生肌、敛疮作用的外用药物，这便是外治法的起源。夏代发明了用以治病的针是石针、骨针。商代冶炼技术有很大发展，有刀、针、斧等青铜器，砭石逐渐被金属的刀针所代替。商代后期，我国汉字发展已基本成熟，从甲骨卜辞和器物铭文中发现记载的疾病有几十种，其中骨伤科的有疾手、疾肘、疾胫、疾止、疾骨等。相传商初伊尹发明"汤液"，西周、春秋时期有了医政的设置和医疗的分科，并把损伤分成四种不同类型，同时采用"瞻""察""视""审"4种诊断方法，这既是法医学起源的记述，又是古代中医骨伤科诊断水平的标志。

（二）骨伤科基础理论形成（战国、秦汉时代）

湖南长沙马王堆出土的《五十二病方》表明了当时骨伤科诊疗技术的进步。

《五十二病方》载有52种病，共103个病名，涉及内、外、伤、妇、儿、五官诸科。其中有"诸伤""朒伤""骨疽""骨瘤"等骨伤科病症，同时还描述了"伤痉"的临床表现，这是对创伤后严重并发症——破伤风的最早记载。《五十二病方》记载了金伤、刃伤、外伤出血等多种外伤疾病，以及止痛、止血、洗涤伤口、防止创伤瘢痕的治法与方药，其中水银膏治疗外伤感染，是世界上应用水银于外伤科的最早记载。

《黄帝内经》已有系统的人体解剖学知识，如《灵枢·骨度》对人体头颅、躯干、四肢各部骨骼的长短、大小，标记出测量的尺寸；同时，通过尸体解剖获取这方面知识。对人体的骨、脉、筋、肉及气血的生理功能都有精辟的论述，其阐发的肝主筋、肾主骨、肺主皮毛、脾主肌肉、心主血脉及气伤痛、形伤肿等基础理论，一直指导着骨伤科的临床实践。此外，《吕氏春秋·季春纪》认为："流水不腐，户枢不蠹，动也；形气亦然，形不动则精不流，精不流则气郁。"主张用练功疗法治疗足部"痿躄"，为后世骨伤科动静结合理论奠定了基础。西汉初期，名医淳于意留下的"诊籍"记录了两例完整骨伤科病案：一则是坠马致伤；一则是举重致伤。西汉中期《居延汉简》的"折伤部"记载了骨折创伤的治疗医案。成书于东汉时期的《神农本草经》载有中药365种，其中应用于骨伤科的药物约100种。汉代著名外伤科医家华佗精通方药、针灸、养生，更擅长外伤科手术。他发明了麻沸散，施行于剖腹术、刮骨术，还创立了五禽戏，似今练功疗法，可运用于骨伤科疾病之康复。东汉末年杰出医学家张仲景总结了前人的医疗成就，并结合自己的临床经验著成《伤寒杂病论》，这是我国第一部临床医学巨著，他在《黄帝内经》和《难经》的理论基础上，以六经论伤寒，以脏腑论杂病，创立了理、法、方、药结合的辨证论治方法。书中记载的攻下逐瘀方药，至今仍被骨伤科医家所推崇。

（三）骨伤科诊疗技术进步（三国、晋朝至隋唐、五代）

晋·葛洪著《肘后备急方》最早记载了下颌关节脱臼手法整复；书中还首先记载用竹片夹板固定骨折；还论述了开放性创口早期处理的重要性，对腹部创伤肠断裂采用桑白皮线进行肠缝合术；还记载了烧灼止血法，并首创以口对口吹气法抢救猝死病人的复苏术。南齐·龚庆宣整理的《刘涓子鬼遗方》对创口感染、骨关节化脓性疾病采用外消、内托、排脓、生肌、灭瘢等治法；运用虫类活血药治疗金疡；提出骨肿瘤的诊断和预后；记述了“阴疽”（似髋关节结核）、“筋疽”（似脊柱结核）的证候。隋·巢元方等编著的《诸病源候论》，是我国第一部中医病理专著，载录证候1720条，其中有“金疮病诸候”23论，腕折（泛指骨折、扭伤等）证候9论，还有妇人与小儿金疮、瘀血证候等。

唐代孙思邈著《备急千金要方》《千金翼方》，是中医临床的百科全书，在骨伤科方面总结了补髓、生肌、坚筋、固骨类药物，介绍了人工呼吸复苏、止血、镇痛、补血、活血化瘀等疗法；载录了下颌关节脱位手法复位后采用蜡疗、热敷、针灸等外治法，丰富了骨伤科治疗方法。蔺道人著《仙授理伤续断秘方》，是我国现存最早的一部骨伤科专著，分述骨折、脱位、内伤三大类证型；总结了一套诊疗骨折、脱位的手法，如相度损处、拔伸、用力收入骨、捺正等；提出了正确复位、夹板固定、内外用药和功能锻炼的治疗大法；对筋骨并重、动静结合的理论也做了进一步阐发。对内伤的治疗，采用“七步”治疗法；提出了伤损按早、中、晚三期治疗的方案。所载方50首，药139味，包括内服及煎洗、填疮、敷贴等外用方剂，体现了骨伤科内外兼治的整体观。

（四）中医骨伤科的发展（宋、辽、金、元时代）

宋代法医家宋慈著《洗冤集录》是我国现存最早的法医学专著，对全身骨骼、关节结构描述较详细，同时还记载了人体各部位损伤的致伤原因、症状及检查方法。宋·医官王怀隐等编成《太平圣惠方》，其中“折伤”“金疮”属骨伤科范畴；对骨折提出了“补筋骨，益精髓，通血脉”的治疗思想，用柳木夹板固定骨折；推广淋、熨、贴、熁、膏摩等外治法治疗损伤。太医局编辑的《圣济总录》内容丰富，其中折伤门总结了宋代以前骨伤科医疗经验，强调骨折、脱位复位的重要性；记载用刀、针、钩、镊等手术器械，对腹破肠出的重伤采用合理的处理方法。元代李仲南《永类钤方》中“风损伤折”卷是中医骨伤科专篇，首创过伸牵引加手法复位治疗脊柱屈曲型骨折。提出"有无粘膝"体征作为髋关节前后脱位的鉴别，至今仍有临床意义。危亦林著《世医得效方》，按元代13科分类，其中"金镞正骨科"不仅继承前人治疗骨伤经验，而且对骨折、脱位的整复手法和固定技术有所创新。危氏在世界上最早施用"悬吊复位法"治疗脊柱骨折。对开放性骨折，危氏主张扩创复位加外固定治疗。在麻醉方面，危氏创制了"草乌散"（又名麻药方），对其组成、功用、剂量及注意事项都有详细记载。元代《回回药方》中"金疮门""折伤门"属于骨伤科范畴，大部分内容继承《仙授理伤续断秘方》《世医得效方》和《永类钤方》等经验，有些部分还结合阿拉伯外来医学知识，反映了元代中医骨伤科鼎盛的状况。

（五）中医骨伤科的兴盛（明清时期）

明代《金疮秘传禁方》记载了用骨擦音作为检查骨折的方法；对开放性骨折，主张把穿出皮肤已被污染的骨折端切除，以防感染等。明代《普济方》，其中"折伤门""金疮门"和"杖伤门"等辑录治疗骨伤科方药1256首，是15世纪以前治疗骨伤方药的总汇。在"接骨手法"中，介绍了12种骨折脱位的复位固定方法；在"用药汤使法"中又列出15种骨折、脱位的复位固定法。明·异远真人著《跌损妙方》记载全身57个穴位，总结了一套按穴位受伤而施治的方药，其"用药歌"在骨伤科亦广为流传。明·薛己撰《正体类要》共2卷，上卷论述正体主治大法及记录治疗骨伤科内伤验案65则；下卷介绍诸伤方71首。薛氏重视整体疗法，强调突出八纲、脏腑、气血辨证论治，用药主张以补气血、补肝肾为主，行气活血次之，其"气血学说"和"平补法"对后世产生巨大影响。著名医药学家李时珍《本草纲目》载药1892味，其中骨伤科药物170余种。明·王肯堂《证治准绳·疡医准绳》对骨折亦有较精辟的论述，如对肱骨外科颈骨折采用不同体位固定，若向前成角畸形，用手巾悬吊腕部置于胸前；若向后成角，则应置于胸后。该书还把髌骨损伤分为脱位、骨折两类，骨折又分为分离移位或无移位两种，分离移位者，主张复位后用竹箍扎好，置膝于半伸屈位。该书对骨伤科的方药还进行了由博而约的归纳整理，深为后世所推崇。清代吴谦等著《医宗金鉴·正骨心法要旨》，较系统地总结了清代以前的骨伤科经验，对人体各部的骨度、损伤的治法记录周详，既有理论，亦重实践，图文并茂。该书将正骨手法归纳为摸、接、端、提、推、拿、按、摩八法，并介绍腰腿痛等疾患的手法治疗，及运用攀索叠砖法、腰部垫枕法整复腰椎骨折脱位等。在固定方面，改进了多种固定器具，如脊柱中段损伤采用通木固定；下腰损伤采用腰柱固定；四肢长骨干骨折采用竹帘、杉篱固定；髌骨骨折采用抱膝圈固定等。胡廷光著《伤科汇纂》，收集了清代以前有关骨伤科的文献，结合其临床经验加以整理，是一本价值较高的骨伤科专著，该书系统地阐述了各种损伤的证治，记载了骨折、脱位、筋伤的检查、复位法，附录许多治验医案，并介绍大量骨伤科处方及用药方法。钱秀昌著《伤科补要》，较详细论述了骨折、脱位的临床表现及诊治方法，如髋关节后脱位采用屈髋屈膝拔伸回旋法整复等。该书载有医疗器具固定图说、周身各部骨度解释、伤科脉诊及大量方剂。

（六）中医骨伤科的新生（近现代时期）

1958 年以后，全国各地有条件的省、市、县均相继成立了中医院，中医院多设有伤科、正骨科或骨伤科，不少地区还建立了专门的骨伤科医院。在医疗事业发展的基础上，20 世纪 50 年代上海市首先成立了"骨伤科研究所"，20 世纪 70 年代北京中国中医研究院骨伤科研究所与天津市中西医结合治疗骨折研究所相继成立，其他不少省市也纷纷成立骨伤科研究机构。这标志着中医骨伤科不仅在临床医疗实践方面，而且在基础理论与科学研究方面都取得了进展。除了医疗与科研组织机构外，自 20 世纪 50 年代开始，全国各省市普遍建立中医学院与中医学校，为国家培养了大批中医人才。20 世纪 80 年代十余所中医院校相继成立中医骨伤系，除了招收大学本科生外，不少院校还培养骨伤专业硕士研究生与博士研究生。中华人民共和国成立后，各地著名老中医的正骨经验普遍得到整理与继承，有代表性的著作如石筱山《正骨疗法》、《平乐郭氏正骨法》、《魏指薪治伤手法与导引》、郑怀贤《伤科疗法》、杜自明《中医正骨经验概述》、梁铁民《正骨学》、《刘寿山正骨经验》、《林如高正骨经验》等。1958年，我国著名骨伤科专家方先之、尚天裕等虚心学习著名中医苏绍三正骨经验，博采各地中医骨伤科之长，运用现代科学知识和方法，总结出新的正骨八大手法，研制成功新的夹板外固定器材，同时配合中药内服、外治及传统的练功方法，形成一套中西医结合治疗骨折的新疗法，其编著的《中西医结合治疗骨折》一书，提出"动静结合""筋骨并重""内外兼治""医患合作"治疗骨折的4项原则，使骨折治疗提高到一个新水平，在国内外产生重大影响。1986年中华中医药学会骨伤科分会成立，中医骨伤科学术研究日趋广泛，一方面推广传统、有效的医疗方法，另一方面用先进的科学技术深入研究伤患治疗机制。20世纪90年代，光镜、电镜、电生理、生物化学、生物力学、分子生物学、同位素、电子计算机、磁共振、骨密度仪等现代科学技术已在本学科的基础研究与临床医疗中得到应用。

【病类范畴】

（一）骨伤疾病的损伤分类

1. 按照损伤部位分类　按损伤部位的不同可分为外伤和内伤。外伤是指皮、肉、筋、骨、脉损伤，可根据受伤的具体部位分为骨折、脱位与筋伤。内伤是指脏腑损伤及损伤所引起的气血、脏腑、经络功能紊乱而出现的各种损伤内证。人体是一个内外统一的整体，皮肉裹于外，筋骨连于内。从外伤来讲，皮肉受损，筋骨亦会累及；反之，筋伤骨损，皮肉必然受伤。对内伤而言，因经络为气血运行的通道，经络内联脏腑，外络肢节，而五脏之道皆出于经隧，故无论是伤气血或伤脏腑，均可导致经络运行阻滞；反之，经络损伤亦可内传脏腑，引起气血、脏腑功能失调。外伤与内伤也是相互影响的，肢体虽受损于外，也会由外及内使气血受伤，并可引起脏腑功能不和，出现许多损伤内证。

2. 按照损伤性质分类　按损伤发生过程中外力作用的性质可分为急性损伤

与慢性劳损。急性损伤是指急骤的暴力所引起的损伤。慢性劳损是指劳逸失度或体位不正确，导致外力长期累积于人体所致的病症。

3. 按照受伤时间分类 按受伤的时间可分为新伤与陈伤。新伤是指 2～3 周以内的损伤，或发病后立即就诊者。陈伤又称宿伤，是指新伤失治，日久不愈，或愈后因某些诱因，隔一段时间又在原受伤部位复发者。

4. 按照受伤部位破损情况分类 根据受伤部位的皮肤或黏膜是否破损，可分为闭合性损伤与开放性损伤。闭合性损伤是指受钝性暴力损伤而外部无创口者。开放性损伤是指受到锐器、火器或钝性暴力作用，皮肤或黏膜破损，深部组织与外界环境沟通者。皮肉为人之外壁，皮肤完整，则伤处不致污染，外邪不易侵入。皮肤破损，外邪可以从伤口侵入，容易发生感染，故变证多端。

5. 按照受伤程度分类 根据受伤的程度不同可分为轻伤与重伤。损伤的严重程度取决于致伤因素的性质、强度，作用时间的长短，受伤的部位及其面积的大小、深度等。

6. 按照伤者的职业特点分类 根据患者的职业特点可分为生活性损伤、工业性损伤、农业性损伤、交通性损伤和运动性损伤等。如运动员及舞蹈、杂技、武术表演者容易发生各种运动性损伤，经常颈部过度屈曲看书或看电视者、长期低头伏案工作者容易患颈椎病，说明损伤的发生与工作职业及生活习惯有一定关系。

7. 按照致伤因素的理化性质分类 根据致伤因素的性质可分为物理性损伤、化学性损伤和生物性损伤等。如外力、高热、冷冻、电流等可以导致物理性损伤。临床辨证施治时，既要参照上述分类方法将伤病进行分类，更应从整体出发，全面检查分析，才能做出正确的诊断与治疗，取得较好的疗效。

（二）骨伤疾病损伤的病因

1. 外因 是指外界因素作用于人体而引起损伤，主要是外力伤害，但与邪毒感染及外感六淫等也有一定的关系。

（1）外力伤害：外力作用可以损伤人体的皮肉筋骨而引起各种损伤。如跌仆、坠堕、撞击、闪挫、压轧、负重、刀刃、劳损等所引起的损伤都与外力作用有关。根据外力性质的不同，可分为直接暴力、间接暴力、肌肉过度强烈收缩和持续劳损等4种。①直接暴力：所致的损伤发生在外力直接作用的部位，如创伤、挫伤、骨折、脱位等。②间接暴力：所致的损伤都发生在远离外力作用的部位，如传达暴力、扭转暴力可引起相应部位的骨折、脱位。如自高处坠落，臀部先着地，身体下坠的冲击力与地面向上对脊柱的反作用力造成的挤压即可在胸腰椎造成压缩性骨折，或伴有更严重的脱位及脊髓损伤。如自高处坠落，臀部着地在一侧高一侧低的地面时，还会产生扭转暴力，椎骨骨折形态也就不同，或同时发生一侧关节突脱位。③肌肉过度强烈收缩：如跌仆时股四头肌强烈收缩可引起髌骨骨折，投掷手榴弹时肌肉强烈收缩可致肱骨干骨折。④持续劳损：长时间劳损或姿势不正确的操作，使肢体某部位之筋骨受到持续或反复多次的慢性牵拉、摩擦等，均可使筋骨持续受外力积累损伤。如单一姿势的长期弯腰负重可造成慢性腰肌劳损，长时间步行可能引起跖骨疲劳性骨折等。

（2）外感六淫：风、寒、暑、湿、燥、火是自然界6种不同的气候变化，若太过或不及，引起人体发病者，称为"六淫"。外感六淫可引起筋骨、关节疾患，导致关节疼痛或活动不利。《仙授理伤续断秘方》曰："损后中风，手足痿痹，不能举动，筋骨乖张，挛缩不伸。"各种损伤之后，风寒湿邪可乘虚侵袭，阻塞经络，导致气机不得宣通，引起肌肉挛缩或松弛无力，进一步加重脊柱和四肢关节功能障碍。《伤科补要》曰："感冒风寒，以患失颈，头不能转。"说明感受风寒湿邪还可致失枕等疾患。

（3）邪毒感染：外伤后再感受毒邪，或邪毒从伤口乘虚而入，郁而化热，热盛肉腐，附骨成脓，脓毒不泄，蚀筋破骨，则可引起局部和全身感染，出现各种变证。如开放性骨折处理不当可引起化脓性骨髓炎。

2. 内因 内因是指由于人体内部变化的影响而致损伤的因素。损伤主要是由于外力伤害等所致，但也都有各种不同的内在因素和一定的发病规律，如与年龄、体质、局部解剖结构等内在因素关系十分密切。《灵枢·百病始生》曰："风雨寒热，不得虚，邪不能独伤人。""此必因虚邪之风，与其身形，两虚相得，乃客其形。"说明大部分外界致病因素只有在机体虚弱的情况下，才能伤害人体。因此，我们不仅重视损伤外因的作用，而且强调内因在发病学上的重要作用。但是，当外来暴力比较大，超越了人体防御力量或耐受力时，外力伤害就成为决定性因素。

（1）年龄：年龄不同，伤病的好发部位及发生率也不一样，如跌倒时臀部着地，外力作用相同，但老年人易引起股骨颈骨折或股骨粗隆间骨折，其中股骨粗隆间骨折的发病年龄又相对高些，而青少年则较少发生。小儿因骨骼柔嫩，尚未坚实，所以容易发生骨折，但小儿的骨膜较厚而富有韧性，骨折时多发生不完全性骨折。骨骺损伤多发生在儿童或正在生长发育、骨骺尚未愈合的少年。青壮年筋骨坚强，同样跌倒却不一定会发生骨折。但在工业生产活动、剧烈运动中各种损伤却以青壮年多发。

（2）体质：体质的强弱与损伤的发生有密切的关系。年轻体壮、气血旺盛、肾精充足、筋骨坚固者不易发生损伤。年老体弱、气血虚弱、肝肾亏虚、骨质疏松者容易发生损伤，如突然滑倒，臀部着地，外力虽很轻微，但也可能发生股骨颈或股骨转子间骨折。《伤科补要》说："下颏者，即牙车相交之骨也，若脱，则饮食言语不便，由肾虚所致。"说明骤然张口过大可以引起颞颌关节脱位，但也往往与肾气亏损而致面部筋肉、关节囊松弛有关。《正体类要·正体主治大法》曰："若骨骱接而复脱，肝肾虚也。"可见肝、肾虚损是习惯性脱位的病理因素之一。

（3）解剖结构：损伤与其局部解剖结构也有一定的关系。传达暴力作用于某一骨骼时，骨折常常发生在密质骨与松质骨交界处，例如，桡骨下端骨折好发于桡骨下端 2~3cm，松质骨与密质骨交界处。锁骨骨折多发生在无韧带肌肉保护的锁骨两个弯曲的交界处。

（4）先天因素：损伤的发生与先天禀赋不足也有密切关系。如第 1 骶椎的隐性脊柱裂，由于棘突阙如，棘上与棘间韧带失去了依附，降低了腰骶关节的稳定性，容易发生劳损。先天性脆骨病、先天性骨关节畸形都可造成骨组织脆弱，易产生骨折。

（5）病理因素：伤病的发生还与组织的病变关系密切，内分泌代谢障碍可影响骨的成分。骨组织的疾患如骨肿瘤、骨结核、骨髓炎均可破坏骨组织，导致局部结构的破坏。

（6）职业工种：损伤的发生与职业工种有一定关系，如手部损伤较多发生在缺乏必要防护设备下工作的机械工人，慢性腰部劳损多发于经常弯腰负重操作的工人，运动员及舞蹈、杂技、武打演员容易发生各种运动损伤，经常低头工作者容易患颈椎病等。

（7）七情内伤：骨伤科疾病中，内伤与七情（喜、怒、忧、思、悲、恐、惊）变化的关系密切。在一些慢性的骨关节痹痛中，如果情志郁结，则内耗气血，可加重局部的病情。发生创伤骨折及各类骨关节疾病时，性格开朗、意志坚强者，有利于创伤修复和疾病的好转；意志薄弱、忧虑过度者，则加重气血内耗，不利于疾病的康复，甚至加重病情。中医骨伤科历来重视精神调养，损伤的发生发展是内外因素综合作用的结果，损伤的发生，外因虽然重要，但亦不要忽视内因。

【优势病种】

（一）肱骨干骨折诊疗方案

1. 概述　由肱骨外科颈下 1cm 至内外髁上 2cm 处的一段长管状坚质骨称为肱骨干。其上部较粗，自中 1/3 以下逐渐变细，至下 1/3 渐成扁平状，并稍向前倾。肱骨干骨折很常见。肱骨干中下 1/3 交界处后外侧有一桡神经沟，有桡神经通过，紧贴骨干，故中下 1/3 交界处骨折，易并发神经损伤。

2. 诊断标准　病史：外伤史。症状：伤后局部有明显疼痛、压痛、肿胀和功能障碍。体征：绝大多数为有移位骨折，上臂有短缩或成角畸形，并有异常活动和骨擦音。检查时应注意腕和手指的功能，以便确定桡神经是否有损伤。辅助检查：X 线正侧位照片可明确骨折的部位、类型和移位情况。根据受伤史、临床表现和 X 线检查可明确诊断。

3. 治疗方案 治疗肱骨干骨折时，如过度牵引、反复多次整复或体质虚、肌力弱的横断骨折和粉碎骨折患者，再因上肢重量悬垂作用，在固定期间可逐渐发生分离移位。如处理不及时或不恰当，则可致骨折迟缓愈合甚至不愈合。因此，在治疗过程中，必须防止骨折断端分离移位。

（1）整复方法：患者坐位或平卧位。一助手用布带通过腋窝向上，另一助手握持前臂在中立位向下，沿上臂纵轴对抗牵引，一般牵引力不宜过大，否则易引起断端分离移位。待重叠移位完全矫正后，根据骨折不同部位的移位情况进行整复。①上1/3骨折：在维持牵引下，术者两拇指抵住骨折远端外侧，其余四指环抱近端内侧，将近端托起向外，使断端微向外成角，继而拇指由外推远端向内，即可复位。②中1/3骨折：在维持牵引下，术者以两拇指抵住骨折近端外侧挤按向内，其余四指环抱远端内侧向外端提，纠正移位后，术者捏住骨折部，助手徐徐放松牵引，使断端互相接触，微微摇摆骨折远端或从前后内外以两手掌相对挤压骨折处，可感到断端摩擦音逐渐减小，直至消失，骨折处平直，表示基本复位。③下1/3骨折：多为螺旋或斜形骨折，仅需轻微力量牵引，矫正成角畸形，将两斜面挤按复正。

（2）夹板固定：前后内外四块夹板，其长度视骨折部位而定，上1/3骨折要超肩关节，下1/3骨折要超肘关节，中1/3骨折则不超过上、下关节，并应注意前夹板下端不能压迫肘窝。如果移位已完全纠正，可在骨折部的前后方各放一长方形大固定垫，将上、下骨折端紧密包围。若仍有轻度侧方移位时，利用固定垫两点加压；若仍有轻度成角，利用固定垫三点加压，使其逐渐复位。若碎骨片不能满意复位时，也可用固定垫将其逐渐压回，但应注意固定垫厚度宜适中，防止皮肤压迫性坏死。在桡神经沟部位不要放固定垫，以防桡神经受压而麻痹。固定时间成年人6~8周，儿童3~5周。中1/3处骨折是迟缓愈合和不愈合的好发部位，固定时间应适当延长，经 X 线复查见有足够骨痂生长才能解除固定。固定后肘关节屈曲90°，以木托板将前臂置于中立位，患肢悬吊在胸前。应定期做 X 线透视或拍摄照片，以及时发现在固定期间骨折端是否有分离移位。若发现断端分离，应加用弹性绷带上下缠绕肩、肘部，使断端受到纵向挤压而逐渐接近。

（3）药物治疗：按骨折三期辨证用药。骨折迟缓愈合者，应重用接骨续损药，如自然铜、骨碎补之类。闭合性骨折合并桡神经损伤，可将骨折复位后用夹板固定，内服药中加入益气活血、通经活络之品，如黄芪、地龙之类，并选用骨科外洗二方、海桐皮汤熏洗。

（4）练功活动：固定后即可做伸屈指、掌、腕关节活动，有利于气血畅通。肿胀开始消退后，患肢上臂肌肉应用力做舒缩活动，逐渐进行肩、肘关节活动。骨折愈合后，应加强肩、肘关节活动，并配合药物熏洗，使肩、肘关节活动功能早日恢复。

4. 疗效评价

（1）评价标准：疗效评价参照国家中医药管理局制定的 1994 版《中医病证诊断疗效评价标准》。治愈：骨折对位满意，有连续性骨痂形成，局部无明显畸形，无疼痛肿胀，功能完全或基本恢复；好转：骨折对位超过 1/2，成角 10°以内，骨折基本愈合，功能大部分恢复；未愈：骨折不愈合或畸形愈合，压痛、叩击痛存在，功能障碍。

（2）评价方法：参照疗效标准，在治疗后 3 个月分别由专人对上臂外形、疼痛、肿胀、功能活动及 X 线片愈合情况做出评价。

（二）桡骨下端骨折诊疗方案

1. 概述　在临床上比较常见。桡骨远端与腕骨（舟状骨与月骨）形成关节面，其背侧边缘长于掌侧，故关节面向掌侧倾斜 10°~15°。桡骨下端内侧缘切迹与尺骨头形成下尺桡关节，切迹的下缘为三角纤维软骨的基底部所附着，三角软骨的尖端起于尺骨茎突基底部。前臂旋转时桡骨沿尺骨头回旋，而以尺骨头为中心。桡骨下端外侧的茎突，较其内侧长 1~1.5cm，故其关节面还向尺侧倾斜 20°~25°。这些关系在骨折时常被破坏，在整复时应尽可能恢复正常解剖。

2. 诊断标准　病史：外伤史。症状：伤后局部肿胀、功能障碍、疼痛，有压痛和纵轴叩击痛。体征：骨折远端向背侧移位时，可见"餐叉样"畸形；向桡侧移位时，呈"枪上刺刀状"畸形；缩短移位时，可触及上移的桡骨茎突；无移位或不完全骨折时，肿胀多不明显，仅觉局部疼痛和压痛，可有环状压痛和纵轴压痛，腕和指运动不便，握力减弱，须注意与腕部软组织扭伤鉴别。辅助检查：腕关节 X 线正侧位片，可明确骨折类型和移位方向。

3. 治疗方案 无移位的骨折不需要整复，仅用掌、背两侧夹板固定 2～3 周即可，有移位的骨折则必须整复。

（1）整复方法：患者坐位，老年人则平卧为佳，肘部屈曲 90°，前臂中立位。术者双手拔伸牵引，一手置于患腕尺侧上方，另一手置于患腕桡侧下方，错对挤压，使腕关节尺偏，纠正远段向桡侧移位，然后在牵引下折顶后远段旋前，纠正远段向背侧移位及旋后移位，保持腕关节掌屈尺偏位。整复骨折线未进入关节、骨折段完整的伸直型骨折时，一助手把持上臂，术者两拇指并列置于远端背侧，其他四指置于其腕部，扣紧大小鱼际肌，先顺势拔伸 2～3 分钟，待重叠移位完全纠正后，将远段旋前，并利用牵引力，骤然猛抖，同时迅速尺偏掌屈，使之复位；若仍未完全复位，则由两助手维持牵引，术者用两拇指迫使骨折远段尺偏掌屈，即可达到解剖对位。整复骨折线进入关节或骨折块粉碎的伸直型骨折时，则在助手和术者拔伸牵引纠正重叠移位后，术者双手拇指在背侧按压骨折远端，双手余指置于近端的掌侧端提近端向背侧，以矫正掌背侧移位，同时使腕掌屈、尺偏，以纠正侧方移位。整复屈曲型骨折时，由两助手拔伸牵引，术者可用两手拇指由掌侧将远段骨折片向背侧推挤，同时用示、中、环三指将近段由背侧向掌侧挤压，然后术者捏住骨折部，牵引手指的助手徐徐将腕关节背伸，使屈肌腱紧张，防止复位的骨折片移位。

（2）固定方法：伸直型骨折先在骨折远端背侧和近端掌侧分别放置一平垫，然后放上夹板，夹板上端达前臂中、上 1/3，桡、背侧夹板下端应超过腕关节，限制手腕的桡偏和背伸活动；屈曲型骨折则在远端的掌侧和近端的背侧各放一平垫，桡、掌侧夹板下端应超过腕关节，限制桡偏和掌屈活动。扎上 3 条布带，最后将前臂悬挂胸前，保持固定 4～5 周。

（3）药物治疗：儿童骨折早期治则是活血祛瘀、消肿止痛，中后期可不用内服药物。中年人骨折按三期辨证用药。老人骨折中后期着重养气血、壮筋骨、补肝肾。解除固定后，均应用中药熏洗以舒筋活络，通利关节。

（4）练功活动：固定期间积极作指间关节、指掌关节屈伸锻炼及肩肘部活动。解除固定后，作腕关节屈伸和前臂旋转锻炼。

4. 疗效评价

（1）评价标准：疗效评价参照国家中医药管理局制定的 1994 版《中医病证诊断疗效评价标准》。治愈：骨折对位满意，有连续性骨痂形成，局部无明显畸形，无疼痛肿胀，功能完全或基本恢复，或腕掌屈、背伸及前臂旋转受限在 15°以内；好转：骨折对位欠佳，局部轻度疼痛，轻度畸形，腕背伸、掌屈及前臂旋转受限在 45°以内；未愈：骨折不愈合或畸形愈合，压痛、叩击痛存在，功能障碍。

（2）评价方法：参照疗效标准，在治疗后 3 个月分别由专人对患腕外形、疼痛、肿胀、功能活动及 X 线片愈合情况做出评价。

（三）胫、腓骨干骨折诊疗方案

1. 概述 胫、腓骨干骨折很常见，各种年龄均可发病，尤以 10 岁以下儿童或青壮年为多，儿童多为青枝骨折或无移位骨折。其中又以胫骨干骨折为多，胫、腓骨干双骨折次之，腓骨干骨折少见。胫骨干中上段横截面呈三棱形，有前、内、外三棱将胫骨干分成内、外、后三面，胫骨嵴前突并向外弯曲，形成胫骨的生理弧度，其上端为胫骨结节。胫骨干下 1/3 处，横断面变成四方形。该骨中下 1/3 交界处比较细弱，为骨折的好发部位。

2. 诊断标准 病史：有明显的外伤史。症状：患肢肿胀、疼痛和功能丧失，可有骨擦音及异常活动。体征：严重者可有肢体短缩、成角及足外旋畸形，胫骨上 1/3 骨折者，检查时应注意腘动脉的损伤。腓骨上端骨折时要注意腓总神经的损伤。小儿青枝骨折或裂纹骨折，临床症状可能很轻。但患者拒绝站立和行走，局部有轻微肿胀及压痛。辅助检查：X 线片，可以明确骨折类型、部位及移位方向。因胫腓骨干可不在同一平面骨折，故 X 线片应包括胫腓骨全长。

3. 治疗方案 胫、腓骨干骨折的治疗原则主要是恢复小腿的长度和负重功能。因此，应重点处理胫骨骨折。对骨折端的成角和旋转移位，应予以完全纠正。无移位骨折只需用夹板固定，直至骨折愈合；有移位的稳定性骨折（如横断骨折），可用手法整复，夹板固定；不稳定性骨折（如粉碎性骨折、斜形骨折），可用手法整复，夹板固定，配合跟骨牵引。开放性骨折应彻底清创，尽快闭合伤口，将开放性骨折变为闭合性骨折。

（1）整复方法：患者平卧，膝关节屈曲呈 150°～160°，一助手用肘关节套住患者腘窝部，另一助手握住足部，沿胫骨长轴作对抗牵引 3～5 分钟，矫正重叠及成角畸形。若近端向前内移位，则术者两手环抱小腿远端并向前端提，一助手将近端向后按压，使之对位。如仍有左右侧移位，可同时推挤近端向外、端拉远端向内，一般即可复位。螺旋形、斜形骨折时，远端易向外移位：术者可用拇指置于胫、腓骨间隙，将远端向内侧推挤，其余四指置于近端的内侧，向外用力提拉，并嘱助手将远端稍稍内旋，可使完全对位。然后，在维持牵引下，术者两手握住骨折处，嘱助手徐徐摇摆骨折远段，使骨折端紧密相插。最后以拇指和食指沿胫骨前嵴及内侧面来回触摸骨折部，检查对位对线情况。

（2）固定方法：夹板固定，根据骨折断端复位前移位的方向及其倾向性而放置适当的压力垫。上 1/3 部骨折时，膝关节置于屈曲 40°～80°位，夹板下达内、外踝上 4cm，内、外侧板上端超过膝关节 10cm，胫骨前嵴两侧放置两块前侧板，外前侧板正压在分骨垫上；两块前侧板上端平胫骨内、外两侧髁，后侧板的上端超过腘窝部，在股骨下端作超膝关节固定。中 1/3 部骨折时，外侧板下平外踝，上达胫骨外侧髁上缘；内侧板下平内踝，上达胫骨内侧髁上缘；后侧板下端抵于跟骨结节上缘，上达腘窝下 2cm，以不妨碍膝关节屈曲 90°为宜；两前侧板下达踝上，上平胫骨结节。下 1/3 部骨折时，内、外侧板上达胫骨内、外侧髁平面，下平齐足底，后侧板上达腘窝下 2cm，下抵跟骨结节上缘，两前侧板与中 1/3 部骨折相同。将夹板按部位放好后，用布带先捆中间两道，后捆两端。下 1/3 部骨折的内、外侧板在足跟下方作超踝关节捆扎固定；上 1/3 部骨折，内、外侧板在股骨下端作超膝关节捆扎固定，腓骨小头处应以棉垫保护，避免夹板压迫腓总神经而引起损伤。需配合跟骨牵引者，穿钢针时，跟骨外侧要比内侧高1cm（相当于15°斜角），牵引时足跟则轻度内翻，可恢复小腿的生理弧度，骨折对位更稳定。牵引重量一般3~5kg，牵引后48小时内做X线照片检查骨折对位情况。如果患肢严重肿胀或有大量水疱，则不宜采用夹板固定，以免造成压疮、感染，暂时单用跟骨牵引，待消肿后再上夹板固定。运用夹板固定时，要注意抬高患肢，下肢在中立位置，膝关节屈曲呈20°~30°，每天注意调整布带的松紧度，检查夹板、纸垫有无移位，若骨折对位良好，则4~6周后做X线照片复查，如有骨痂生长，则可解除牵引，单用夹板固定，直至骨折愈合。

（3）药物治疗：按骨折三期辨证施治。胫骨中、下1/3骨折后期内治法应着重补气血、益肝肾、壮筋骨。陈旧骨折实行手法折骨或切开复位、植骨术后，亦应及早使用补法。

（4）练功活动：整复固定后，即做踝、足部关节屈伸活动及股四头肌锻炼。锻炼后骨折部仍无疼痛，自觉有力，即可改用单拐逐渐负重锻炼，在3~5周内为了维持小腿的生理弧度和避免骨折段的向前成角，在床上休息时，可用两枕法。若解除跟骨牵引后，胫骨有轻度向内成角者，可令患者屈膝90°、髋屈曲外旋，将患足放于健肢的小腿上，呈盘腿姿势，利用肢体本身的重力来恢复胫骨的生理弧度。8~10周后根据X线片及临床检查，达到临床愈合标准即可去除外固定。

4. 疗效评价

（1）评价标准：疗效评价参照国家中医药管理局制定的1994版《中医病证诊断疗效评价标准》。所有患者治疗前后均常规拍摄X线平片，判断骨折复位情况。观察记录患者骨痂出现时间、骨折愈合时间、住院时间、并发症情况以及临床疗效。60天行疗效判定：①治愈。对线对位满意，有连续性骨痂通过骨折线，局部无压痛、叩痛，伤肢无明显短缩，骨折成角<5°，膝关节屈伸功能受限在15°以内。②好转。对线对位尚可，骨折线模糊，患肢短缩<2cm，成角<15°，膝关节活动受限在30°~45°，踝关节屈伸受限在10°~15°以内。③未愈。

骨折愈合情况达不到上述标准或骨不愈合。总有效率＝治愈率＋好转率。

（2）评价方法：参照疗效标准，在治疗后 3 个月分别由专人对患踝外形、疼痛、肿胀、功能活动及 X 线片愈合情况做出评价。

（四）踝部骨折诊疗方案

1. 概述 踝关节由胫、腓骨下端和距骨组成。胫骨下端内侧向下的骨突称为内踝，其后缘向下突出者称为后踝，腓骨下端骨突构成外踝。外踝比较窄而长，位于内踝后约 1cm，下约 0.5cm，内踝的三角韧带也较外踝的腓距、腓跟韧带坚韧，故阻止外翻的力量大，阻止内翻的力量小。内、外、后三踝构成踝穴，而距骨居于其中，呈屈戌关节。胫、腓骨下端之间被坚韧而有弹性的下胫腓韧带连接在一起。距骨分体、颈、头三部，其体前宽后窄，其上面为鞍状关节面，当做背伸运动时，距骨体之宽部进入踝穴，腓骨外踝稍向外后侧分开，而踝穴较跖屈时能增宽 1.5 ~ 2mm，以容纳距骨体，当下胫腓韧带紧张时，关节面之间紧贴，关节稳定，不易扭伤，但暴力太大仍可造成骨折。而踝关节处于跖屈位（如下楼梯或下坡）时，下胫腓韧带松弛，关节不稳定，容易发生扭伤。

2. 诊断标准 病史：踝部骨折患者有明确的外伤史，如扭伤、撞伤、打击伤或挤压伤等。症状：局部瘀肿、疼痛和压痛，功能障碍。体征：外翻骨折多呈外翻畸形，内翻骨折多呈内翻畸形，距骨脱位时，则畸形更加明显，可闻及骨擦音。辅助检查：X 线片可显示骨折脱位程度和损伤类型。

3. 治疗方案 无移位骨折仅将踝关节固定在 90°中立位 3 ~ 4 周即可，有移位的骨折脱位应予以整复。

（1）整复方法：患者平卧屈膝，助手抱住其大腿，术者握其足跟和足背做顺势拔伸，外翻损伤使踝部内翻，内翻损伤使踝部外翻。如有胫腓联合分离，可在内外两踝部加以挤压；如后踝骨折合并距骨后脱位，可用一手握胫骨下段向后推，另一手握前足向前提，并徐徐将踝关节背伸。利用紧张的关节囊将后踝拉下，或利用长袜套套住整个下肢，下端超过足尖 20cm，用绳结扎，做悬吊滑动牵引，使后踝逐渐复位。要根据受伤机制和损伤类型并分析 X 线照片，以酌定整复手法。

（2）固定方法：先在内外踝的上方各放一塔形垫，下方各放一梯形垫，用 5 块夹板进行固定。其中内、外、后板上自小腿上 1/3，下平足跟，前内侧及前外侧夹板较窄，其长度上起胫骨结节，下至踝关节上。夹板必须塑形，使内翻骨折固定在外翻位，外翻骨折固定在内翻位。最后可加用踝关节活动夹板（铝制或木制），将踝关节固定于 90° 位置 4~6 周。

（3）药物治疗：按骨折三期辨证用药，一般中期以后应注意舒筋活络、通利关节；后期局部肿胀难消，应行气活血、健脾利湿；关节融合术后则需补肾壮骨，促进愈合。

（4）练功活动：整复固定后，鼓励患者活动足趾和做踝部背伸活动。双踝骨折从第 2 周起，可在保持夹板固定的情况下加大踝关节的主动活动范围，并辅以被动活动。被动活动时，术者一手握紧内、外侧夹板，另一手握前足，只做背伸和跖屈，不做旋转或翻转活动。3 周后可将外固定打开，对踝关节周围的软组织（尤其是肌腱经过处）进行按摩，理顺经络，点按商丘、解溪、丘墟、昆仑、太溪等穴，并配合中药熏洗。在袜套悬吊牵引期间亦应多做踝关节的伸屈活动。

4. 疗效评价

（1）评价标准：疗效评价参照国家中医药管理局制定的 1994 版《中医病证诊断疗效评价标准》。治愈：骨折部位无疼痛，红肿完全消退，踝部功能完全恢复，经 X 线检查骨折愈合良好，对患者的生活和工作均无影响；骨折解剖或接近解剖复位，有连续性骨痂通过骨折线，功能完全或基本恢复。好转：对位良好，骨折线模糊，踝部轻微疼痛，劳累后加重，内外踝侧方移位在 2mm 以内，前后移位在 2~4mm，后踝向后上移位在 2~5mm。骨折部位无疼痛，红肿完全消退，踝部功能基本恢复，经 X 线检查骨折基本愈合，对患者的生活和工作基本没有影响；未愈：踝关节畸形，骨折不愈合，经常疼痛，踝关节功能障碍。无效：骨折部位有疼痛，红肿没有消退，踝部功能障碍，经 X 线检查骨折愈合不佳，对患者的生活和工作有影响。总有效率 = 治愈率 + 好转率。

（2）评价方法：参照疗效标准，在治疗后 3 个月分别由专人对患踝外形、疼痛、肿胀、功能活动及 X 线片愈合情况做出评价。

【研究集萃】

（一）中医骨伤疾病治疗手法研究

患者受到外力的作用后，其骨、关节和软组织的正常解剖关系遭到破坏而致肢体功能紊乱或丧失。医生可以运用手法整复骨折、脱位和理顺筋脉恢复其正常的解剖关系，达到恢复功能的目的。多数学者认为暴力加在任何关节上，即可使一部分韧带损伤，也可以使关节移位。移位的关节不但病人感到疼痛，而且关节正常生理运动也要受到限制。通常在 X 线片上仅有 1 ~ 2mm 的移位常不易看出，但是当手法治疗时可以伴随关节的复位而有一弹响发生，随之病人感到舒适、疼痛消失、关节活动自如。中医讲的错位或错缝，虽然在 X 线片没有根据，但在临床上却是不容置疑的事实。另外，有些骨折脱位，因其损伤比较严重，有较显著移位，并伴有软组织嵌顿或肌腱缠绕等，常给复位带来困难，甚至致使复位失败。必须首先理筋，通过牵拉、推挤、迂回等手法，把嵌在骨折断端的软组织拽出或拨开，然后才能获得整复，否则筋不柔则骨不正。

（二）中医骨伤疾病固定方法现代研究

西医治疗骨折多采用石膏固定，包括骨折上下关节。但在石膏固定中，由于肿胀消退、固定变松或肢体旋转活动，仍可发生再次错位。采用中医局部外固定，并吸取西医治疗骨折的优点，固定与活动相结合对骨折愈合及功能恢复均较优越。长骨骨折与短骨骨折、稳定型骨折与不稳定型骨折的固定不相同。各部位骨折各具有不同特点，而骨折本身的类型、形状、部位亦直接影响治疗方法的选择。骨折固定并不一定需要包括其上下关节，主要还在于根据具体情况，不同骨折做不同选择。采用短夹板固定治疗骨折，愈合时间短，康复快，并发症少，有利于骨折愈合。

参考文献

[1] 施杞，王和鸣．中医骨伤科临床研究．北京：人民卫生出版社，2009.

[2] 王和鸣．中医骨伤科学基础．北京：中国中医药出版社，1996.

[3] 邓友章，杨利学．中西医临床骨伤科学．北京：中国医药科技出版社，2012.

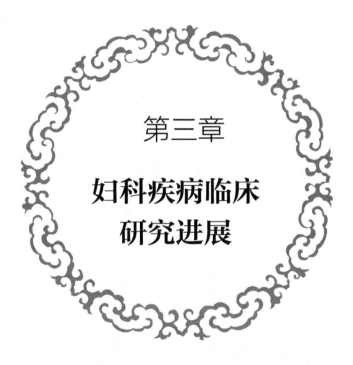

第三章

妇科疾病临床
研究进展

第一节　月经疾病

月经疾病是指以月经的周期、经期、经量的异常，或伴随月经周期所出现的各种症状为特征的一类疾病。多因外感六淫、内伤七情、房劳所伤、饮食劳倦、禀赋不足等因素致脏腑功能失常、气血失调、冲任二脉损伤、胞宫藏泻失常，阴阳气血失衡所致。气血失调是月经疾病发生的关键。

【文献渊源】

古代较早的文献如《金匮要略》《诸病源候论》对月经病的有关论述是在妇人杂病篇中，其中《脉经》中有"平郁冒五崩漏下经闭不利腹中诸病证"的篇目，《备急千金要方》《太平圣惠方》有"月水不通""崩中漏下""月经不调""月水不利""月水来腹痛"等篇目。《妇人大全良方》全书共8门，首列调整经门，并指出："见医妇人，先须调经，故以为初。"该病中涉及了月经不调、闭经、崩漏、痛经等内容，其后的妇科著作亦专列"调经章""经脉类""月经门""月经"等门类对月经疾病进行论述。也有许多著作将崩漏与闭经单独列门类，以突出其重要性。

现代中医妇科对月经病包括的疾病种类进行了较为规范的定义，常见的有月经先期、月经后期、月经先后不定期、月经过多、月经过少、经期延长、经间期出血、崩漏、闭经、痛经、月经前后诸证、经断前后诸证等。对经色经质异常，部分古代文献单列条目，现代不作为单独病种，而作为月经病辨证的依据之一。

【病证范畴】

（一）月经疾病范围

基于对中医理论的理解与认识不同，所提出的月经病证范围有所不同。21

世纪课程教材《中医妇科学》将月经疾病分为月经先期、月经后期、月经先后不定期、月经过多、月经过少、经期延长、经间期出血、崩漏、闭经、痛经、月经前后诸证、经断前后诸证、经断复来 13 类;《国家标准中医临床诊疗术语》将月经病证主要分为月经先期、月经后期、月经先后不定期、月经过多、月经过少、经期延长、经间期出血、闭经、痛经、崩漏、崩中、漏下、经期乳房胀痛、经行发热、经行头痛、经行身痛、经行吐衄、经行口糜、经行风疹块、经行眩晕、经行浮肿、经行情志异常、经断前后诸证、经断复来等 24 种;新世纪"十一五"国家规划教材《中医妇科学》将月经疾病分为月经先期、月经后期、月经先后不定期、月经过多、月经过少、经期延长、经间期出血、崩漏、闭经、痛经、月经前后诸证、经断前后诸证、经断复来、绝经妇女骨质疏松症 14 类。

(二)月经疾病中西医对应

中医所指月经病的发生与现代医学的生殖内分泌疾病的相关性有一定的联系和对应。中医月经病证相对应的西医疾病包括功能失调性子宫出血、闭经、多囊卵巢综合征、痛经、经前期综合征、绝经综合征、高催乳素血症、子宫内膜异位症、子宫腺肌病等 9 种。

【优势病种】

(一)痛经诊疗方案

1. 概述 痛经是由冲任瘀阻,胞宫气血运行不畅;或冲任气血不足,胞宫失于濡养所致,以经期或经行前后出现周期性小腹疼痛,或痛引腰骶为主要症状的病证。相当于西医:①原发性痛经;②子宫内膜异位症;③子宫腺肌症。

2. 诊断标准

(1) 中医诊断标准:①经期或经行前后周期性小腹疼痛;②痛引腰骶,甚则剧痛晕厥,或伴恶心呕吐;③彩超检查子宫无明显异常,或呈球形增大,或附件区见包块。

（2）痛经证候诊断：①气滞血瘀型。经前或经期小腹胀痛拒按；经血量少，行而不畅，血色紫暗有块，块下则痛减。舌质紫暗或有瘀点，脉弦。②寒凝血瘀型。经前或经期小腹冷痛拒按，得热痛减，月经或见推后，量少，经色暗或有血块。舌暗，苔白，脉沉紧。③湿热蕴结型。经前或经期，小腹灼痛拒按，痛及腰骶，月经过多或经期延长，经色紫暗，或有血块，平素带下量多，黄稠异味。舌红，苔黄腻，脉滑。④气血虚弱型。经期或经后小腹隐隐作痛，喜按或小腹及阴部空坠不适；经量少，色淡、质稀，神疲乏力。舌质淡，脉细无力。

3. 治疗方案

（1）辨证论治：①气滞血瘀型。治法：活血化瘀，行气止痛。方药：膈下逐瘀汤；中成药：血府逐瘀胶囊等。②寒凝血瘀型。治法：温经散寒，化瘀止痛。方药：少腹逐瘀汤；中成药：定坤丹等。③湿热蕴结型。治法：清热除湿，化瘀止痛。方药：清热调血汤；中成药：二妙丸等。④气血虚弱型。治法：益气养血，调经止痛。方药：圣愈汤；中成药：八珍丸等。

（2）其他疗法：①针灸；②药物贴敷。

4. 疗效评价

（1）评价标准　治愈：经期腹痛症状完全消失，连续3个月经周期未见复发；好转：经期腹痛减轻，或疼痛消失，但不能维持3个月以上；无效：经期腹痛症状未见改善。

（2）评价方法：经期腹痛症状计分。由患者根据自己经期24小时的腹痛症状，对照计分表进行判断及记录。

（二）闭经诊疗方案

1. 概述　多因邪气阻隔，血不得下，或精亏血少，无血可下而致冲任气血失调。以无月经或月经停止为主要症状的病证。相当于西医：①多囊卵巢综合征；②高泌乳素血症；③高雄激素血症；④垂体肿瘤（闭经溢乳综合征）；⑤垂体梗死（席汉综合征）；⑥卵巢早衰；⑦卵巢功能性肿瘤；⑧子宫内膜炎等。

2. 诊断标准

（1）中医诊断标准：①女子年逾15周岁，月经尚未初潮，或已行经而又中断6个月以上者。②或伴见肥胖、多毛，或溢乳等。③彩超检查子宫无明显异常或子宫偏小；女性激素检查异常。

（2）闭经证候诊断：①肾气亏损型。月经逾期未潮，或月经后期、稀发、量少而渐闭。舌淡嫩薄白，脉沉弱。②肝肾阴虚型。月经量少色鲜红，周期延后渐致经闭，头晕耳鸣，腰膝酸软，两目干涩。舌质暗淡，苔薄白，脉沉细弱。③气血虚弱型。月经后期、稀发、量少色淡而渐闭。苔少或薄白，脉沉缓或细弱。④阴虚血燥型。月经由量少渐闭。两颧潮红，五心烦热，盗汗。舌红苔少，脉细数。⑤气滞血瘀型。月经停闭，胸胁乳房胀痛，少腹胀痛拒按，精神抑郁，烦躁易怒，嗳气善叹息。舌紫暗或有瘀点，脉沉弦。⑥痰湿阻滞型。月经周期延后，量少，色淡，渐至停闭，形体肥胖。舌苔白腻，脉沉缓或滑。⑦寒凝血瘀型。月经停闭，小腹冷痛拒按，得热痛减，形寒肢冷。舌紫暗苔白，脉沉紧。

3. 治疗方案

（1）辨证论治：①肾气亏损型。治法：补肾益气，养血调经。方药：加减苁蓉菟丝子丸。中成药：六味地黄丸等。②肝肾阴虚型。治法：滋补肝肾，养血调经。方药：育阴汤。中成药：左归丸等。③气血虚弱型。治法：益气健脾，养血调经。方药：人参养荣汤。中成药：人参养荣丸等。④阴虚血燥型。治法：养阴清热，养血调经。方药：加减一阴煎。中成药：二至丸等。⑤气滞血瘀型。治法：行气活血，祛瘀通经。方药：血府逐瘀汤。中成药：血府逐瘀胶囊等。⑥痰湿阻滞型。治法：燥湿化痰，活血通经。方药：丹溪治湿痰方。中成药：苍附导痰丸等。⑦寒凝血瘀型。治法：湿经散寒，活血通经。方药：温经汤。中成药：少腹逐瘀颗粒等。

（2）其他疗法：①体针治疗；②耳针治疗；③电针治疗。

4. 疗效评价

（1）以闭经及闭经伴随症状分为疗效评价标准。治愈：月经来潮，连续3

次以上正常行经；好转：月经恢复来潮，但月经周期未正常；未愈：月经仍未
来潮。

（2）评价方法：闭经症状计分。由患者根据自己闭经及伴随症状，对照计
分表进行判断及记录。

【文献摘录】

《丹溪心法》：过期而来，乃是血虚。

《证治准绳·女科》：若阳气乘阴，则血流散溢，经所谓天暑地热，经水沸
溢，故令乍多。

《傅青主女科·经水将来脐下先疼痛》：妇人有经水将来三五日前而脐下作
疼，状如刀刺者；或寒热交作，所下如黑豆汁，人莫不以为血热之极，谁知是下
焦寒湿相争之故乎……方用温脐化湿汤。

《校注妇人良方》：妇人月水不断，淋漓腹痛，或因劳损气血而伤冲任，或
因经行而合阴阳，以致外邪客于胞内，滞于血海故也。

《普济方·妇人诸疾门》：若劳伤经脉，冲任之气虚损，故不能制经血，令
月水不断也。

第二节　产后疾病

产后疾病是指产妇在产褥期内发生与分娩或产褥有关的疾病。多由于产后失血过多、产程过长、分娩创伤等因素而致产妇亡血伤津，元气受损，瘀血内阻而发病。主要表现有产褥感染，产后抑郁，产后中暑，产后缺乳或乳汁自出，或见产后并发便秘、排尿异常、关节痛、腹痛等。冲任损伤是发生产后病的关键。

【文献渊源】

古代医学对产后病比较重视，古医籍中将产后常见病和危重症概括为"三病""三冲""三急"。如《金匮要略方论·妇人产后病脉证病治》指出："新产妇人有三病，一者病痉，二者病郁冒，三者大便难。"又如《张氏医通·卷十一》所论的产后"三冲"，即"冲心、冲胃、冲肺"，原文中云："败血上冲有三，或歌舞谈笑，或怒骂坐卧，甚者愈墙上屋，口咬拳打，山腔野调，号佛名神，此败血冲心，多死……若饱闷呕恶，腹满胀痛者曰冲胃。若面赤呕逆欲死曰冲肺……大抵冲心者，十难救一；冲胃者，五死五生；冲肺者，十全一二。"同时提出了产后三急："曰产后诸病，惟呕吐、盗汗、泄泻为急，三者并见必危。"

【病证范畴】

（一）产后疾病范围

基于对中医理论的理解与认识不同，所提出的产后疾病病证范围不同。21

世纪课程教材《中医妇科学》将产后疾病分为产后血晕、产后痉证、产后发热、产后腹痛、产后恶露不绝、产后大便难、产后排尿异常、产后自汗盗汗、产后身痛、缺乳、乳汁自出 11 类；《国家标准中医临床诊疗术语》将产后病证主要分为产后血晕、产后痉病、产后恶露不下、产后恶露不绝、产后腹痛、产后大便难、产后小便不通、产后小便失禁、产后小便淋痛、产后发热、产褥中暑、产后汗证、产后身痛、缺乳、产后乳汁自出等 15 种；新世纪"十一五"国家规划教材《中医妇科学》将月经疾病分为产后血晕、产后痉病、产后发热、产后腹痛、产后小便不通、产后小便淋痛、产后身痛、产后恶露不绝、产后汗证、缺乳、产后乳汁自出、产后抑郁、产后血劳 13 类。

（二）产后疾病中西医对应

中医产后病与现代医学的产褥期并发症有一定的联系和对应。中医产后病证对应的现代医学疾病包括产褥感染、晚期产后出血、产褥期抑郁症等 3 种。

【优势病种】

（一）产后抑郁诊疗方案

1. 概述 是以产妇在产后出现情绪低落、精神抑郁为主要症状的病证，是产褥期精神综合征中最常见的一种类型。与产褥多虚多瘀的特殊生理有关。产后多虚，血不养心，心神失养；或过度忧愁思虑，损伤心脾；产后多瘀，瘀血停滞，上攻于心；或情志所伤，肝气郁结，肝血不足，魂失潜藏。以产后情绪低落，精神抑郁，伤心落泪，悲观厌世，失眠多梦，易感疲乏无力为主要症状的病证。

2. 诊断标准

（1）中医诊断标准：①主要有情绪低落，精神抑郁，伤心落泪，悲观厌世，失眠多梦，易感疲乏无力；或内疚、焦虑、易怒，或默默不语。②严重者处理事情的能力低下，不能照料婴儿，甚至有伤婴者。③平素性抑郁，产时或产后失血过多，产后忧愁思虑，过度劳倦，以及既往有精神病史、难产史。产后1周开始出现症状，产后2周发病，在产后4~6周症状逐渐明显。④无特殊体征可查。血常规检查正常或有血色素低于正常。

（2）产后抑郁证候诊断：①心脾两虚证。产后焦虑，忧郁，心神不宁，常悲伤欲哭，情绪低落，失眠多梦，健忘，精神萎靡；伴神疲乏力，面色萎黄，纳少便溏，脘闷腹胀；舌淡，苔薄白，脉细弱。②瘀血内阻证。产后郁郁寡欢，默默不语，失眠多梦，神思恍惚；恶露淋沥日久，色紫暗有块，面色晦暗；舌暗有瘀斑，苔白，脉弦或涩。③肝气郁结证。产后心情抑郁，心神不安，夜不入寐，或噩梦纷纭，惊恐易醒；恶露或多或少，色紫暗有块；胸闷纳呆，善太息；苔薄，脉弦。

3. 治疗方案

（1）辨证论治：①心脾两虚证。治法：健脾益气，养心安神。方药：归脾汤。中成药：柏子养心丸等。②瘀血内阻证。治法：活血逐瘀，镇静安神。方药：调经散。中成药：血府逐瘀胶囊。③肝气郁结证。治法：疏肝解郁，镇静安神。方药：逍遥散。中成药：逍遥丸。

（2）其他疗法：心理治疗是产后抑郁非常重要的治疗手段，通过心理咨询，了解患者的心理状态及性格特点，医院、家庭及周围人对产妇要予以关怀照顾，消除不良刺激，调节人际关系，增强战胜疾病的信心，可配合暗示疗法等心理治疗。

4. 疗效评价

（1）评价标准：以产后抑郁及伴随症状分为疗效评价标准。痊愈：抑郁及伴随症状完全消失（治疗后降至0分）；有效：抑郁及伴随症状减轻（治疗后较治疗前减少2~5分）；无效：抑郁及伴随症状无改善或加重。

（2）评价方法：抑郁及伴随症状计分。由患者根据自己抑郁及伴随症状，对照计分表进行判断及记录。

【文献摘录】

《傅青主女科·怔忡惊悸》：由产忧惊劳倦，去血过多，则心中跳动不安，谓之怔忡；若惕然震惊，心中怯怯，如人将捕之状，谓之惊悸。

《景岳全书·妇人规》：产后发热，有风寒外感而热者，有邪火内盛而热者，有水亏阴虚而热者，有因产劳倦虚烦而热者，有去血过多头晕闷乱烦热者。诸证不同，治当辨察。

《医宗金鉴·妇科心法要诀》：产后发热之故，非止一端。如食饮太过，胸满呕吐恶食者，则为伤食发热；若早起劳动，感受风寒，则为外感发热；若恶露不去，瘀血停留，则为瘀血发热。若去血过多，阴血不足，则为血虚发热……

第三节　妇科杂病

妇科杂病是指凡不属于月经病、带下病、妊娠病、产后病范畴，而又与女性解剖、生理及病理特点有密切关系的一类疾病。其临床表现多样，如不孕、腹部包块、子宫脱垂、外阴瘙痒、外阴溃疡等。

【文献渊源】

中医古籍中对妇科杂病记载较多的是癥瘕，如《素问·骨空论》："任脉为病……女子带下瘕聚。"《灵枢·水胀》曰："石瘕生于胞中，寒气客于子门，子门闭塞，气不得通，恶血当泻不泻，留止不下，日以益大，状如怀子，月事不以时下。皆生于女子，可导而下。"此描述与子宫肌瘤相似。《诸病源候论·八瘕候》有云："若经血未尽而合阴阳，即令妇人血脉挛急，小腹重急，支满……结牢恶血不除，月水不时，或前或后，因生积聚，如怀胎状。"其症状描述类似卵巢肿瘤的临床表现。凡女性生殖器肿瘤，有形可征者，可参考癥瘕辨证诊治。

【病证范畴】

（一）妇科杂病范围

基于对中医理论的理解与认识不同，所提出的妇科杂病证范围不同。21世纪课程教材《中医妇科学》将妇科杂病分为不孕症、癥瘕、阴挺、阴痒、阴疮、阴吹、脏躁、盆腔炎8类；《国家标准中医临床诊疗术语》将妇科杂病主要分为不孕、性冷、梦交、热入血室、盆腔炎、石瘕、肠覃、阴户囊肿、阴挺、宫颈息肉、阴吹、阴痒、女阴湿疹、阴燥、阴疮、尿瘘、粪瘘、女阴损伤等 18 种；新世纪"十一五"国家规划教材《中医妇科学》将月经疾病分为癥瘕、盆腔炎、不孕症、阴冷、阴痒、阴疮、阴挺、妇人脏躁 8 类。

（二）妇科杂病中西医对应

中医所指妇科杂病的发生与现代医学中盆腔炎性疾病、盆底功能障碍及生殖器官损伤疾病、外阴肿瘤、子宫肿瘤等有着相关性联系和对应。中医妇科杂病相对应的现代医学疾病包括不孕症、盆腔炎性疾病、生殖器结核、阴道前壁膨出、阴道后壁膨出、子宫脱垂、压力性尿失禁、生殖道瘘、外阴良性肿瘤、外阴上皮内瘤变、外阴恶性肿瘤、子宫颈上皮内瘤变、子宫颈癌、子宫肌瘤、子宫内膜癌、子宫肉瘤、卵巢上皮肿瘤、输卵管肿瘤等 18 种。

【优势病种】

（一）不孕症诊疗方案

1. 概述 不孕症以女子婚后夫妇同居 1 年以上，有正常的性生活，男方生殖功能正常，未避孕而不受孕；或曾有过孕育，未避孕又 1 年以上不再受孕者；前者称"原发性不孕症"，后者称"继发性不孕症"；与天癸、冲任、胞宫的功能失调，或脏腑气血不和，影响胞脉、胞络功能密切相关。

2. 诊断标准

（1）中医诊断标准：①妇女婚后未避孕、有正常性生活、夫妇同居 1 年而未孕；②或伴月经紊乱、闭经，或下腹痛、带下量增多，或痛经、经量过多等；③基础体温、基础激素水平测定、彩超监测卵泡发育、输卵管通畅检查、宫腔镜检查等有助于诊断。

（2）证候诊断：①肾气虚证。婚久不孕，月经不调或停闭，经量或多或少，经色暗，头晕耳鸣，腰膝酸软，精神疲倦，小便清长。舌淡苔薄，脉沉细尺弱。②肾阴虚证。婚久不孕，月经先期，经量少或停闭，色红，或经期延长，漏下不止；形体消瘦，头昏眼花，耳聋耳鸣，五心烦热，失眠多梦，腰腿酸软；舌质红，苔少，脉沉细数。③肾阳虚证。婚久不孕，月经后期量少，色淡，或见月经稀发或闭经，面色晦暗，腰酸膝软，性欲淡漠，大便不实，小便清长。舌淡苔白，脉沉细。④肝气郁结证。多年不孕，月经期先后不定，量或多或少，色暗，可有小血块；经前、经期乳房、小腹胀痛，精神抑郁，善叹息，或烦躁易怒；舌质暗红，苔薄白，脉弦。⑤痰湿证。婚久不孕，体形肥胖，月经后期，量少，甚或闭经，带下量多，质黏稠；头晕心悸，胸闷泛恶；舌淡胖，苔白腻，脉滑。⑥瘀阻胞宫证。婚久不孕，月经后期，量少，色紫暗，有血块，或痛经，块下痛减；平时可有少腹作痛、拒按；舌质紫暗或舌边有瘀点，脉细弦。⑦湿热内蕴证。继发不孕，月经先期，经期延长，淋沥不断，赤白带下，腰骶酸痛，少腹坠痛，或低热起伏。舌红苔黄腻，脉弦数。

3. 治疗方案

（1）辨证论治：①肾气虚。治法：补肾益气，温养冲任。方药：毓麟珠。中成药：五子衍宗丸。②肾阴虚。治法：滋肾益精，养血调冲。方药：养精种玉汤。中成药：六味地黄丸。③肾阳虚。温肾益气，调整补冲任。方药：温肾丸。中成药：右归丸。④肝气郁结证。治法：疏肝解郁，养血理脾。方药：开郁种玉汤。中成药：逍遥丸。⑤痰湿证。治法：燥湿化痰，理气调冲。方药：启宫丸。⑥瘀阻胞宫证。治法：温经化瘀，活血调经。方药：少腹逐瘀汤。中成药：血府逐瘀胶囊、桂枝茯苓胶囊。⑦湿热内蕴证。治法：清热除湿，活血调经。方药：清热调血汤。

（2）其他疗法：①针灸治疗；②手术治疗；③诱发排卵；④中药离子导入；⑤中药保留灌肠；⑥中药热敷法；⑦肛门导入法；⑧宫腔注入法；⑨心理治疗。

4. 疗效评定　根据国家中医药行业标准——《中医病症诊断疗效标准》，治愈：2年内受孕者；好转：虽未受孕，但与本病有关的症状、体征及实验室检查有改善；未愈：症状、体征及实验室检查均未改善。

（二）癥瘕诊疗方案

1. 概述 妇女下腹有结块，或胀，或满，或痛，或有异常出血者，称为"癥瘕"。其中结块坚硬，固定不移，推揉不散，痛有定处，为"癥"，属病在血分；结块不坚，推之可移，痛无定处，为"瘕"，属病在气分。气与血关系密切，但临床常难以划分，故以"癥瘕"并称。本病的发生机制为正气虚弱，脏腑功能失调，气、血、痰、湿、热毒互结冲任、胞宫、胞络而发为癥瘕。

2. 诊断标准

（1）中医诊断标准：①下腹部有包块，或胀，或满，或痛，或影响经、带、胎、产，出现月经过多或过少、痛经、闭经、崩漏、带下异常、堕胎、小产、不孕等证。②经期产后感受外邪、长期情志不舒、月经不调、带下病史、孕产史，或宿有癥瘕史。③妇科检查盆腔内可触及炎性包块、子宫肿瘤、卵巢肿瘤以及子宫内膜异位症、陈旧性宫外孕包块等。B超、宫腔镜、腹腔镜、CT、MRI等检查可明确诊断。

（2）证候诊断：①气滞证。下腹有包块，积块不坚，痛无定处，推之可移，时聚时散，或伴下腹胀满，胸闷不舒，精神抑郁，月经不调；舌暗红，苔薄白，脉沉弦。②血瘀证。下腹有结块，积块坚硬，痛有定处，疼痛拒按，推之不移。面色晦暗，肌肤乏润，口干不欲饮，月经量多，色暗，夹有血块，甚则崩中漏下，或月经延后、量少，重则闭经；舌紫暗或边有瘀点，脉沉涩。③痰湿证。下腹包块，按之不坚，或如囊性，固定不移，时或作痛，带下量多、色白、质黏腻；或形体肥胖，胸脘痞闷，泛恶欲呕；或经期延后，甚则闭而不行；舌淡胖，苔白腻，脉沉滑或弦滑。

3. 治疗方案

（1）辨证论治：①气滞证。治法：行气导滞，理气散结。方药：香棱丸。②痰湿证。治法：除湿化痰，散结消癥。方药：苍附导痰丸。③血瘀证。治法：活血祛瘀，散结消癥。方药：桂枝茯苓丸加土鳖虫、三棱、莪术。中成药：桂枝茯苓丸。

（2）其他疗法：①保留灌肠；②贴敷法；③针灸疗法。

【文献摘录】

《诸病源候论·卷三十八·无子候》：若经血未尽而合阴阳，即令妇人血脉挛急，小腹重急支满，胸胁腰痛相引，四肢酸痛，饮食不调，结牢恶血不除，月水不时，或月前或月后，因生积聚如怀胎状……瘕之聚，令人苦四肢寒热身重淋露不欲食……腰背相引痛，月水不利，令人不产，小腹下，阴中如刀刺，不得小便，时苦寒热，下赤黄病，令人无子。

《景岳全书·妇人规》：瘀血留滞作癥，唯妇人有之，其证则或由经期，或由产后，凡内伤生冷，或外感风寒，或恚怒伤肝，气逆而血留，或忧思伤脾，气虚而血滞，或积劳积弱，气弱而不行，总由血动之时，余血未净，而一有所逆，则留滞日积而渐以成癥矣。

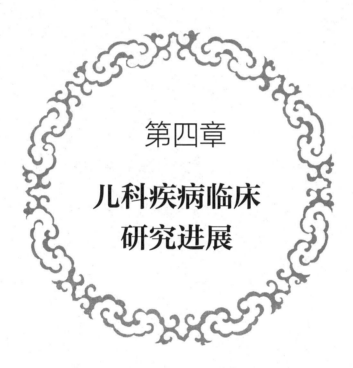

第四章

儿科疾病临床
研究进展

第一节 时令与小儿肺系疾病

人和自然是统一的整体，人必须依赖天地的气化而生存，必须适应四时气候变化的法度才能成长。人体的生理功能、病理变化与四时季节气候的变化密切相关，不同的季节会出现不同的气候，从而导致人体在不同季节具有不同的多发病，即使是同一疾病在不同的季节也会有不同的证候特点。

【文献溯源】

《黄帝内经》认为人和自然有相互感应、息息相通的规律，如《素问·宝命全形论》所说："人以天地之气生，四时之法成。"《黄帝内经》在多篇中论述了时令气候因素对人体的生理功能产生着重要影响，如《素问·六节藏象论》云："心者，生之本……为阳中之太阳，通于夏气。肺者，气之本……为阳中之太阴，通于秋气。肾者，主蛰封藏之本……为阴中之少阴，通于冬气。肝者，罢极之本……此为阳中之少阳，通于春气。脾、胃、大肠、小肠、三焦、膀胱者，仓廪之本……此至阴之类，通于土气。"论述了五脏与四时的通应关系，五脏之气的盛衰虚实变化随着四时气候的变化而变化。隋·杨上善《黄帝内经太素·设方》说："肺者为金在秋，故气藏右也。"明·吴昆著《黄帝内经素问吴注·卷一》说："肺象金，旺于秋。"清·高士宗著《黄帝内经素问直解·诊要经终论第十六》说："秋时人气在肺，肺主皮肤。"说明肺在秋季主旺，并指出其正常的脉象，如华佗在《中藏经·论肺藏虚实寒热生死逆顺脉证之法第二十八》说："旺于秋，其脉浮而毛，曰平。"明·马莳撰《黄帝内经素问注证发微·卷三》说："秋属金，肺亦属金，故肺主秋。斯时也，手太阴肺者辛金也……秋之日有庚辛，乃肺气之尤旺者。"又说："秋时西方属金，万物收藏，肺亦主金，故脉有收成之义。"通过卫气、津液在秋冬之季的内敛、下行描述，间接反映了肺气在秋季的肃降功能增强。

"肺应秋"出自《素问·六节藏象论》："肺者，气之本，魄之处也；其华在毛，其充在皮，为阳中之太阴，通于秋气。"秋季乃万物生机归敛的季节，故而机体气机的运转亦应时而变，呈下降内敛的趋势，因而肺肃降功能逐渐增强。中医自古就存在众多理论性研究，说明了肺之气旺于秋。现代研究认为，肺五行属金，其气属秋，故而肺气通于秋。中医认为，在生理上，肺乃清虚之体，喜清润而与秋季之明润、清肃相应，故而两者相应；在病理上，肺恶燥，而秋季气候燥烈，故而易于损伤肺气，耗伤肺津，引发肺燥症。肺应秋的本质可以理解为肺应秋能够调节机体元气的生成、宣肃卫气、调控津液代谢及调控血液运行以适应环境变化。因此，可以认为肺是人体为适应外界变化而在秋季对机体起主要调节作用的自稳调节系统。肺主宰人体之气的调节，在应时而变的调节过程中，可调节人体的皮毛、体魄，与秋季肃敛、清凉、潜降、干燥等特点相应。

中医基础理论具有辨证论治和整体观念的特点，人自身是一个整体，人与自然是一个整体，人与社会是一个整体，中医儿科理论仍以此为理论依据，认为小儿肺系疾病与季节变化的相互关系与成年人相似，并可表现出其独有的疾病特点。

【病证特点】

（一）小儿肺的生理病理功能与特点

1. 小儿肺的生理功能特点　"肺常不足"是明代医家万全在前人对小儿五脏虚实辨证的基础上，提出的五脏有余不足学说之一，是对小儿肺生理、病理特点的高度概括。小儿时期五脏六腑的形与气都相对不足，有别于成年人。"肺常不足"即是肺形与肺气的不足，因小儿的肺叶娇嫩，形体未实而肺气又未盛，主气司呼吸，宣发肃降，主治节，通调水道等功能尚不完善或处于不平衡的状态下，故小儿肌表薄弱，腠理不实，卫外机能未固，外邪易侵袭肺，从而导致一系列疾病的发生。以整体观的中医思维角度出发，"肺常不足"往往也包含着肺系之不足，如小儿肺叶嫩小，气道喉咙狭窄，鼻腔短窄，胸廓狭小，肌表腠理不固，胸廓娇嫩脆弱，发育不全等，如《灵枢·本脏》所云："肩背薄者，肺脆。"可见，肺之本脏不足是导致小儿"肺常不足"的主要原因。

小儿"肺常不足"亦与他脏不足有关。在五脏的生理功能中，肺与脾的关系密切。脾土为肺金之母，肺金为脾土之子，肺金之精气有赖后天脾土运化水谷精微不断充养。《育婴家秘》中云"小儿肺脾不足"，由于脾肺相生，脾虚则肺气亦弱。《冯氏锦囊秘录》曰："大抵脾不足，则不能生肺家气。"因此，小儿脾常不足，化生精气不足以充养肺，可使肺气亦相对不足。另外，脾为生痰之源，肺为贮痰之器，小儿脾胃脆弱，则尤易聚湿生痰而停聚于肺，从而影响肺之宣发肃降功能，出现痰嗽喘咳。

"肺常不足"与西医免疫：现代医学将肺的功能与机体免疫功能联系起来，西医的免疫理论源于人们对机体抵抗微生物感染的机制研究，认为若有足够的免疫力，机体的感染是不能发生的，而对于小儿，这种感染与肺是密切相关的。现代研究发现，小儿的肺脏与免疫功能存在着重要的关系。小儿肺系发育尚未完善，所导致的各种肺部感染在中国具有很高的发病率及病死率，是小儿常见病和多发病，严重时可危及患儿生命。

2. 小儿肺的病理特点 小儿因其体质的特殊性，与成人青壮年相比易患肺系疾病。小儿时期，体属稚阴稚阳，生理上肺气娇弱，藩篱不密，卫外功能较差，从而导致病理上最易感邪致病。《小儿药证直诀·原序》中云："小儿脏腑柔弱，易虚易实，易寒易热。"指出小儿易于患病，患病之后寒热虚实的变化都较成年人迅速。万全云："天地之寒热伤人也，感则肺先受之。"四时六淫疫疠之邪，不论从皮毛而入，或从口鼻而受，均首先犯于肺卫，加之小儿神识未开，寒暖不能自调，易于感邪致病，故肺系病证是小儿时期的常见病。

（二）肺病的生理性调节和季节性病理特点

1. 肺生理功能的季节性调节 肺生理功能的季节变化特点：肺是呼吸系统的重要组成部分。根据五行生克制化的规律，春季时，由于金克木，肺的功能较好；夏季时，火克金，金气较弱，肺功能较弱；长夏季节时，土能生金，金气转旺，肺的功能渐旺；在秋季，气候清凉干燥，五行属金，与人体肺气相通，肺的功能更旺；冬季时，金能生水，金气较旺，故肺的功能也较旺盛。可见肺的功能随着季节的不同，而表现出强弱不同的变化规律。

值得说明的是，在理解五脏之气的虚实强弱与四时气候变化关系之时不能机械地推演，应结合脏腑的生理功能来综合分析。对肺而言，按相生相克在夏季，火克金，则肺功能表现较弱，冬季金水相生，肺功能相对较旺。是否据此可断言肺疾病在夏季容易高发？根据临床流行病学调查显示，呼吸系统疾病在秋冬或换季时常见。如何理解理论与临床实际之间的矛盾？人生活在自然环境中感受自然界寒暑温凉的变化，机体五脏能积极主动地调控自身活动以适应外界气候的变化，进而达到"阴平阳秘"的自稳状态。肺功能随着季节的变化不仅自身进行调节，还能对自然界的变化发挥协调共振的适应性调节作用。

2. "肺应秋"的适应性调控机制　肺在四季中与秋季相通应，肺的生理功能在秋季旺盛，但并非肺的所有生理功能在秋季增强，其肃降、内敛之性在秋季较明显。在秋季，肺是如何保证自身与外界环境的一致？①肺肃降功能增强以适应外界环境的变化：为了保证机体适应冷燥气候所需的温度和湿度，其肃降功能加强，使机体卫气运行趋向于里，津液代谢相对内敛，以减少从皮肤的排泄量，增加津液向下向内输布，同时可见体表津液含量减少，皮肤干燥。另肺的肃降力度加大有助于加强肾纳气以适应秋季外界环境的变化，并逐渐向冬季肾气潜藏过渡。②肺通过调节卫气以适应外界环境的变化：肺减少卫气向皮肤的布散，秋冬季节皮肤散热少，皮温较春夏略低，尤其四肢末端，常呈欠温或冷凉状。卫气由皮肤散泄减少，又调节汗孔合多开少，表现少汗或无汗，皮肤也因温煦和滋润欠充分而比春夏略显干燥粗糙，甚至局部皲裂。体内充足的卫气，则可温煦脏腑器官和维持体温的恒定。③肺调控气体的交换以适应外界环境的变化：秋冬寒冷季节，通过鼻腔吸入的干冷空气在肺卫的充养温煦下，变成适合体内需要的温度、湿度后进入体内。因此在秋冬季节，即便外界空气干燥寒冷，通过呼吸道的调节使进入机体内的清气依然可以与体内环境保持一致的温暖协调。

3. 肺季节性病理变化的特点 肺发病的病因有明显的季节性和地区性。秋冬之季，北方寒冷地区，肺病发病率较高，其病邪多为风燥、风寒或风寒化热，春季则多与风热病邪有关。外邪经常可导致肺疾病的发生和发展。临床常见秋冬季呼吸系统疾病的发生，秋季之所以常见呼吸系统疾患，病机为肺的肃降功能旺于秋季，使机体气血运行趋向于里，宣发卫气津血到体表作用减弱，机体表现出正气虚弱，体表卫外不固，抗病能力的下降；加之秋季清凉多风，气候干燥，燥邪易伤津液，且多从口鼻而入，在人体表现为皮毛、鼻腔、咽喉等输布的津液减少，濡润作用减弱，从而可见燥病。一年之中病情间甚规律如《素问·脏气法时论》所言："病在肺，愈在冬，冬不愈，甚于夏，夏不死，持于长夏，起于秋。"即肺的病证在春季较轻，在夏季加重，在长夏则出现相持状态，冬季多见缓解。这里所讲的季节性发病的加重与缓解还应具体分清疾病的寒热虚实特点。此外，季节性发病时间及间甚诊断，与机体适应性调节状态有关，不能单独取决于肺的自身的调节状态，还受其他脏腑适应性调控以及自然环境的影响，诸多因素相互作用，才能决定发病与否或缓解或加重，不能一概而论。

【研究集萃】

（一）"肺应秋"现代临床研究

马淑然等根据分析中医古籍论述及现代生理学研究，认为松果腺具有光输入和内分泌输出的生理特性，成为外界环境阴阳变化和人体五脏阴阳变化之间的联系和纽带，并认为关键在于松果腺分泌的褪黑素，作为"受时因子"调节自然界四时与人体脏腑功能活动之间的互通关系，从而提出中医肺并非解剖学的肺，而是与呼吸有关的各个系统，根据呼吸系统疾病的发病特点，将"肺应秋"的中医机制与西医免疫系统联系起来，开创了新的探索领域。

肺局部免疫全年呈现出秋分最低或冬至最低两种情况。秋分时，最低数值的免疫指标（IFN－C，sIgA 和 AM）可能与呼吸疾病在秋季易发作相关，冬至时，最低数值的免疫指标（IL－6）可能与呼吸疾病在冬季易发作相关，说明肺免疫状态具有季节易感性，对秋季凉降和冬季寒冷的阴阳变化敏感度不一致，但是以秋季免疫力低下为主，这符合中医"肺应秋"理论，肺在秋季肃降功能增强，顺应秋气的敛降之性，以逐渐适应冬季潜藏的生理过程。肺局部的特异性和非特异性免疫虽因细胞及分子的水平不同，其变化程度也有所不同，但均呈现秋冬低下的变化趋势，可能是临床上呼吸系统疾病秋季多发的关键因素之一，这也为临床预防和治疗呼吸系统疾病季节性发作提供了一定的实验依据。

（二）"肺应秋"对肺系疾病预后的理论研究

肺是机体应时而变在秋季起主要调节作用的时间调节系统。肺在当旺的秋季，其肃降功能增强，并且处于支配地位，发挥着对自身肺系统及其他四脏重要的调控作用。而在其他季节则处于从属地位，协助或抑制其他四脏以维持机体应时而变的调节稳态。而肺在秋季宣发卫气津液护卫肌表能力相对低下，表现为机体免疫力降低，易发呼吸系统疾病。

肺在当旺的秋季，其肃降功能增强，并且处于支配地位，发挥着对自身肺系统及其他四脏重要的调控作用。而在其他季节则处于从属地位，协助或抑制其他四脏以维持机体应时而变的调节稳态。

从肺自身的生理调节功能来看，在秋季，肺肃降力度加大，保证了机体适应冷燥气候所需的温度和津血。肺主宣发、肃降是肺的基本功能，肺主气，司呼吸，主治节等其他功能都是通过肺的宣发肃降这种方式体现出来，秋季万物生机逐渐回归收敛，机体气机运行亦随季节阴长阳消变化而呈下降内敛趋势，肺旺于秋，并非肺的所有功能都在秋季增强，而是在当令之季，其肃降功能相对增强，这是肺气应时而变适应性调节的结果。肺气通过治节作用，调控宣发和肃降的相对运行强度，在秋季，相应地增加肃降功能的力度，使机体气血运行内趋于里，卫气运行、津液代谢亦相对内敛，减少从皮肤的排泄量，保证了机体适应冷燥气候所需的温度和津血。

从肺对其他四脏的调控上来看，各系统在肺的统一支配下协调配合，共同完成机体适应秋季外界环境变化的适应性调节。《素问·水热穴论》说："春者木始治，肝气始生……夏者火始治，心气始长……秋者金始治，肺将收杀……冬者水始治，肾方闭。"强调五脏分主五时，在秋季，肺起主要的调控作用，显示出调节的积极主动性。其他四脏都必须配合肺以"肃降"为主的调控功能，如肝主疏泄、主藏血，心主血脉、藏神，肾主水、藏精、主纳气，脾主运化、主统血、升清等，都必须在肺的统一支配下协同或制约以维持机体气血津液的内敛、潜降的"应秋"规律。

参考文献

[1] 邱鹂苹，陈绮婷，胡泽涛. 论"肺常不足"对小儿免疫功能的影响. 环球中医药，2016，9（6）：720 – 722.

[2] 董丹，王雪峰. 小儿"肺常不足"溯源及其意义探析. 光明中医，2010，25（5）：778 – 780.

[3] 张涛，廖嘉仪. 反复肺炎婴幼儿血清 β – 防御素 – 1 和免疫球蛋白 A、G、M 水平的研究. 中国当代儿科杂志，2012，14（6）：431 – 433.

[4] 姜永红，虞坚尔，姜之炎. 从络病理论解析小儿支原体肺炎及其变证. 上海中医药，2013，47（5）：27 – 28.

[5] 苏薇，马淑然，袁卫玲，等. 肺应秋四时人体免疫功能变化规律临床研究. 辽宁中医杂志，2010，37（3）：554 – 556.

第二节　喂养方式与小儿脾胃疾病

　　小儿生机蓬勃，生长发育旺盛，科学、合理的喂养是小儿生长发育的物质基础，也是防治疾病的重要保证。如果饮食喂养方式不当，不仅影响其生长发育，而且会引发多种疾病。小儿具有"脏腑娇嫩，形气未充"的生理特点，临床中以"脾常不足"最为突出，其消化功能薄弱，运化不健全。因此，喂养方式不当易引起小儿脾胃功能的异常，进而引起疾病的发生。

【生理病理】

（一）生理特性

　　钱乙通过临床实践，认识到小儿"脏腑柔弱""五脏六腑，成而未全，全而未壮"的生理特点；小儿气血未定、肠胃脆薄，万全喻之"草头之露，水面之泡"，为脾常不足。这种不足是小儿生理的特点——"脏腑娇嫩，形气未充"。

　　1. 后天之本　《素问·灵兰秘典论》曰："脾胃者，仓廪之官，五味出焉。"《素问·五味论》："胃为水谷之海，六腑之大源也，五味入口，藏于胃，以养五脏。"脾胃居于中，共同完成消磨水谷、运化精微、灌溉诸经、营养四肢百骸的功能，从而维持人体生长发育的需要。机体的一切机能活动，生命的维持都要靠五脏的精气，而五脏的精气莫不来源于水谷之精微，所以人以水谷为本，水谷之司在脾胃。

　　2. 脾常不足　脾为后天之本，气血生化之源，小儿正常生长发育有赖于脾胃运化腐熟水谷，源源不断地化生精微以滋养。"脾常不足"包括绝对不足和相对不足两层含义：一方面，小儿脏腑"成而未全，全而未壮"，是为绝对不足；另一方面，小儿生机蓬勃，生长旺盛，较之成年人，对饮食精微需求更高，这与相对薄弱的脾胃相矛盾，是为相对不足。一般情况下，只要饮食适宜，调护得当，"常不足"的脾胃仍能基本保证水谷消化和精微吸收，这种"不足"的状态并不会阻碍小儿的生长发育，"脾常不足"是小儿在这一特定年龄阶段的共同生理特点。

3. 适应发育 小儿脾常不足的生理状态并不是静止地停留在一个水平上，它是不断地在向健全完善的方向发展。在健康状态下，脾胃对水谷精微的消化吸收能够适应机体生长发育，只要调摄适宜，并不发生疾病。

（二）病理特性

1. 易患病证 小儿"稚阴稚阳""脏腑柔弱""形气未充"，脾胃功能未臻完善，因此，形成了营养物质需求量大和脾胃负担重的矛盾，稍有饮食不洁或不节，冷暖饥饱失宜，便为饮食所伤，加之小儿易为六淫之邪所中，故极易导致脾胃纳运失司，产生泄泻、呕吐、腹胀、腹痛、积滞、疳证、水肿等内伤诸恙；又因脾位中州，若脾不健运，生化乏源，则无力充养正气，正气不充则不耐六淫所侵，故又可导致外感诸疾蜂起，百病丛生。由此可见，"脾常不足"亦是小儿发病的重要病理基础。

2. 易变他疾 "幼儿无知，口腹是贪，父母娇爱，纵其欲，是以脾胃之病视大人犹多也"，由于小儿神识未蒙，饮食不知自节，饥饱无度，家长爱儿心切，过度哺喂增加脾胃负担，或因爱护过当，往往一两岁未予饮食，又脾常不足，胃肠薄弱娇嫩，极易造成胃肠损伤，以致脾胃之病。《育婴家秘》中指出"儿之初生，脾薄而弱，乳食易伤"，说明了饮食失宜则易伤及小儿不足之脾胃。若乳食失节，不仅易生脾胃疾患，还可由此变生他疾。所以处于生长发育旺盛时期的小儿，必须特别注意调理饮食，保持脾胃的正常纳运功能。万全强调"乳儿只以哺乳为主，或时以烂粥嚼而哺之"，主张不宜过早添加辅食。钱乙亦重视饮食护理，他提出了"忌口""慎口""不可令饥"等观点。盖脾为后天之本，气血生化之源，脾健则气血充盈，气机调畅，而脾又喜燥恶湿，因此，在饮食护理上应注意：一是忌早食；二是忌冷食、寒食，以免阻遏中阳；三是

"不可令饥"，饥亦伤脾，生化无源，则不能鼓舞正气。

【喂养方式】

（一）喂养方式

1. 母乳喂养与辅食添加

（1）母乳喂养是 WHO 所提倡的婴儿最佳喂养方式。母乳由于营养丰富，易消化吸收，喂养方便、卫生，含有大量免疫因子等优点，是婴儿最适宜的食物，对婴儿的健康生长发育有不可替代的作用。喂养方式不当可导致营养不良或超重，影响其长期的生长发育与健康。

（2）新生儿和婴儿早期的消化系统发育和功能还不成熟，过早添加辅食会增加婴儿胃肠道负担，引起消化紊乱，还可引起婴儿吃母乳次数和量的减少，使母乳分泌不足，因此不宜过早添加辅食。但随着婴儿的生长，单纯靠母乳已不能满足其全部能量和营养素的需要。因此，需及时给婴儿添加母乳以外的食物，以增加婴儿的能量和营养素摄入量。

（3）2002 年，WHO 将既往喂养指南中"4 个月添加辅食"修订为"纯母乳喂养至 6 个月后添加辅食，并继续母乳喂养至 2 岁"。2007 年我国婴幼儿膳食指南明确指出：纯母乳喂养至 6 个月，从 6 个月开始逐渐添加营养丰富的各种食物。

（4）近年来，我国实际的母乳喂养情况有逐年下降的趋势。我国在"中国儿童发展纲要（2001～2010）"提出的到 2010 年实现小于等于 6 个月龄婴儿母乳喂养率达85%以上。此外，过早添加辅食依然是我国婴儿喂养的主要问题。

（5）母乳喂养与辅食添加是相互依托的，母乳喂养是辅食添加的前提和基础，辅食添加是母乳喂养的继续和必要补充。我国婴幼儿普遍存在母乳喂养率低、辅食添加不合理的问题，对婴幼儿长期的生长发育与健康存在一定的影响，必须引起足够的重视。

2. 饮食因素 古代医家强调"乳贵有时、食贵有节"，以此调护脾胃，达到小儿预防保健的目的。

（1）饮食有节：一是饮食要节制，不可过饱过饥，即饮食定量；二是饮食有节律，按时进餐，即饮食定时。①饮食定量。食量要因人因证而宜，勿太过或不足。若饮食饱饥无常，可导致疾病的发生。食量太过，运化不及，反损伤脾胃；食量不足，机体得不到水谷精微之晶，正气不足，久则气血亏损而病生。②饮食定时。婴幼儿因其特殊性，可适当加餐，但"不可顿饱，但频频与食，使脾胃易化，谷气长存"。

（2）顺应四时：张仲景根据天人相应之理，强调饮食应顺应四时。人之所生，离不开饮食，饮食是人与自然界接触最密切的因素之一，因此，饮食营养应顺应自然界的变化。

（二）食物性味

1. 寒热适度 在注重饮食有节的同时，还要注意饮食的寒温适度，即饮食无太热亦无过凉，才能为脾胃运化水谷提供必要的条件。饮食要节其寒热，避免克伐胃气。小儿为稚阳稚阴之体，脾常不足，更应注意节其食物性质之寒热。

2. 五味调和 《黄帝内经》指出了五味对脏腑病理变化的影响，认为五味可资助增强所喜脏腑，此乃物质化生的常理，但若长期偏嗜则可使相应脏腑失调，进而损伤小儿健康。合理的膳食，谷肉果菜搭配得当，营养丰富而全面，可保证脏腑需要，维持正常功能。若偏嗜或偏废，则易发生疾病。

3. 食复 食复是指疾病初愈，因饮食不慎而致疾病复生或变生他病。张景岳指出此时的饮食调养须顾护脾胃之气。病始于初愈时，因邪气未尽，脾胃之气未复，若病后一味纵食、强食，或盲目进补，其必损胃气。胃气损则受纳差，纳差则体弱，旧病必复萌。饮食应由稀糜渐稠厚，数量由少到多，如此循序渐进。可见，大病后的饮食调补，只可缓缓图之。

【研究集萃】

敖春美对在银川市五所幼儿园3~6岁幼儿的家长进行调查,调查显示,幼儿存在诸多饮食行为问题,如挑食偏食(59.6%)、厌食(34.6%)、餐前常吃零食(12.5%),为达到理想的进食量,桌上督促孩子进食的最多(43.2%),有家长采用强迫进食的方法(10.7%),仅4.41%的家长舍得让孩子饿一顿。

龙雅君通过对就诊于河北某医院的128例1~6周岁的小儿脾虚证患儿的研究发现,有86%的患儿经常在睡前1小时内进食,74.8%的患儿具有挑食偏食的习惯,生长发育情况较正常儿童差。

参考文献

[1] 秦建平.调理脾胃——儿科论治之精要.临床医药实践杂志,2006,15(12):936-937.

[2] 韩娟,张堃.论《小儿药证直诀》调理脾胃的学术思想.甘肃中医,2010,23(3):6.

[3] 孙丽红.中医饮食营养与疾病病因关系浅探.中国中医药科技,2011,18(4):368.

[4] 敖春美.3~6岁幼儿饮食习惯调查研究.延安职业技术学院学报,2010,24(4):37-38.

[5] 龙雅君.儿童饮食喂养方式与小儿脾虚证形成的相关因素调查.河北医学,2016,22(7):1222-1224.

第三节 小儿肾系疾病

一、小儿过敏性紫癜肾炎（HSPN）

过敏性紫癜肾炎（henoch – schonlein purpura nephritis，HSPN）是继发于过敏性紫癜（HSP）的肾损害，也是儿童期最常见的继发性肾小球肾炎。

【病因病机】

（一）诱发因素

感染及过敏性食物的摄入是诱发 HSPN 的重要因素。段玉燕等对 92 例患儿的临床研究发现，有 40 例因上呼吸道感染起病，9 例起病前有进食海鲜、牛肉等食物。邸翠兰等通过对肾损害危险因素的 Logistic 分析认为：患儿的外周血血小板计数的增高及年龄 > 7 岁可能是 HSP 患儿肾损伤的重要危险因素。

（二）分型分级

1. HSPN 临床分型标准有 6 型 ①单纯性血尿或单纯性蛋白尿型；②血尿和蛋白尿型；③急性肾炎型；④肾病综合征型；⑤急进性肾炎型；⑥慢性肾炎型。

2. 根据国际小儿肾病研究组（ISKDC）光学显微镜分型分类标准分为 6 级
Ⅰ级：肾小球轻微异常；Ⅱ级：单纯系膜增生；Ⅲ级：系膜增生伴 50% 以下肾小球新月体形成或节段性病（肾小球硬化、粘连、坏死、血栓）；Ⅳ级：系膜增生伴 50% ~ 70% 肾小球新月体形成/节段性病变（肾小球硬化、粘连、坏死、血栓）；Ⅴ级：系膜增生伴 75% 以上新月体形成/节段性病变（肾小球硬化、粘连、坏死、血栓）；Ⅵ级：膜增生性肾小球肾炎。

3. 肾小管 - 间质病理分型分为 4 级　+ 级：间质基本正常，轻度肾小管变形扩张；++ 级：间质纤维化，肾小管萎缩 < 20%，散在炎性细胞浸润；+++ 级：间质纤维化，肾小管萎缩占 30%，散在和（或）弥漫性炎性细胞浸润；++++ 级：间质纤维化，肾小管萎缩 > 50%，散在和（或）弥漫性炎性细胞浸润。

（三）病理

大量蛋白尿表现的紫癜性肾炎肾小球病理损害较重，肾小管间质损害轻，肾小管间质病变程度与病程呈正相关。大量蛋白尿表现的 HSP 患儿，其肾病理 Ⅲ 级以上多见。

肾病理表现为系膜增生、肾小球硬化、新月体形成，国际小儿肾病研究组分级多见 Ⅱ 级和 Ⅲ 级。

有研究者通过统计学分析显示病理分级越重，IgA + IgG + IgM 沉积比例越高；免疫沉积物中伴有 C3 沉积者与肾病理分级呈正相关。

儿童 HSPN 的肾小球病理改变除了系膜细胞的增生外，还存在足细胞损伤的情况，足细胞损伤情况越重病理改变越明显。

（四）临床表现

临床表现为血尿和蛋白尿者，肾病综合征，单纯性血尿或蛋白尿、急性肾炎和急进性肾炎。临床诊断标准：有确切的皮肤紫癜病史。临床表现肾病水平蛋白尿（24 小时尿蛋白定量 > 50mg/kg）、肾病综合征（血清白蛋白 ≤ 25g/L）；肾活检符合 HSPN 表现；排除 IgA 肾炎、血小板减少性紫癜及系统性红斑狼疮等全身性疾病。

（五）治疗预后

目前对于 HSPN 肾损害的治疗主要是糖皮质激素及免疫抑制药，也有关于肝素及抗血小板聚集药物预防和治疗紫癜性肾炎的报道。

肾病综合征、肾小球新月体比例 >50% 是 HSPN 预后不良的独立危险因素。

肾是 HSP 的主要靶器官之一，受累严重程度决定预后的主要因素，临床分型越严重，肾病理损害越重，预后不佳；病理分级越重，预后越不佳；随着肾小管 – 间质病变程度加重，肾病理损伤的程度越重，预后越不良；正规治疗的疗程不足，患儿预后不良。

【研究集萃】

HSPN 属于中医"紫癜""斑疹""尿血"的范畴。

（一）中医病因病机研究

古代医家认为紫癜性肾炎的发生不外乎：①外邪伤络；②血热妄行；③气虚失摄；④瘀血阻滞。

刘松山等认为，本病脾肾不足虚为本，湿热瘀血标为实，风邪致病不可缺。因过敏性紫癜失治、误治或传变，导致肾损害，影响脾运化、肾封藏之功能，加之外感风邪而发病。

唐宽裕总结于俊生教授经验，认为过敏性紫癜性肾炎的根本病机为"伏毒"内合血分，禀赋不足之体，每因感受外邪，引动体内"伏毒"而发病，外郁肌肤，内闭营血，毒邪燔热，迫血妄行，泛溢肌肤发为紫癜，损及胃肠则腹痛、便血，伤及肾络，肾失封藏，则出现血尿及蛋白尿。

聂莉芳认为其病因多责之外感风热和饮食劳倦。张宏伟认为血热妄行，瘀血阻滞是紫癜性肾炎最根本的病机。

（二）中医治疗研究

丁樱、张君教授均强调从瘀论治紫癜性肾炎，丁教授非常重视以下 3 点：①强调分期而论；②重视饮食控制；③重视预防外感。张教授则强调活血化瘀为治疗本病的基本大法，应贯穿疾病治疗的始终，同时提出早期宜佐以清热解毒，中期宜佐以滋阴，后期宜辅以益气。

聂莉芳强调发作期以清肺胃之热及凉血化斑为主；迁延期以平补、清补为主，慎用温药；同时强调改善过敏体质需要长期守方。

唐宽裕等从伏毒论治 HSPN，临床上以祛毒护正、化解透托为原则，以加味升降散（女贞子、墨旱莲、紫草、茜草、僵蚕、蝉蜕、姜黄、大黄）为主方辨证加减。

二、IgA 肾病

IgA 肾病于 1968 年由 Berger 和 Hinglais 首先提出，故又称 Berger 病。原发性 IgA 肾病（以下简称 IgAN），是一组在小儿中较常见的原发性肾小球疾病。从临床证候特点来看，可归属于中医学"尿血""腰痛""水肿""虚劳"等范畴，易反复发作，缠绵难愈，好发于本虚之体。

【病理特点】

IgAN 的病理表现非常有特征，在肾小球系膜区 IgA 呈颗粒状或团块状的沉积是该病的典型表现。

【发病机制】

（一）发病步骤

IgAN 患者体内高水平的半乳糖缺乏的 IgA1（Gd - IgA1）水平、特异性的 IgG 与 Gd - IgA1 结合并沉积于系膜区、触发免疫炎症反应攻击肾是 IgAN 发病的 3 个步骤。

（二）遗传因素

目前认为家族性 IgAN 约占全部 IgAN 的 10%。相关性研究发现，IgAN 是一种具有遗传倾向性和易感性的多基因疾病，常由多个微效基因的累加和某些环境因子的共同作用而致病。

（三）自身免疫反应

有研究证明 35% ~ 50% IgAN 患者的血清 IgA 含量升高，这与 B 及 T 细胞 Th1/Th2 失衡有关。

【临床表现】

多种多样，可表现为无症状性尿检异常、反复发作性肉眼血尿、急性肾炎综合征、肾病综合征等。

【诊断与分型】

（一）诊断标准

IgA 肾病是免疫病理诊断名称，其免疫荧光特征为在肾小球系膜区和（或）毛细血管襻有以 IgA 为主的免疫球蛋白沉积，并排除过敏性紫癜、系统性红斑狼疮、慢性肝病等疾病所致 IgA 在肾组织沉积者。

（二）临床分型

1. 分型标准　参照中华医学会儿科学分会肾脏病学组 2000 年修订的小儿原发性肾小球疾病临床分类标准和 2007 年全国小儿原发性 IgA 肾病调查报告，目前建议将我国儿童原发性 IgA 肾病临床表现分为以下 7 种类型：①孤立性血尿型（包括复发性肉眼血尿型和孤立性镜下血尿型）；②孤立性蛋白尿型（24 小时尿蛋白定量 < 50mg/kg）；③血尿和蛋白尿型（24 小时尿蛋白定量 < 50mg/kg）；④急性肾炎型；⑤肾病综合征型；⑥急进性肾炎型；⑦慢性肾炎型。

2. 病理组织学分级　在过去 20 多年时间里有许多的病理分形方法供病理专家使用，以下是对较常用的病理分型方法的简介（表 4 - 1 ~ 表 4 - 3），我国现阶段普遍采用 1982 年 Lee 等倡导的 5 型分级，见表 4-1。

表 4-1　Lee 分级

级别	肾小球变化	肾小管 - 间质变化
I	基本正常，偶见轻度系膜增宽（节段）伴/不伴细胞增殖	无变化
II	<50%肾小球出现局灶性系膜增生和硬化，偶有小新月体形成	基本正常
III	弥漫性系膜增生，有小的新月体形成，球囊粘连	局灶间质水肿，炎症细胞浸润，肾小管萎缩
IV	明显弥漫性系膜增生、硬化，<45%肾小球有新月体形成，常见部分肾小球硬化	肾小管萎缩，间质炎性细胞浸润
V	与IV型相似但更严重，≥45%肾小球有新月体形成	与IV相似，但更严重

表 4-2　Hass 分级简介

分级	病理学改变
I 级	轻微病变 仅见肾小球系膜区的轻微的系膜细胞增生，无节段性或球性硬化，无新月体
II 级	局灶节段性肾小球硬化型 与原发性局灶节段性肾小球硬化症相似，无新月体
III 级	局灶增生型不足 50%的肾小球出现细胞增生，增生的细胞可以只限于系膜细胞，也可伴内皮细胞增生，主要以节段性分布为主，可以有少数新月体
IV 级	弥漫增生型 超过 50%的肾小球出现细胞增生，增生的细胞常为系膜细胞中度以上的增生，也可伴有内皮细胞增生，多少弥漫性增生，部分节段性增生，可以有新月体
V 级	进行性慢性肾炎型 40%或超过 40%的肾小球呈现球性硬化，常见肾皮质的约 40%的肾小管萎缩或消失 从未硬化的肾小球，可看出由哪种类型病变演变而来的

表 4-3　WHO 分级简介

分级	病理学改变
I 级	轻微病变型
II 级	轻微病变型或伴有小的节段性增生
III 级	局灶或节段性肾小球肾炎型
IV 级	弥漫系膜性病变伴有增生或硬化
V 级	弥漫硬化性肾小球肾炎型（>80%的肾小球受累）

　　2009 年，由国际 IgA 肾病协作组和肾脏病理协会组成的工作组发表了 IgA 肾病新的分类共识——IgA 肾病牛津分类法，该分类方法对于肾小球病变、毛细血管外病变、系膜细胞增生、肾小管间质病变都进行了定义，并使用组织学积分系统进行积分，由 5 位不同的病理科医生进行独立的阅片后得出病理诊断，

以肾小球病变评价积分（M）、节段肾小球硬化（S）、毛细血管内增生（E）、肾小球萎缩/间质纤维化（T）的形式得出病理学诊断。

【治疗预后】

（一）治疗

由于 IgA 肾病病因及发病机制未明，而且该病临床、病理表现及预后多样化，目前尚缺乏统一的治疗方案。临床治疗目标是通过降低尿蛋白、控制血压、抑制免疫反应等措施减轻肾组织进一步损伤，延缓疾病进展。主要使用激素、免疫抑制药物、血管紧张素转化酶抑制药（ACEIs）和血管紧张素受体拮抗药（ARBs）扁桃体切除术、其他疗法（鱼油、他汀类、抗聚药物）等治疗手段。

（二）预后

早期认为本病预后良好，但长期观察发现，10%～30% 的 IgAN 患者在发病10～15 年后进展至终末期肾病。

【中医研究】

（一）病因病机

1. 病机特点 本病虚实夹杂，本虚标实为其病机特点。

2. 各家学说 施氏等认为，IgA 肾病主要的病因病机是由于外感风热、湿热之邪循经扰肾，肾络受损，精血外渗；或脾肾亏虚，气不摄血；或肝肾阴虚，虚热灼络，血溢脉外；或瘀血内阻，肾微型瘀积形成，血不归经所致。

卞氏等指出，主要病因为患者素体虚弱，气虚或气阴两虚，复感风热、湿热之邪，灼伤肾络，或脾肾阴虚，虚热灼络，血溢脉外；或久病阴损及阳，肾阳不足，命门火衰，精气不固；或阳虚寒凝，气虚不运，虚火炼液成瘀，出血不止。

白氏等认为，IgA 肾病以血尿为主要临床特征，属出血之证。外因方面，感受风热、湿热、疮毒等外邪，致邪热损伤血络，迫血妄行，可致血尿；内因方面，脏腑功能失调，尤其是脾肾气虚，失其统摄与封藏的职能，致精血下注则可出现血尿或蛋白尿。对于本病主要表现为"水肿"者，因于肺失通调、脾失转输、肾失开合、膀胱气化不利，导致体内水液潴留，泛滥肌肤，可出现头面、眼睑、四肢、腹背甚至全身浮肿；对于"腰痛"病症，多认为虚为其内在发病基础，经脉气血流通不畅为病机。此外，IgAN 病情绵长，久病入络，导致血瘀，瘀血阻络，血不循经，以致血尿经久不愈。

吴氏指出，IgA 肾病发病往往由外邪内侵或由其他途径反复感染，毒邪壅阻肾，久留不去，内迫营血分，形成肾营血分伏邪，气滞血瘀，邪气郁久化热，毒邪、瘀血阻滞经络或灼伤肾络脉，形成精微物质外漏，表现为血尿、蛋白尿等血热妄行之证。

曹氏认为肾性血尿病机多属虚、瘀、湿、热胶结为患。离经之血即是瘀血。

须氏考虑，湿为阴邪，肾居下焦为阴脏，同气相求，湿热之邪深蕴胶着于肾脏，难以消散，是 IgA 肾病缠绵难愈、反复迁延的根本原因。

（二）治疗研究

施氏等认为治疗需根据标本缓急、虚实阴阳的轻重偏衰，辨证施治，注重益肾、祛风湿、活血法的应用。

张氏将本病大致分为肝肾阴虚、气阴两虚和肺脾肾虚型。肝肾阴虚治以清热凉血、滋补肝肾，方用六味地黄丸和二至丸加减；气阴两虚型治以益气滋阴，方用四君子汤合六味地黄汤加减；肺脾肾虚型治以健脾补肾、补益肺气，方用归脾汤合参苓白术散加减。

于氏将 IgA 肾病辨证分为热毒内扰、湿热壅滞、脉络瘀阻、气阴两虚、阴虚火旺等，治以黄芪、生地黄、山茱萸、丹参、川芎、当归、焦栀子、茜草为主药。

张氏根据 IgA 肾病血尿发病过程，将其分为：风热外袭证，治宜清热凉血止血，方用银翘散合小蓟饮子加减；下焦湿热证，治宜清热利湿止血，方用小蓟饮子加减；气阴两虚证，治宜益气养阴止血，方用参芪地黄汤合大补元煎加减；阴虚火旺证，治宜滋阴凉血止血，方用一贯煎合小蓟饮子加减。

魏氏将 IgA 肾病辨证分为肾气阴两虚证（肾虚证）、肾络瘀痹证（瘀痹证）、风湿扰肾证（风湿证）、肝风内动证（肝风证）、溺毒内留证（溺毒证）5 型，以益气、化湿、行瘀为基本治则，方用黄芪二至丸、四物汤、水陆二仙汤合方加减。

余氏认为，IgA 肾病病程较长，不同病变阶段虚实有异，邪有轻重，故治宜攻补相宜，分期分型施法。急性期多为风热壅盛、迫血下行证，常在外感病后出现。治疗以疏散风热、解毒利咽、凉血止血为主，常选用银翘散与小蓟饮子化裁。下焦湿热型治以清热利湿、助运化湿、凉血止血为主，方用八正散合小蓟饮子加减慢性期多见以下 4 型：①肺（脾）肾气虚证，方以玉屏风散合四君子汤加减；②脾肾阳虚证，方以右归丸加减；③肝肾阴虚证，方以知柏地黄丸合二至丸加减；④气阴两虚证，方以参苓白术散合六味地黄丸加减。

王丽萍等调查得出，IgA 肾病患者以虚实夹杂，虚证以气阴两虚、脾肺气虚为主，标实证以湿热和血瘀证最为常见。

禹长杰等对两广地区 5 所医院经肾穿确诊为隐匿性 IgA 肾病患者进行中医辨证分型，结果分为本虚证与标实证两大类，本虚证证型从多到少依次为气阴两虚、肝肾阴虚、脾肾气虚、脾肾阳虚，标实证从多到少依次为下焦湿热、风湿内扰、风热伤络、脉络瘀阻。

何琳等将 IgA 肾病分为 6 型，并分别辨证施药，分别为风热扰络型（银翘散合小蓟饮子加减）、湿热内蕴型（三仁汤合小蓟饮子加减）、气阴两虚型（参麦饮合小蓟饮子加减）、肺肾阴虚型（二至丸、玄麦甘桔汤合小蓟饮子加减）、肝肾阴虚型（一贯煎合小蓟饮子加减）、气滞血瘀型（桃红四物汤加减）。

三、儿童急性肾损伤

急性肾损伤（AKI）定义为病程在 3 个月以内，包括血、尿、组织学及影像学检查所见的肾结构与功能的异常，是指原发或继发性肾功能受损，是对急性肾衰竭的扩展和延伸，概括了从肾功能改变到最终肾衰竭的整个过程。有研究发现，儿童 AKI 死亡率是非 AKI 者的 5 倍以上。

【诊断标准】

2005 年由美国肾病协会、国际肾病协会和欧洲重症医学协会等权威机构在阿姆斯特丹达成 AKI 的诊断及分级标准共识，即肾功能在 48 小时内迅速减退，血肌酐升高绝对值 ≥ 26.4μmol/L（0.3mg/dL），或较基础值升高 ≥ 50%（增至基线值 1.5 倍）；或尿量 < 0.5mL/（kg·h）超过 6 小时即可诊断 AKI。对于儿童尚未达成共识。

【病因病理】

按照病因病理可分为肾前性、肾性、肾后性 3 类，肾前性由于肾低灌注引起，肾性由于各种原因造成的肾实质性病变引起，肾后性多由于尿路梗阻造成。

临床上 AKI 可分为两种情况：一种为肾疾病进行性进展至水钠潴留和尿毒症，另一种为全身性疾病合并急性肾衰竭，如挤压综合征、严重脓毒症、缺血缺氧性损伤、中毒等。

可能引起 AKI 的物质：抗生素类，如氨基糖苷类、β-内酰胺类、抗真菌药、磺胺类；利血平；部分中草药，如含有马兜铃酸的关木通、雷公藤等；生物毒素，如鱼胆、蜂毒、毒蕈、毒蝎等。

【治疗预后】

主要分为包括治疗原发病、避免再损害因素及纠正代谢性酸中毒、水电解质紊乱和饮食控制等在内的支持治疗以及肾替代治疗（RRT）。

肾替代治疗的时机：RRT 在 AKI 的最佳启动时机缺少统一的标准，归纳而言，重点考虑 AKI 的程度（水钠潴留和氮质血症水平，以前者更重要）和进展速度，全身疾病特点以及当地实施 RRT 治疗的条件、经验、风险控制能力。

AKI 患者的预后主要取决于原发病、器官衰竭数目和急性肾小管坏死程度。

四、小儿急性肾炎

急性肾炎（AGN）是急性肾小球肾炎（APSGN）的简称。小儿急性肾炎的发病率在小儿肾疾病中占首位，是一种急性起病多种病因所致的感染后免疫反应引起的弥漫性急性肾小球炎性病变，以浮肿、少尿、血尿，甚者头痛、小便不通、眩晕为主要临床表现，属于中医"水肿"病之"风水""阳水"范畴。

【发病机制】

该病多见于感染之后，尤其是溶血性链球菌感染之后，如呼吸道感染，尤其是急性化脓性扁桃体炎、咽炎、淋巴结炎、猩红热等。皮肤感染包括脓疱病、疖肿等，故又称为急性溶血性链球菌感染后肾炎。发病机制为细菌感染通过抗原－抗体免疫反应引起。

【临床表现】

（一）典型的临床表现

急性起病，可有低热、疲倦、乏力、食欲减退等一般症状，肾炎症状主要表现为水肿、血尿和高血压。

（二）不典型的表现

1. 无症状性肾炎　小儿有尿的改变，但无水肿、肉眼血尿、高血压等临床症状，多在尿液检查时才被发现。

2. 肾外症状性肾炎　以水肿和（或）高血压起病，而尿的改变轻微或呈一过性轻微改变，甚或尿检正常。

3. 肾病综合征型肾炎　小儿水肿严重，尿液中蛋白较多，呈肾病表现。

【诊断】

凡急性起病，尿检查有蛋白、红细胞和管型，有或无高血压均可诊断为急性肾炎。若近期有链球菌感染性疾病和 1~3 周的前驱期、血清链球菌酶抗体升高、血清补体 C3 降低，则可诊断为 APSGN。

【治疗预后】

急性期的饮食要加强食盐和蛋白质的限制，首选青霉素，对青霉素过敏者可改用红霉素或其他敏感抗生素。通过利尿、降压的对症治疗。伴有高血压时，静脉用硝普钠。

急性肾炎为自限性疾病，预后良好，95% 的孩子可完全康复，痊愈后不会复发。仅少数在急性期肾损害严重，肾衰竭持续时间较长者，才发展为慢性肾炎和慢性肾衰竭。急性肾炎发病前 1~3 周常有一前驱感染，故在感染后 2~3 周内应给孩子作尿常规检查 1~2 次。平时应注意观察孩子的小便情况。

【中医研究】

（一）病因病机

本病主要为风、湿及热毒之邪所致。小儿素体虚弱，肺、脾、肾三脏功能不足，尤其肺、脾气虚，是导致急性肾炎的内因。初始阶段，水肿多责之肺、脾，恢复期则多责之脾、肾。急性肾炎以风、湿、热、毒4种因素互为因果，其水肿，多属阳水。

（二）辨证论治

甄怀伟等对38例急性肾炎的患儿进行回顾性分析后将本病分为风水袭表型，治宜祛风清热利水，药用：金银花10g，连翘10g，野菊花6g，白茅根30g，车前子15g（另包），泽泻10g，茯苓10g，随症加减用药。湿热蕴结型，治宜健脾利湿、清热消肿，药用：黄芪30g，山药15g，生石膏10g，小蓟6g，泽泻15g，连翘12g，大黄6g，车前子15g（另包），白茅根30g，赤小豆10g，野菊花6g，石决明20g，黄芪10g，鱼腥草12g。脾虚湿盛型，宜健脾利湿，益气利水，药用：黄芪30g，白术10g，茯苓10g，厚朴6g，薏苡仁10g，佩兰6g，车前子12g，党参10g，焦麦芽、焦神曲、焦山楂各10g。还有瘀血阻络型。

李少川教授从调畅气机入手，着重调理肺、脾、肾三脏，分期辨证。初期清透肺卫；水肿消退以后，以清利湿热为主，兼疏利少阳气机；后期则滋阴固肾，兼顾调理脾胃。

杨贵荣将本病分为风水相搏和湿热蕴结两型。风水相搏以麻黄连翘赤小豆汤加减，湿热内蕴以八正散加减，均取得较为满意的疗效。

梁建卫等将66例中医辨证均属湿热内侵型急性肾炎小儿在常规的抗感染、利尿、消除尿蛋白的西医治疗基础上加用青黛、车前子、滑石、紫草、白茅根等中药清利湿热、凉血活血后疗效确切，可明显缩短蛋白尿与高血压病程。

五、小儿肾病综合征

小儿肾病综合征是小儿时期常见的肾疾病，为儿科的常见病和疑难病，是由于肾小球基底膜通透性增高，大量血浆蛋白自尿中丢失引起的一种临床症候群，以大量蛋白尿、低蛋白血症、高血脂和不同程度的水肿为特征。小儿肾病综合征多归属"水肿""虚劳""尿浊"等范畴。

【病因病机】

（一）发病原因

引起小儿肾病综合征的原因现在尚不明确，大多数小儿肾病综合征患者为原发性，常没有明显致病因素。现代医学认为，小儿肾病综合征发病原因主要归为以下几点：①免疫机制失调；②遗传因素；③肾损害；④炎症反应。

（二）发病机制

小儿肾病综合征以原发性肾病综合征最为常见，其发病机制目前尚不明确。

1. 蛋白尿的形成　致病因素或诱因出现，致使分子滤过屏障和（或）静电屏障受损，使肾小球滤过膜通透性增加，大量蛋白质通过肾小球滤过膜超过近曲小管对其重吸收的量，形成蛋白尿。

2. 低蛋白血症的形成　大量蛋白的丢失可致低蛋白血症；消化道水肿，导致消化道营养物质吸收不足，进一步加重低蛋白血症。

3. 水肿的形成　低蛋白血症的形成，血浆白蛋白含量的下降，造成胶体渗透压降低，水分由血管内渗入组织间隙，成为水肿出现的最根本原因。水分的渗漏使血容量下降，引起肾小球滤过率下降、抗利尿激素分泌增多、醛固酮分泌增多、利钠因子减少、引起的水钠潴留进一步加重了水肿。

4. 高脂血症　由于低蛋白血症，肝代偿性白蛋白合成增加，部分脂蛋白的合成随之增加，而脂蛋白分解能力减弱，故血中胆固醇增高随低蛋白血症而出现。

【分类分型】

（一）分类

1. 根据病因和发病年龄分类　可分为3类：先天性肾病综合征（是指生后

3~6个月内发病，临床表现符合肾病综合征，并除外继发所致者）、原发性肾病综合征（分为单纯性肾病和肾炎性肾病两类，其中单纯性肾病临床上多见，具备肾病综合征的四大临床特点。肾炎性肾病参见下述诊断标准）、继发性肾病综合征（继发性肾病综合征的原因很多，常见的有紫癜性肾炎、糖尿病肾病、肾淀粉样变，系统性红斑狼疮肾炎、新生物、药物、乙型肝炎病毒相关性肾炎及其他感染引起的肾病综合征）。

2. 根据对激素治疗的敏感程度分类 肾病综合征可分为 3 类：激素敏感型肾病、激素依赖型肾病、激素耐药型肾病。

（二）病理分型

小儿原发性肾病综合征的病理分型多样，5 岁以下小儿，以微小病变型占大多数，年长儿的病理类型以非微小病变型（包括系膜增生性肾炎、局灶节段性硬化等）居多。

【诊断标准】

参照《诸福棠实用儿科学》第 7 版（胡亚美主编）及《儿科学》第 8 版（薛辛东、杜立中主编）中小儿肾病综合征的诊断标准，制定标准如下。

（一）单纯性肾病综合征

1. 大量蛋白尿（尿蛋白 +++ ~ ++++）。

2. 24 小时尿蛋白定量（≥50mg/kg）。

3. 血浆白蛋白低于 30g/L。

4. 血浆胆固醇高于 5.7mmol/L；一定程度的水肿。

其中前 2 项为诊断的必备条件。

（二）肾炎性肾病综合征

除具备以上 4 项特征外，还须具备以下 4 项中的 1 项或多项。

1. 尿检查红细胞高倍镜下超过 10 个（2 周内须检查离心尿 3 次以上）。

2. 反复出现高血压，学龄儿童 > 17.3/12kPa（130/90mmHg），学龄前儿童 > 16/10.7 kPa（120/80mmHg），并除外因皮质激素所致。

3. 氮质血症，尿素氮超过 10.71mmol/L（30mg/dL），并除外由于血容量不足所致。

4. 血总补体或 C3 反复降低。

【治疗预后】

（一）一般治疗

1. 休息，无须严格限制，严重水肿、低血容量者需卧床休息。

2. 水肿者限制盐的摄入，低于 2g/kg，严重水肿、高血压者要无盐饮食，适量优质蛋白 2g/（kg·d）。

3. 口服维生素 D 500 ~ 1000U。

4. 给予抗感染治疗及维持电解质的平衡。

（二）激素疗法

口服泼尼松分为 4 个阶段：①大剂量激素诱导缓解阶段。开始剂量为 2mg/（kg·d），总量不超过 60mg/d，分 3 次服。②激素隔日巩固缓解阶段。若 4 周内尿蛋白转阴，则转阴后至少巩固 2 周开始减量，改为隔日 2mg/（kg·d），晨顿服，继用 4 周。③激素减量至小剂量维持阶段。后每 2 ~ 4 周减 2.5 ~ 5mg 直至停药，总疗程 6 ~ 9 个月。④激素停药。

对激素耐药者可加用免疫抑制药；急性期水肿严重者可暂予双氢克尿噻及螺内酯，若利尿无效且血浆白蛋白过低可扩容继之利尿或给予白蛋白。

（三）其他治疗

杨波平对 39 例小儿肾病综合征患儿采用低分子肝素联合泼尼松治疗，治疗组有效率达 92.3%，较对照组有较好的治疗效果，能显著改善患儿病情，利于患儿预后，是一种较好的治疗方式。

【中医研究】

（一）病因病机

丁樱认为水肿发生，主要是全身气化功能失司，发病机制主要与肺、脾、肾三脏功能失调有关，主要从邪实正虚两方面论述该病的病因。

赵和平认为小儿肾病综合征，属于中医水气病范畴，其标在肺，其本在肾，其制在脾，本虚而标实，本虚指肺、脾、肾三脏虚损。

王雪峰从古代医家对水肿病因病机的论述中总结出肾虚是水肿发病的关键。

傅玉素认为其病机为本虚标实，本虚是指小儿脏腑娇嫩，脾肾不足，肺卫失固，标实为外邪侵袭，水湿、热毒、瘀血为患，临证应从正邪两方面辨证。

黄建业认为肾病发生的主要原因是正虚标实，正虚主要为脾、肾虚弱或肝、肾阴虚。

刘霞认为脾虚是小儿肾病综合征发病的内在基础，肺虚易感是小儿肾病综合征反复发作的重要原因，气阴两虚是激素应用过程中的病机关键，血瘀是水肿病发生发展过程中的重要病理因素之一。

（二）治疗预后

李少川从脾胃论治小儿肾病综合征。认为：①"肾病治脾"贯穿肾病全过程，依据脾虚湿困的病机，采用健脾利湿法，以胃苓汤为基础方加减创立小儿肾病合剂；②湿邪夹表，急则治标，治以疏风宣肺，健脾利湿，在小儿肾病合剂基础上加疏散风寒、宣散风热之品；③久病及肾、脾肾两虚，宜温补脾肾，利水消肿，在小儿肾病合剂基础上加温补脾肾之品；④脾胃气虚、易感时邪，治宜健脾益气为主，在小儿肾病合剂基础上去葫芦、泽泻，加羌活、独活、紫前胡、藿香。

丁樱认为应从 3 个方面辨证治疗。①脏腑辨证，各有侧重：小儿肾病初起，以肺失宣降，通调不利为病机关键，治疗重在宣肺以利水，使卫气开达，水道通利，常用麻黄、浮萍等轻宣之剂为君药宣肺利水，而佐以健脾益气、活血化瘀。②标本兼顾，分证而治。③平衡阴阳，调和气血，据其不同阶段随证调整用药。

赵和平认为本病因肺、脾、肾三脏功能失常而致，故以补肾、健脾、宣肺为治则辨证施治。

潘月丽认为湿、热、浊均由脾虚而生，故治疗以扶正培本为主，同时注意配合清热、化湿、降浊等祛邪之法以治其标，其治疗原则为运脾燥湿，清热化浊，方选平胃散合四妙散加减治疗本病。

参考文献

[1] 中华医学会儿科学分会肾脏病学组. 儿童常见肾脏疾病诊治循证指南. 中华儿科杂志, 2009, 47 (12): 911-913.

[2] 俞蕾, 孙荷. 儿童紫癜性肾炎临床病理分型分级与预后55例分析. 中国实用儿科杂志, 2011 (11): 852-855.

[3] 刘松山, 张爽, 王仲. 紫癜性肾炎蛋白尿中医病因病机与辨治. 中国中医基础医学杂志, 2011, 17 (7): 729-730.

[4] 王俊宏, 丁樱. 丁樱从瘀论治过敏性紫癜性肾炎经验. 中医杂志, 2010, 51 (3): 217-218.

[5] 曹俊, 张君. 张君教授从瘀论治儿童过敏性紫癜性肾炎经验拾撷. 中医儿科杂志, 2014 (02): 13-15.

[6] 张建. 丁樱教授辨证治疗小儿肾病综合征特点. 陕西中医, 2009, 30 (8): 1036-1037.

[7] 黄伟, 王雪峰. 小儿肾病综合征激素应用不同阶段的中医辨证论治. 中医儿科杂志, 2008 (5): 4-6.

[8] 闫燕, 吴文先. 刘霞教授治疗小儿肾病综合征临证经验. 中医儿科杂志, 2006, 2 (4): 3-5.

第五章

眼科及耳鼻喉科疾病诊疗研究进展

第一节　眼科疾病诊疗

中医眼科学是以中医学基础理论为指导，认识和研究眼的解剖、生理、病因、病理和眼病的各种临床表现、诊断、辨证、治疗与预防的一门临床学科，其任务是防治眼病，维护人体视觉器官的健康。

【源流发展】

中医眼科学具有悠久的历史，它积淀了我国人民几千年来与眼病做斗争的丰富经验，是中医学的重要组成部分。它的形成与发展，与社会及整个中医学的发展有着密切的内在联系，其发展进程可大致划分为 5 个时期。

（一）萌芽时期（上古时期至南北朝）

中医眼科的萌芽时期远在上古，经历了我国历史上商、周、秦、汉时期。这一时期，古人通过漫长而原始的、一症一药治疗眼疾之后，开始向着探索眼的解剖结构、生理病理，乃至辨证论治的方向进步。自从文字出现以后，有关眼病医药知识的记载散见于各种书籍文献之中。随着《黄帝内经》《神农本草经》《伤寒杂病论》等医药专著的出现，有关眼与眼病的知识，在医药书籍中开始有了比较集中的记载和论述。从对殷墟出土的甲骨文考察可知，早在武丁时代（公元前 1250 年至公元前 1192 年），就有关于"目""疾目""丧明"的记载。《左传·僖公二十四年》有"目不识五色之章为昧"之句，这是世界上有关色盲的最早描述。对于眼病的治疗，《山海经》中载有 7 种可以防治眼病的药物。《淮南子》载："目中有疵，不害于视，不可灼也。"说明在汉代已有了灼烙术治疗眼病；《黄帝内经》对眼的解剖生理，眼病的病因病机、临床证候、针刺疗法等做了初步的论述，涉的眼部病症计四十余种。

（二）奠基时期（隋朝至唐朝）

隋唐时期，经济、文化空前繁荣，中医眼科得到了进一步发展，对眼的解剖、生理等基础理论的认识较前深入、系统，对相当多的眼病能做出诊断分类；内治、外治与手术已经具有一定的水平，为中医眼科发展为独立的专科奠定了基础。唐武德年间（624年）设立的太医署，将五官病正式从内、外科划分出来，组成"耳目口齿科"；成书于公元八九世纪的《龙树眼论》是我国第一部眼科专著。《备急千金要方》首次明确地提出生食五辛、夜读细书等易致眼病的19种因素。王焘著《外台秘要·卷第二十一》，引印度《天竺经论眼》，对眼科进行专篇论述，其中谓治脑流青盲眼（相当于白内障）"宜用金篦决，一针之后豁若开云而见白日"。这是我国关于针拨白内障的最早记载。

（三）独立发展时期（宋朝至元朝）

由宋朝至元朝，眼的生理解剖、病机学说等基础理论又得到进一步发展，在理论与临床方面都具备了独立性，中医眼科学从此进入独立发展阶段。宋元丰年间，太医局将眼科从"耳目口齿科"分离出来单独教授，并将《龙树眼论》列为专科教材之一，并有专习眼科的学生；宋代以来，眼科领域出现了五轮、八廓、内外障七十二症学说，反映了中医眼科独特理论的形成，成为眼科这门独立学科所必须具备的理论框架。五轮学说起源于《黄帝内经》，完善于宋代，北宋王怀隐的《太平圣惠方》对五轮的配位做了改动，强调"五轮应于五脏"，将五轮与五脏紧密地联系起来。南宋杨士瀛的《仁斋直指方论》对五轮的脏腑配属及定位更加明确，推进了五轮学说的临床应用。八廓学说始于南宋，陈言的《三因极一病证方论》首次提出"八廓"一词，《葆光道人眼科龙木集》论述了八廓的具体名称及其与脏腑的关系。元朝危亦林的《世医得效方》为八廓配上了"天、地、水、火、风、雷、山、泽"八象名词，并给每廓配属了眼位。元末托名孙思邈著的《银海精微》又为八廓加上了八卦名称，至此，八廓学说有了较为完善的理论。与此同时，由宋元医家集前人眼科之大成，刊行于明代的《秘传眼科龙木论》提出了内外障七十二症学说，并有相应的治法与方药，初具眼科辨证论治体系。

（四）兴盛时期（明朝至清朝、鸦片战争之前）

明清两代是中医眼科学发展的鼎盛时期。这一时期，不论是眼科文献的数量和质量，还是眼科理论与临床知识的深度和广度，均大大超过以往各代。元末明初倪维德著的《原机启微》，总结前人之经验，结合自身临床体会，深入地阐析了眼病的病因病机，遣方用药强调君臣佐使，是一部在理论和实际应用上均有很高价值的眼科专著。明末傅仁宇所著的《审视瑶函》（又名《眼科大全》）转录前人论述，结合本人经验撰成，兼收并蓄，持论公允，内容丰富，实用性强，为中医眼科必读之书。清代黄庭镜编著的《目经大成》，发挥和充实了五轮、八廓学说；继承和整理了针拨术，总结出著名的针拨八法。该书在中医眼科学术体系中有较高的学术地位。

（五）衰落与复兴时期（清朝、鸦片战争以后至今）

衰败时期，在眼科医家的不懈努力下，编印了极为有限的眼科专著，有创见的著作不多，较为著名的有马化龙的《眼科阐微》、撰人不详的《眼科奇书》、康维恂的《眼科菁华录》等。此外，在西医眼科传入的影响下，出现了具有中西医眼科结合倾向的专著，如徐庶遥的《中国眼科学》、陈滋的《中西医眼科汇通》。

中华人民共和国成立后中医眼科蓬勃发展，随着时代的进步，中医眼科与时俱进，借鉴一些相关西医学基础理论与知识，并引进一些现在科学检测、诊疗设备与技术，如裂隙灯显微镜、检眼镜、眼压计、视野计、眼底照相机、眼超声检查仪、眼电生理检查仪以及眼用激光机等，不仅提高了临床诊疗水平，也对广泛开展中医眼科基础、临床研究提供了有利条件。近年来，中医眼科在手术、针灸、药物等方面都取得了较大发展，一些眼科疑难病症进入了现代科研领域，并取得了阶段性成果。

【病类范畴】

（一）眼科病证命名

由于眼直接暴露于体表，不需仪器即可查见，故中医眼科以"望诊"为主，古代医家对于外障眼病，多以其发病部位、病变形态、颜色、深浅、大小命名，或以其发病时间、原因、症状、体征来命名，如胞生痰核一病，既指出了疾病发生的部位，也包括了症状和成因；内障眼病由于条件所限，无法窥及眼底，因而多以病人的自觉症状来命名，如青盲、暴盲、云雾移睛等，一名之中包括了数病。由于各医家对疾病认识的角度不同，导致各书所立病名不一，如《秘传眼科龙木论》载72症始，其后《银海精微》载80症，《证治准绳》搜集整理为172症，《审视瑶函》载108症，《目经大成》则又减至81症。随着检眼镜、裂隙灯显微镜、眼底照相机、OCT及mERG等被迅速和广泛地应用于临床，中医"望诊"扩大深入到了眼底，直观化、精细化了"望诊"的内容，中医眼科识病辨证被推进到一个新的高度，最终形成了符合眼的生理解剖、临床特点和诊治规律的现代中医眼科学疾病系统。

（二）眼科病证范围

自1960年由李云藻主编第1版《中医眼科学讲义》教材以来，历经半个多世纪，《中医眼科学》教材迎来了第8版（段俊国主编）的问世，全书分三篇论述眼科疾病，上篇外障，包括眼睑疾病、两眦疾病、白睛疾病和黑睛疾病；中篇内障，包括黄仁疾病、晶珠疾病、五风内障、神膏疾病、视衣疾病和目系疾病；下篇其他，包括眼视光学、眼外肌疾病与弱视、眼眶疾病及眼外伤，合计67种病症。《中华人民共和国国家标准中医临床诊疗术语》将眼病分为针眼、胞生（睑）痰核、椒疮、粟疮、冷泪、窍（眦）漏、胬肉攀睛、暴风客热、天行赤眼、金疳、聚星障、凝脂翳、花翳白陷、宿翳、瞳神紧小、五风内障、圆翳内障、云雾移睛、视瞻昏渺、暴盲、物损真睛、酸碱伤目、疳积上目、目斜视、辘轳转关、近视、老视、目倦、视歧等 98 种疾病。

【优势病种】

（一）白涩症（眼干燥症）诊疗方案

1. 诊断标准

（1）中医诊断标准：眼干燥症相当于中医学中白涩症和神水将枯，参照中华人民共和国中医药行业标准《中医病证诊断疗效标准》神水将枯（ZY/T001.5—94）。①目珠干燥失却莹润光泽，白睛微红，有皱褶，眵黏稠呈丝状，黑睛暗淡，生翳。②眼干涩、摩擦痛、畏光、视力下降，同时口鼻干燥，唾液减少。③泪液分泌量测定，多次 Schirme 法少于 5 分钟 10mm。虎红染色试验阳性，荧光素染色试验阳性。④多见于 50 岁左右女性，双侧发病，常伴有多发性关节炎。⑤必要时做自身抗体（类风湿因子、抗核抗体）及免疫球蛋白 IgG、IgM、IgA 测定，血细胞沉降率检查。

（2）中医证候诊断：①肺阴不足证。目珠干涩不爽，磨痛异物感，久视疲劳，时常白睛隐隐发红，舌红少津，脉细数。②气阴两虚证。目珠干燥无光泽，涩磨畏光，眼极易疲劳，视物模糊，甚至眼睑痉挛，口干少津，神疲乏力，舌淡红，苔薄，脉细。③肝经郁热证。目珠干燥，灼热刺痛，口苦咽干，烦躁易怒，大便干或小便黄，舌红，苔薄黄或黄厚，脉弦滑数。

2. 治疗方案

（1）辨证论治：①肺阴不足证。治法：滋阴润肺。推荐方药：养阴清肺汤加减；中成药：养阴清肺口服液等。②气阴两虚证。治法：益气养阴。推荐方药：生脉饮合六味地黄丸加减；中成药：杞菊地黄口服液、生脉饮等。③肝经郁热证。治法：清肝解郁。推荐方药：丹栀逍遥散加减；中成药：丹栀逍遥丸等。

（2）针灸治疗：体针常用穴位，如睛明、攒竹、瞳子髎、丝竹空、太阳、四白、风池、合谷、足三里、三阴交、太溪、太冲等。可根据病情采用头针、耳针、眼针、耳穴敷贴、雷火灸等。

（3）其他疗法：根据病情选择中药雾化、中药熏蒸等治疗方法。

3. 疗效评价　以临床症状、泪液分泌量、泪膜破裂时间、角膜荧光素染色为观察指标。①治愈：症状消失，Schirmer 多次测定 5 分钟 >10mm，泪膜破裂时间 >10 秒，角膜染色消退；②好转：症状减轻，Schirmer 多次测定泪液分泌量增加，泪膜破裂时间较前延长，角膜荧光色素染色较前减少；③无效：症状无改善，Schirmer 多次测定泪液分泌量未增加，泪膜破裂时间、角膜荧光素染色无变化。

（二）瞳神紧小（虹膜睫状体炎）诊疗方案

1. 诊断标准

（1）中医诊断标准：参照中华人民共和国中医药行业标准《中医病证诊断疗效标准》（ZY/T001.5—94）。①主要症状：瞳神紧小，抱轮红赤，黑睛后壁有灰白色细小或如羊脂状物附着，神水浑浊，黄仁纹理不清，甚或黄液上冲，血灌瞳神。或黄仁与晶珠粘连，形成瞳神干缺。或见白膜黏着瞳神边缘，甚则闭封瞳神。②次要症状：可有畏光，流泪，目珠坠痛，视物模糊，或见眼前有似蚊蝇飞舞。

（2）中医证候诊断：①肝经风热证。瞳神紧小，畏光流泪，目珠坠痛，头额痛，视物模糊。抱轮红赤，黑睛后壁灰白色点状沉着物，神水不清，黄仁肿胀，纹理不清，发热恶风，头痛身痛，舌质红，苔薄白或微黄，脉浮数或弦数。②肝胆火炽证。瞳神紧小，目珠坠痛拒按，痛连眉棱、颞颥，视力锐减，畏光、灼热、多泪。抱轮红赤或白睛混赤，黑睛后壁灰白色沉着物密集，神水浑浊重，黑睛与黄仁之间或见黄液上冲，或见血液沉积，口苦咽干，烦躁不眠，便秘溺赤，口舌生疮，舌红苔黄而糙，脉弦数。③风热夹湿证。瞳神紧小或偏缺不圆，目珠坠痛，痛连眉骨，颞颥闷痛，视物昏蒙或自觉眼前黑花飞舞，羞明流泪。抱轮红赤持久不退或反复发作，黑睛后有灰白色羊脂样沉着物，神水浑浊，黄仁纹理不清，多伴有头晕身重，骨节酸痛，或小便不利，或短涩灼痛，舌红苔黄腻，脉滑数。④阴虚火旺证。病势较缓或病至后期，瞳神紧小或干缺，赤痛时轻时重，反复发作，眼干涩不适，视物昏花。检查见眼前部炎症较轻，头晕耳鸣，口燥咽干，五心烦热，失眠多梦，舌红少苔或苔干乏津，脉细数。

2. 治疗方案

（1）辨证论治：①肝经风热证。治法：疏风清热。推荐方药：新制柴连汤加减；中成药：清开灵口服液等。②肝胆火炽证。治法：清肝泻火。推荐方药：龙胆泻肝汤加减；中成药：龙胆泻肝丸等。③风热夹湿证。治法：祛风清热除湿。推荐方药：抑阳酒连散加减。④阴虚火旺证。治法：滋阴降火。推荐方药：知柏地黄汤加减；中成药：知柏地黄丸等。

（2）其他疗法：根据病情及临床实际可选择针灸、中药熏洗、离子导入等疗法。

（3）西医基础治疗：眼局部常规抗炎、散瞳等，重症病例，明显影响视功能时，根据病情给予口服泼尼松、免疫抑制药治疗。

3. 疗效评价

（1）评价标准。临床痊愈：眼红、眼疼、畏光流泪消失，角膜 KP（-），睫状充血（-），房闪（-），房水浮游物（-）。中医临床症状、体征消失或基本消失。有效：眼红、眼疼、畏光、流泪明显减轻，角膜 KP 及睫状充血、房闪、房水浮游物好转。中医临床症状、体征均有好转。无效：眼红、眼疼、畏光、流泪明显，角膜 KP、睫状充血、房闪、房水浮游物无好转。中医临床症状、体征均无明显改善，甚或加重。

（2）评价方法：①中医药治疗畏光、流泪、眼红、眼疼临床症状情况；②治疗房闪、浮游体、角膜 KP 及视网膜、前部玻璃体炎症等体征恢复情况、舌脉、全身症状。

（三）消渴目病（糖尿病视网膜病变）诊疗方案

1. 诊断标准

（1）中医诊断标准：参照中华中医药学会发布《糖尿病中医防治指南》（ZYYXH/T3.4—2007）。①消渴病史；②不同程度视力减退，眼前黑影飞舞，或视物变形；③眼底出血、渗出、水肿、增殖，晚期可致血灌瞳神后部，视衣脱离而致暴盲，甚或失明；④可并发乌风内障、青风内障及金花内障等内障眼病。

（2）分级标准：2002 年全球糖尿病视网膜病变项目组根据糖尿病视网膜病变早期治疗研究（ETDRS）和 Wisconsin 糖尿病视网膜病变流行病学研究（WESDR）两个大样本多中心临床研究证据制定了国际糖尿病视网膜病变及糖尿病性黄斑水肿分级标准。

（3）中医证候诊断：①气阴两虚，络脉瘀阻证。视力稍减退或正常，目睛干涩，或眼前少许黑花飘舞，神疲乏力，气短懒言，口干咽燥，自汗，便干或稀溏，舌胖嫩、紫暗或有瘀斑，脉沉细无力。②肝肾阴虚，目络失养证。视物模糊或变形，目睛干涩，头晕耳鸣，腰膝酸软，肢体麻木，大便干结，舌暗红少苔，脉细涩。③阴阳两虚，血瘀痰凝证。视物模糊或不见，或暴盲，神疲乏力，五心烦热，失眠健忘，腰酸肢冷，手足凉麻，阳痿早泄，下肢浮肿，大便溏结交替；舌淡胖少津或有瘀点，或唇舌紫暗，脉沉细无力。

2. 治疗方案

（1）辨证论治：①气阴两虚，络脉瘀阻证。治法：益气养阴，活血通络。推荐方药：生脉散合四物汤加减；中成药：生脉饮、复方丹参滴丸等。②肝肾阴虚，目络失养证。治法：补益肝肾，养血通络。推荐方药：六味地黄丸加减；中成药：明目地黄丸、杞菊地黄丸等。③阴阳两虚，血瘀痰凝证。治法：阴阳双补，化痰祛瘀。推荐方药：偏阳虚者，右归丸加减；偏阴虚者，左归丸加减；中成药：金匮肾气丸、知柏地黄丸等。根据病情可辨证选择中药注射液静脉滴注。

（2）其他疗法：根据病情和临床实际可配合针灸、电离子导入、光凝、玻璃体切割术等疗法。

（3）基础治疗：应按相应临床指南严格控制血糖、血脂及血压等。

3. 疗效评价

（1）疾病疗效评定标准（此标准由消渴目病协作分组拟定）。显效：视力进步≥4排，或视力≥1.0；眼底改变显示视网膜微血管瘤数由（+++）减少到（++）、或由（++）减少到（+）、或由（+）到消失；眼底出血量由（+++）减少到（+）、或由（++）到消失；渗出量由（+++）减少到（++）、或由（++）减少到（+）、或由（+）到消失。微血管瘤、出血、渗出改变有2项以上指标达到要求；眼底荧光血管造影显示视网膜平均循环时间明显缩短、黄斑水肿程度明显减轻、视网膜毛细血管无灌注区缩小、血管渗漏明显减轻。改变有2项以上指标达到要求。变化程度≥20%。有效：视力进步≥2排；眼底改变显示视网膜微血管瘤数由（+++）减少到（++）、或由（++）减少到（+）、或由（+）到消失；眼底出血量由（+++）减少到（+）、或由（++）到消失；渗出量由（+++）到（++）、或由（++）减少到（+）、或由（+）到消失。微血管瘤、出血、渗出改变有1项以上指标达到要求；眼底荧光血管造影显示视网膜平均循环时间缩短、黄斑水肿程度减轻、视网膜毛细血管无灌注区缩小，血管渗漏明显减轻。改变有1项以上指标达到要求。变化程度≥10%。无效：各项指标未达到上述有效标准者。恶化：视力退步2排以上；眼底彩色照相显示视网膜出现新生血管等增殖性改变或加重；眼底荧光血管造影显示视网膜毛细血管无灌注区扩大，黄斑水肿加重，血管渗漏增加。

（2）中医证候疗效判定标准（按照尼莫地平法计算）。显效：症状基本消失，$n \geq 70\%$；有效：症状缓减，$30\% \leq n < 70\%$；无效：症状基本无变化，$n < 30\%$。

（3）终点指标疗效判定：①主要终点事件。失明率：治疗后两组患者失明率的组间比较；增生性糖尿病视网膜病变发生率：治疗后两组患者进展为增生性糖尿病视网膜病变发生率的组间比较；全视网膜激光光凝治疗率：治疗后两组患者进行全视网膜激光光凝治疗率的组间比较。②次要终点事件。中度视力丢失（MVL）：视力较入组视力降低3排或3排以上（ETDRS视力表），相当于视角增加1倍或更多；持续视力丢失（SMVL）：连续2次访视视力较入组视力降低 3 排或 3 排以上。

（4）评价方法：①近期疗效评价方法。在患者进入路径不同时间对眼部症状和客观指标进行评价。A. 进入路径当天，按照疾病疗效判定标准和中医证候疗效判定标准进行评判；B. 进入路径每隔 15 天，进行疾病疗效判定和中医证候疗效判定；C. 进入路径第 30 天，进行疾病疗效判定和中医证候疗效判定。②远期疗效判定方法。通过长期观察，治疗终点时主要评价失明率、增生性糖尿病视网膜病变发生率、全视网膜激光光凝治疗率及次要指标中度视力丢失率和持续视力丢失率。

【研究集萃】

（一）中医眼科"玄府学说"研究

中医眼科传统理论的三大支柱——五轮学说、肝窍学说、玄府学说，是指导中医眼科学的重要理论基础，也是历代医家研究和争论的焦点，但近年来讨论的重点倾向于玄府学说。玄府学说理论源于《素问·水热穴论》所言"所谓玄府者，汗空也"，以及《灵枢·小针解》之"玄府者，汗孔也"。首见于金元时期刘完素所著之《素问玄机原病式》："玄府者，无物不有，人之脏腑皮毛、肌肉筋膜，骨髓爪牙，至于世间万物，尽皆有之，乃气出入升降之道路门户也，人之眼、耳、鼻、舌、身、意、神、识能为用者，皆升降出入之通利也。"《中国医学百科全书·中医眼科学》对眼科玄府定义为："眼中玄府为精、气、血等升运出入之通道门户，若玄府郁滞，则目失滋养而减明，若玄府闭塞，则目无滋养而三光绝。"李国新认为，由于眼部微血管、神经组织、房水循环障碍、免疫功能紊乱均与中医眼科理论中"玄府郁滞""玄府闭塞"所致疾病极其相似，故玄府学说与人体解剖和生理学内容的关系较之肝窍学说、五轮八廓学说更为接近，在指导中医眼科临床诊疗活动中发挥着不可或缺的作用。汪碧涛反思古今眼科医家临证多用辛温开窍之药，认为由于玄府无物不有，无处不在，治疗外障眼病要酌情加辛温解表开窍药，内障眼病宜用辛温解表通窍兼能补肝润肾药。

（二）活血化瘀法治疗出血性眼底病症的研究

眼底出血即视网膜出血，是由于血液回流障碍和视网膜血管本身病变。眼底出血尽管在病因、症状、体征等方面各有特点，但都具有"出血 – 吸收 – 消散或遗留病灶"这一相同病理发展过程，所以在治疗中可采取"异病同治"原则。眼底出血属中医学暴盲、视瞻昏渺等范畴，为虚实夹杂之证，多属目系、视衣、脉络为患。丁新艳按出血不同阶段的具体特征可分为早、中、晚3期进行治疗。早期即出血期，以止血为主，适当加入祛瘀药，方用宁血汤或生蒲黄汤。中期出血已经停止，而见有瘀血斑者，或无瘀血斑而见微循环障碍，甚至脉络阻塞者，治以祛瘀为主，适当加入止血药，既可祛瘀，又可防止再次出血。此期治宜活血化瘀，辅以行气止血。出血后期，瘀、虚同时存在，见有瘀血斑，并杂有渗出物、机化物等，或无瘀血斑，但见有渗出物、机化物、前膜形成，或瘢痕形成者，治当攻补兼施，祛瘀除痰散结。王明芳创造性地将眼科血证分为4期，1期为出血期（15天以内），宜凉血止血；2期为瘀血期（15～45天），宜活血化瘀；3期为死血期（45～75天），宜破血化瘀，兼软坚散结；4期为干血期（75天以上），宜破血逐瘀、软坚散结，兼扶正固本。各期病人分别给予生蒲黄汤加减，桃红四物汤加减，血府逐瘀汤加减，化瘀散结片和益视片加减。由此可见，无论哪一期，都强调或不离活血化瘀法。此4期分期及治法适用于眼底各种出血性疾病。

参考文献

［1］ 李国新，卢奇志.眼科玄府学说的形成及其机理探讨.中国中医眼科杂志，1999，9（2）：105 – 107.

［2］ 汪碧涛.目之玄府闭塞与辛温通窍.中西医结合眼科杂志，1994（4）：193 – 194.

第二节 耳鼻喉科疾病诊疗

中医耳鼻咽喉科学是运用中医基本理论和方法研究人体耳、鼻、咽、喉、口齿的生理、病理及其疾病防治规律的一门临床学科。专科特点表现为：以中医整体观念为指导思想，以脏腑经络学说为理论基础，吸取了现代先进的诊疗技术与方法，强调辨病与辨证相结合、局部辨证与整体辨证相结合、内治与外治相结合。

【源流发展】

（一）夏商时期至西周时期（约公元前21世纪至公元前770年）

人们对耳鼻咽喉口齿的生理和疾病已有了初步的认识，如在殷墟甲骨卜辞中就有"疾耳""疾言""贞旨自（鼻）疾""贞疾舌""贞疾口""🦷（龋）"等记载，可见当时已经知道耳听声音、鼻嗅气味的功能，并有耳鼻咽喉口齿病症的初步记录。时至西周时期，人们进一步认识到疾病与自然环境和气候异常变化的密切关系，如《礼记·月令》记载："季秋行夏令，则其国大水，冬藏殃败，民多鼽嚏。"认为气候的异常变化是鼻鼽发病的重要原因。

（二）春秋战国时期至晋代（公元前770年至公元420年）

随着"诸子兴起，百家争鸣"局面的兴起，医疗活动不断增多，防病治病的经验逐渐积累，对于耳鼻咽喉口齿疾病的认识也逐步深入。《左传·僖公二十四年》提出"耳不听五声之和为聋"，这是关于耳聋的最早定义。《五十二病方》（成书于公元前6世纪至前4世纪）涉及耳鼻咽喉口齿生理、病理和医方等内容的论述有多处。《黄帝内经》中脏腑与官窍相关学说及有关耳鼻咽喉口齿生理病理的论述为后世耳鼻咽喉科学的发展奠定了坚实的理论基础。《神农本草经》论及治疗耳鼻咽喉口齿疾病的药物有 50 余种，这些药物大多沿用至今。同样《伤寒杂病论》对耳鼻咽喉口齿疾病的治疗也有很大的影响，如"桔梗汤""半夏厚朴汤"的创立及皂荚末吹入鼻内法的使用。移至晋代，针灸、外治法及手术在耳鼻咽喉口齿疾病的治疗上得到进一步的应用，这在《肘后备急方》《针灸甲乙经》《晋书》等书中都有所论述。

（三）隋代至金元时期（581～1368年）

医学教育始于南北朝时期，至隋代"太医署"已初具规模，624 年由唐政府设立的太医署是世界上最早的医学校，医科下分体疗、疮肿、少儿、耳目口齿（五官科）、角法 5 个专业，宋代始，耳目口齿科逐渐划若干独立的小科，两宋时期（太医局），医学设九科，其中有口齿咽喉科，至元代分 13 科，口齿科独立成科。在此影响下，官修方书，如《太平圣惠方》《圣济总录》《太平惠民和剂局方》极大地丰富了对耳鼻咽喉口齿疾病的治疗，其中《圣济总录》有关耳鼻咽喉口齿内容达 12 卷。与此同时，各医家就耳鼻咽喉口齿疾病的生理解剖、病因病机、治疗预防提出了各自观点，对后世有很深的影响。如《苏沈良方》是继《难经》之后又一篇翔实记载了咽喉解剖的文献；《诸病源候论》设 130 余候论述耳鼻咽喉口齿疾病之病因，共四十余种疾病，特别提出脓耳变证危候；张从正咽部（食管）内异物取出术、刘完素对鼻衄的认识、朱震亨"无痰不做眩"的观点、李东垣提出的"益气升阳"法，以及危易林创制的"喉风十八证"等推动了耳鼻喉科学术的形成和发展。

（四）明代至清代·鸦片战争之前（1368～1840年）

由于手工业、商业有较大的发展，对外贸易发达，促进了中外医学的交流，在耳鼻咽喉口齿病的防治方面出现了较多的新成果。薛己编撰的《口齿类要》是我国现存最早的咽喉口齿科专著，不少耳鼻咽喉口齿科疾病，在此时期首次论及。此时治病的经验不断丰富，治疗方法层出不穷，如陈实功的《外科正宗》

所载鼻息肉摘除法就是现代鼻息肉摘除术的原型。而《景岳全书》记载的鼓膜按摩法和《保生秘要》用于治疗耳重（耳内胀塞）的方法一直流传至今。时至清代，医事制度又分为9科，咽喉科再次与口齿科合并，除对耳部疾病有了更进一步的认识之外，如出现了耳痔、耳挺、耳蕈等病的记载，由于在此时期发生了4次白喉、烂喉痧等疫喉的大流行，促进了医家对于喉病的研究，积累了不少防治经验，因此喉科有了较快的发展，专著陆续问世，如《喉科指掌》《重楼玉钥》《喉科秘钥》等不下40多种。

（五）清代·鸦片战争以后至今

鸦片战争打开了中国的大门，西方医学传了进来，中医事业备受摧残，以至奄奄一息。中华人民共和国成立后，在党的中医政策的指引下，一批中医研究机构、中医院校及中医医院相继建立，1958年，部分中医学院成立了喉科教研室，附院开设喉科，随着临床的发展及中西医的相互渗透，中医喉科逐渐扩展为中医耳鼻喉科。1980年出版的第4版教材首次使用"中医耳鼻喉科学"作为学科名称，系统总结了中医学在耳、鼻、咽喉、口齿科学方面的理论以及中医对耳鼻咽喉口齿科常见疾病的辨证施治原则，标志着中医耳鼻喉科学正式作为一门独立的临床学科的诞生。历经30多年的风雨考验，中医耳鼻咽喉科学这门古老而新兴的学科在临床、教学、科研各方面都取得了前所未有的大发展。

【病类范畴】

（一）耳鼻喉科病证命名

中医耳鼻咽喉科作为一门独立的学科，其病名大体上来源于两个方面：一是从古代医籍中移植过来，如"鼻渊""鼻窒""乳蛾"等；二是现代人根据中医传统习惯创造出来，如"耳壳流痰""伤风鼻塞""风热喉痹"等。不管来源于哪一种，都有一个共同特点——大多与西医的某一种疾病形成"一对一"的关系，即使来自古医籍，其含义也发生了明显的变化，例如"喉痹"原是一个包括多种咽喉疾病在内的病名，而我们现在把它限定在"咽炎"的范围之内。同时由于耳、鼻、咽、喉、口、齿具有孔小洞深的特点，必须借助于专科器械才能观察，所以中医耳鼻咽喉科病名的另一大共同特点是：大多数疾病均不能脱离现代医学的检查而做出诊断。可以说中医耳鼻咽喉科学实际上是现代学者在中医传统理论基础上，吸收了同时代西医耳鼻咽喉科的有关知识而形成的，大部分病名的解释都是中西医语言的混合体。

（二）耳鼻喉科病证范围

中医耳鼻咽喉科的前身是中医喉科，全国高等中医药院校统编教材第1版与第2版皆称《中医喉科学》，其研究内容包括咽、喉、口齿三部分疾病，第3版为《五官科学》，内分"眼科"和"耳鼻咽喉科"两个独立部分，"耳鼻咽喉科"部分包括耳、鼻、咽喉及少量口齿病（仅4种病，较1与2版教材明显减少），第4与第5版皆称《中医耳鼻喉科学》，其研究内容大致与第3版教材的"耳鼻咽喉科"部分相同，只是增加了一些口齿病的内容，其后版本又使用"中医耳鼻咽喉科学"作为教材名，最新版《中医耳鼻咽喉科学》（熊大经主编）就耳、鼻、咽、喉、口齿科常见疾病进行论述，包括耳鼻咽喉口齿常见肿瘤在内共60种病证。《中华人民共和国国家标准中医临床诊疗术语》将耳鼻咽喉口齿病分为耳疖、段耳疮、耳闭、脓耳、耳眩晕、突发性聋（暴聋）、鼻疳（疮）、伤风鼻塞、鼻窒、鼻槁、鼻衄、鼻渊、颃颡岩、乳蛾、喉痹、喉喑、急（锁）喉风、梅核气、龋齿、牙痛、牙宣、牙疳、口疮、唇风、唇菌、舌菌、口舌痰包、腮岩等共71种疾病。

【优势病种】

（一）暴聋（突发性聋）诊疗方案

1. 诊断标准

（1）中医诊断标准：参照中华人民共和国中医药行业标准《中医病证诊断

疗效标准》（ZY/T001.6—94）、普通高等教育"十一五"国家级规划教材《中医耳鼻咽喉科学》第2版（王士贞主编，中国中医药出版社，2007年）。①听力突然下降，1～3天内听力下降达到高峰，多为单耳发病。或伴耳鸣、眩晕。②常有恼怒、劳累、感寒等诱因。③耳部检查：鼓膜多无明显变化。④听力检查主要呈感音神经性聋。⑤应与耳眩晕、耳胀相鉴别。

（2）中医证候诊断：①风邪外犯证。多因感冒或受寒之后，突发耳聋，伴鼻塞、流涕，或有头痛、耳胀闷，或有恶寒、发热、身痛。舌质红，苔薄白，脉浮。②肝火上炎证。情志抑郁或恼怒之后，突发耳聋，耳鸣如潮或风雷声，伴口苦口干，便秘尿黄，面红、目赤。舌红，苔黄，脉弦数。③痰火郁结证。耳聋耳鸣，耳中胀闷，或见头晕目眩，胸脘满闷，咳嗽痰多，口苦或淡而无味，二便不畅。舌红，苔黄腻，脉滑数。④血瘀耳窍证。耳聋突然发生，并迅速发展，常伴耳胀闷感或耳痛，耳鸣不休，或有眩晕。舌质暗红，脉涩。⑤气血亏虚证。听力下降，每遇疲劳之后加重，或见倦怠乏力，声低气怯，面色无华，食欲缺乏，脘腹胀满，大便溏薄，心悸失眠，舌质淡红，苔薄白，脉细弱。

2. 治疗方案

（1）辨证论治：①风邪外犯证。治法：宣肺解表，散邪通窍。推荐方药：宣肺通窍汤加减。②肝火上炎证。治法：清肝泄热，开郁通窍。推荐方药：龙胆泻肝汤加减。③痰火郁结证。治法：化痰清热，散结通窍。推荐方药：清气化痰丸加减。④血瘀耳窍证。治法：活血化瘀，通利耳窍。推荐方药：通窍活血汤加减。⑤气血亏虚证。治法：健脾益气，养血通窍。推荐方药：归脾汤加减。

根据病情选用中药注射液：丹参注射液、金纳多注射液、川芎嗪注射液、灯盏细辛注射液、脉络宁注射液、三七总皂苷注射液（血塞通或血栓通）等。

（2）针灸治疗：①体针取穴以局部为主配伍全身辨证取穴。主要局部穴位有听宫、听会、翳风、耳门四穴，可轮流选用1～2穴。②浅针疗法取翳风（患侧）、听会（患侧）、肾俞（双侧）、关元、太溪（双侧）等穴位，用补法。③灸法可选三阴交、足三里等穴悬灸、隔姜灸或热敏灸。

（3）按摩治疗：①鸣天鼓；②营治城郭；③鼓膜按摩。

（4）其他疗法：①可选用高压氧、声信息、微波等治疗；②根据患者情况，可选用活血通络安神的药物煎煮，于睡前进行中药沐足。

3. 疗效评价

（1）评价标准。痊愈：受损听力恢复正常或恢复至发病前状态且主要伴随症状消失。显效：受损听力平均提高≥30dBHL，主要伴随症状明显改善。有效：受损听力平均提高≥15dBHL，主要伴随症状减轻。无效：受损听力平均提高＜15dBHL，主要伴随症状无改变。

（2）评价方法：①听力评估。以纯音听阈测试为准，计算听力改变的频率范围为250Hz、500Hz、1000Hz、2000Hz、4000Hz的平均值。②主要伴随症状评估。耳鸣的量化分级参考《耳鸣中医临床路径》，眩晕、耳堵塞感等主要伴随症状的改变根据患者的描述进行记录。

（二）鼻鼽（变应性鼻炎）诊疗方案

1. 诊断标准

（1）中医诊断标准：参照普通高等教育"十一五"国家级规划教材《中医耳鼻咽喉科学》第2版（王士贞主编，中国中医药出版社，2007年）。①主要症状：鼻痒、喷嚏、流清涕、鼻塞；②主要体征：鼻黏膜肿胀，色淡白或色红，鼻腔可有清稀分泌物；③病程：病程较长，反复发作；④病史：部分病人可有过敏史及家族史。具备2个主症以上，结合局部体征即可确诊。

（2）证候诊断：①肺气虚寒证。鼻痒，喷嚏，流清涕，鼻塞；平素畏风怕冷，自汗，咳嗽痰稀，气短，面色苍白；鼻黏膜肿胀淡白，鼻腔分泌物清稀；舌质淡，苔薄白，脉虚弱。②脾气虚弱证。鼻痒，喷嚏，流清涕，鼻塞；伴有食少纳呆，腹胀便溏，四肢困倦；鼻黏膜色淡，肿胀明显；舌质淡，舌体胖，边有齿印，脉细弱。③肾阳不足证。鼻痒，喷嚏频频，清涕如水样；伴有形寒肢冷，夜尿清长，神疲乏力，腰膝酸软；鼻黏膜水肿苍白，鼻腔分泌物清稀；舌质淡，苔白，脉沉迟。④肺经伏热证。鼻痒，喷嚏，流清涕，鼻塞；伴有咽痒，咳嗽，口干烦热；鼻黏膜充血肿胀；舌质红，苔白或黄，脉数。

2. 治疗方案

（1）辨证论治：①肺气虚寒证。治法：温肺散寒，益气固表。推荐方药：小青龙汤加减；中成药：玉屏风颗粒等。②脾气虚弱证。治法：益气健脾，升阳通窍。推荐方药：补中益气汤合苍耳子散加减。③肾阳不足证。治法：温补肾阳，通利鼻窍。推荐方药：金匮肾气丸加减；中成药：金匮肾气丸等。④肺经伏热证。治法：清宣肺气，通利鼻窍。推荐方药：辛夷清肺饮加减；中成药：辛夷鼻炎丸等。

（2）外治法：应用具有芳香通窍功效的滴鼻剂滴鼻。

（3）针灸疗法：①体针选用迎香、鼻通、合谷、百会、足三里等穴；②穴位敷贴；③耳穴贴压；④穴位注射；⑤穴位埋线；⑥灸法。

（4）其他疗法：①局部按摩，用手指于鼻梁两侧上下摩擦；②理疗：激光、微波等。

3. 疗效评价　参照2004年中华医学会耳鼻咽喉科学会《变应性鼻炎的诊治原则和推荐方案》制定。显效：疗效指数≥66%；有效：26%≤疗效指数＜66%；无效：疗效指数＜26%。

疗效指数＝（治疗前积分－治疗后积分）/治疗前积分×100%。

（三）慢喉痹（慢性咽炎）诊疗方案

1. 诊断标准

（1）中医诊断标准：参照中华人民共和国中医药行业标准《中医病证诊断疗效标准》（ZY/T001.6—94）、普通高等教育"十一五"国家级规划教材《中医耳鼻咽喉科学》第2版（王士贞主编，中国中医药出版社，2007年）。①主要症状：咽异物感、咽干、咽痒、灼热、微痛；②主要体征：咽黏膜慢性充血，或有萎缩，咽侧索肥厚，咽后壁淋巴滤泡增生；③病程：病程较长；④病史：可有急喉痹反复发作史，或有嗜好烟酒、辛辣食物史，或长期烟尘、有害气体刺激史。具备2个主症以上，结合局部体征即可确诊。

（2）证候诊断：①肺肾阴虚证。咽部干燥，灼热疼痛，午后较重，或咽部梗阻不利，干咳痰少而稠；咽部黏膜暗红，或干燥少津；手足心热，舌红少津，脉细数。②脾气虚弱证。咽喉梗阻不利或痰黏着感，咽燥微痛；咽黏膜淡红，咽后壁淋巴滤泡增生；呃逆反酸，少气懒言，胃纳欠佳，或腹胀，大便不调，舌质淡红边有齿印，苔薄白，脉细弱。③脾肾阳虚证。咽部异物感，梗阻不利；咽部黏膜淡红；痰涎稀白，面色苍白，形寒肢冷，腹胀纳呆，舌质淡胖，苔白，脉沉细弱。④痰瘀互结证。咽部异物感、痰黏着感，或咽微痛，咽干不欲饮；咽黏膜暗红，咽后壁淋巴滤泡增生或融合成片，咽侧索肥厚；易恶心呕吐，胸闷不适。舌质暗红，或有瘀斑，苔白或微黄，脉弦滑。

2. 治疗方案

（1）辨证论治：①肺肾阴虚证。治法：滋养阴液，降火利咽。推荐方药：肺阴虚为主者，可选用养阴清肺汤加减；肾阴虚为主者，可选用六味地黄丸加减；中成药：养阴清肺丸或六味地黄丸等。②脾气虚弱证。治法：益气健脾，升清利咽。推荐方药：补中益气汤加减；中成药：补中益气丸等。③脾肾阳虚证。治法：补益脾肾，温阳利咽。推荐方药：附子理中汤加减；中成药：附子理中丸等。④痰瘀互结证。治法：祛痰化瘀，散结利咽。推荐方药：贝母瓜蒌散加减。

（2）外治法：①含漱；②吹药；③含服；④中药吸入。

（3）针灸疗：①体针：选用合谷、内庭、曲池、足三里、肺俞、太溪、照海等为主穴，以尺泽、内关、复溜、列缺等为配穴；②灸法；③耳针；④穴位注射。

（4）其他疗法：①按摩。于喉结两侧或沿颈椎双侧，纵向上下反复，轻轻揉按。②咽后壁淋巴滤泡增多，咽侧索增生肥厚可配合刺血法、割治法、烙治法，亦可配合低温等离子射频治疗、微波疗法、冷冻治疗等。③对于咽干、咽痒、咳嗽久治不愈者可以配合中药贴敷、中药离子导入等。

3. 疗效评价 参照中华人民共和国中医药行业标准《中医病证诊断疗效标准——耳鼻喉科病证诊断疗效标准》（1994年）。治愈：咽部症状消失，检查正常，积分减少≥95%；显效：咽部症状明显减轻，局部体征显著改善，70%≤积分减少<95%；有效：咽部症状和体征减轻，30%≤体征积分减少<70%；无效：症状和体征无明显变化，或积分减少<30%。

【研究集萃】

（一）"耳与肾"关系的基础研究

近年来，国内外学者运用现代科技手段开展了有关肾与耳关系的研究。有资料表明，肾与耳这两个相距较远的器官，在解剖组织结构和酶的含量与分布方面、在水和电解质平衡生理机制以及两个器官对某些药物的药理反应上均有类似之处。特别是对内耳有毒性的氨基糖苷类抗生素（如新霉素、卡那霉素、庆大霉素、硫酸链霉素等）同样具有肾毒性，而抑制肾功能的利尿药（如依他尼酸等）同样可引起人和动物听觉障碍，并对内耳生物电产生明显的抑制作用；肾衰竭及肾透析、肾移植病人常出现听力障碍；运用肾 X 线造影剂（如泛影葡胺）治疗耳聋获得疗效等事实说明，肾与耳确实存在着某些类似之处，从而为中医肾与耳的关系提供了生理病理学依据。在中医"肾主耳"的研究方面，发现醛固酮和血钙可能是肾主耳的物质基础。因醛固酮属肾上腺皮质激素之一，而肾上腺皮质是中医"肾"功能中的一个重要组成部分。醛固酮主要影响水盐代谢，促进肾小管对钠和水的再吸收及排钾，其对内耳功能的促进作用可能也如同内耳淋巴液对肾小管的作用一样，通过对钠钾代谢的影响，以维持其内环境的恒定，从而达到减轻毒素对内耳的损害，起到促进内耳功能的作用，故醛固酮可能是"肾"与耳联系的物质基础之一。对肾虚患者血清钙、磷值及 24 小时尿钙值的测定，发现肾虚有耳鸣耳聋组血钙、24 小时尿钙排泄量明显低于肾虚无耳鸣耳聋组。而性别、年龄与血清钙值则无明显关系。由此提示，肾虚耳鸣或耳聋与血清钙之间存在着密切关系，血钙很可能是肾与耳间联系的一种基础物质，血钙偏低可能是肾虚患者产生耳鸣的因素之一。

（二）变应性鼻炎（鼻鼽）的研究

近年来，由于分子生物学、分子免疫学的迅速发展，对变应性鼻炎的发病机制中各种化学介质的作用有了进一步的认识。研究表明，在变应性鼻炎发病的各个环节，都有化学介质参与，主要的介质如组胺、血小板活化因子、嗜酸性细胞趋化因子蛋白酶、激肽、白细胞三烯、前列腺素、5-羟色胺、P物质等。这些化学介质，有些关系到发作症状（如鼻痒、喷嚏、鼻分泌物等）的轻重；有些则不仅关系到症状的轻重，也关系到全身是否畏寒，鼻黏膜是否充血等，与中医辨证密切相关。变应性鼻炎的许多化学介质与中医证型之间都存在着一定的相关性，变应性鼻炎患者血清、鼻分泌物的（IgE）、组胺、5-羟色胺、一氧化氮和一氧化氮合成酶的水平均高于正常人，其中虚寒证者又高于郁热证者；白三烯和前列腺素 D_2 的水平高于正常人，但郁热证者高于虚寒证者。针刺"鼻丘"治疗变应性鼻炎，作用直接且起效快，推测针刺鼻丘穴具有拮抗组胺、降低血清 IgE 及 IL-4 等作用。

参考文献

[1] 严道南，吴继勇，马华安，等．益气温阳方治疗变应性鼻炎肺脾虚寒证的临床研究．南京中医药大学学报，2012，28（6）：509-512.

[2] 刘大新．针刺鼻丘治疗过敏性鼻炎50例．中国针灸，1996，6（6）：8.

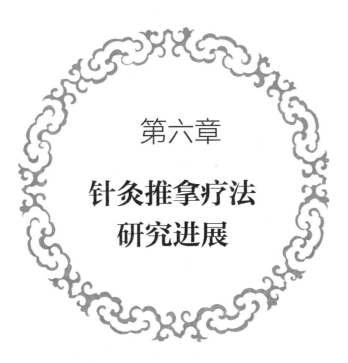

第六章

针灸推拿疗法
研究进展

第一节　针灸疗法

　　针灸学从起源于新石器时代的针法灸法到标志着针灸学理论形成的《黄帝内经》成书，至今已对中华民族的健康做出了巨大的贡献。针灸学经过千百年的发展，其防治疾病的广泛性和有效性，在国内外得到了认可，针灸特色和优势的能力，已成为中医药学逐步走向世界的先导。目前中医药已传播到183个国家和地区，103个世界卫生组织会员国认可并使用针灸，其中29个国家和地区设立了法律法规，18个国家和地区将针灸纳入医疗保险体系。

【临床基础】

（一）针灸治疗作用

　　1. 疏通经络　疏通经络是指针灸可以改变经络郁滞的状态，恢复气血通道的正常功能，同时也能纠正气血失和的状态，是针灸最基本和最直接的治疗作用。经络是运行气血的通路，运行气血是其主要的生理功能。经络气血运行的异常可由多种原因造成，无论六淫外侵，或七情内扰，都可能改变气血的状态，使气血运行滞塞，疾病乃生。由于经络分布于机体内外表里，因此，气血郁滞而致病无处不有。寒热虚实变化也可以进一步影响气血充盈和流动的状态而造成气血郁滞。治理气血的运行状态，就能使其他的病理状态得到改善，因而疏通经络气血就能使气血冲和，经络通利，脏腑肢节生理功能得到恢复。疏通经络就是调理经络气血的状态。正如《素问·至真要大论》所说："疏其血气，令其调达，而致和平。"针灸直接作用于经络腧穴，具有疏通经络、调理气血的作用与优势。对于经络气血虚弱，脏腑功能减退者，针灸可以扶助正气而疏通经络；对于经络气血偏盛、脏腑功能亢进者，针灸可以通过调配平衡气血而抑制过亢功能；对于经络气血逆乱者，或因于气血偏盛偏衰，或由于脏腑功能失调，针灸均可据其虚实而调之。

2. 调整阴阳　调整阴阳是指针灸能够使失衡的阴阳气血状态得到调整，而转为平衡健康状态。中医学用阴阳理论认识人体，认为生命是阴阳对立两方在矛盾运动中达到动态平衡的过程。疾病的发生、发展皆为阴阳失调所致，协调阴阳是针灸治疗的基本原则和最终目的，运用针灸方法调节阴阳的偏盛偏衰，使机体转为"阴平阳秘"。故《素问·至真要大论》曰："调气之法，必别阴阳。"《灵枢·根结》亦曰："用针之要，在于知调阴与阳，调阴与阳，精气乃光，合形与气，使神内藏。"针灸调和阴阳的作用，主要是通过经络的阴阳属性、腧穴配伍和针刺手法来实现的。如中风后出现的足内翻，从经络辨证上可确定为阳（经）缓而阴（经）急，治疗时采用补阳经而泻阴经的针刺方法，平衡阴阳。又如治疗肝阳上亢引起的头痛、眩晕等症，既可取足少阴经穴太溪以滋肾阴，又可取足厥阴经穴太冲以泻肝阳，滋水涵木，阴阳平衡，从而消除症状。临床操作应根据患者的机体反应状态，结合前人所总结的操作技术，才能取得调整阴阳的良好效果。研究表明，针灸对于机体各系统功能均具有调整性作用，且在病理情况下更为明显。

3. 扶正祛邪　扶正祛邪就是针灸可扶助正气驱除抵御病邪。就是消除致病因素，减轻疾病症状和对正气的损伤。扶正祛邪是疾病向良性方向转归的基本保证，又是针灸治疗疾病的作用过程。疾病的发生、发展及其转归的过程，实质上是正邪相争的过程。《素问·刺法论》说："正气存内，邪不可干。"《素问·评热病论》说："邪之所凑，其气必虚。"因此，针灸治疗上必须坚持扶正祛邪的原则。针灸的扶正祛邪就是通过补虚泻实的实际作用来实现的。

针灸扶正祛邪作用的实现，除了与补泻手法有关外，还与部分腧穴偏补偏泻的相对特异性有关，如气海、关元、命门、肾俞、膏肓，多在扶正时用之；曲泽、委中、水沟、十宣、十二井穴，多在祛邪时用之。更多情况下针灸补泻效果与患者功能状态有关，与腧穴的双向调节作用有关，如中脘、内关、三阴交、合谷、太冲、足三里，临床既可用于扶正，又可用于祛邪。在特定穴中，背俞穴、夹脊穴偏于扶正，适用于慢性虚弱性久病；郄穴、募穴、下合穴偏于祛邪，适用于急性发作性痛证；原穴则具扶正祛邪双重性能，急慢虚实证均可选用。

针刺、艾灸、拔罐、刺络放血对人体都具有既扶正又祛邪的调整作用。但临床实践又表明，针刺补法和艾灸，其兴奋作用大于抑制作用，偏于扶正，适用于慢性久病或虚寒证。针刺泻法和刺血，其抑制作用大于兴奋作用，偏于祛邪，适用于新病、急证和实热证。由于神气即正气的外在反应，因此，针灸强调"治神"为治病基本原则，就是为了使针灸扶正祛邪的作用发挥得更好。

（二）临床诊治特点

1. 辨证与辨经结合 辨证，即运用中医理论，将四诊所搜集到的有关疾病的各种症状和体征，加以分析、综合判断为某种性质的"证候"，亦即"证"。辨经，即运用经络理论，根据患者的各种症状和体征来辨别其病变经络脏腑归属，从而选择相应的经络腧穴进行治疗。辨经是针灸临床辨证论治的特点，因人体内脏的病变，往往会在其相关的经脉循行部位或腧穴上出现异常反应，而针灸治病，就是直接作用于这些部位或腧穴，通过经络的传导反应，以达到治病的目的。《灵枢·官能》说："察其所痛，左右上下，知其寒温，何经所在。"《灵枢·经脉》将不同的病候按十二经脉系统予以分类，成为历代针灸临床辨证归经的依据。明·张三锡《经络考》载："脏腑阴阳，各有其经，四肢筋骨，各有其主，明其部以定经。"围绕脏腑经络进行辨证，复杂的证候即有所归属，可以有的放矢地指导循经取穴，大大提高治病效果。如肝气郁结型的乳痈，因厥阴之脉布于胸胁，达于乳部，肝郁化火，循经上乳，结聚成痈，故可取肝经行间、期门等穴进行治疗。

临床应用上，辨证与辨经并不矛盾。辨证，本身就涵盖了经络辨证，在明确辨证的基础上，结合经络的循行部位及所联系的脏腑而进行辨证归经，然后根据辨证与辨经的结果，进行相应的配穴处方，依方施术。在针灸临床，针对不同疾病，如内脏疾病或运动系统病患，可分别采用以辨证为主或辨经为主的诊治方法。

2. 辨证与辨病结合 辨病在这里指的是现代医学对疾病的诊断及其相应鉴别诊断。如果说辨证是中医临诊的关键，辨病则是西医临诊的核心。在中西医结合工作深入开展的同时，针灸临床在辨证和辨经的基础上，逐步将辨病结合应用于疾病的诊治过程。由于西医诊断措施的不断增加，如 MRI、CT、TCD 等，针灸临床常见病证又多为神经系统和运动系统疾患，在辨证过程中经常少不了借助这些诊断措施。在辨证中结合辨病，有利于选择更适宜的治疗方案，更能有助于判断治疗效果和预后。如临床常见的腰痛，中医辨证可分寒湿腰痛、瘀血腰痛和肾虚腰痛，目前西医已能明确诊断有数十种病可引起腰痛，如腰椎退行性改变、腰椎间盘脱出、腰肌劳损、肾病变等。在中医辨证的大原则下，对不同疾病引发腰痛的治疗方案和医嘱有很大不同，即既应考虑用温阳散寒、活血化瘀、补肾强腰的针灸治法，又应该考虑加减不同穴位，结合不同的操作方法和其他针灸疗法。在临床应用上，辨证与辨病是不矛盾的。不但在神经系统和运动系统疾病的诊治中可采用此方法，在许多内脏病变中也往往需要辨证与辨病的结合。

3. 调神与调气并重 调神，又称治神、守神。《素问·宝命全形论》说："凡刺之真，必先治神。"所谓调神，一是在针灸施治前注重调治病人的精神状态；二是在针灸操作过程中，医者专一其神，意守神气；病人神情安定，意守感传。调神贯穿于针灸治病的全过程之中。调气，就是采用补虚泻实等针刺手法使经气调和。《灵枢·刺节真邪》说："用针之类，在于调气。"针灸治病就是通过采用各种刺灸方法，刺激一定的腧穴以激发经气，疏通全身气血，从而使偏盛偏衰的脏腑功能趋于和谐平衡，这就是"调气"。

调气和调神是密不可分、相互促进的。《素问·针解》说："制其神，令气易行。"气的活动以神为主导，神动则气行，患者神志专一，精神内守，医者也要神志专一，这样有助于针灸得气，达到气至病所。而调气又是调神的重要环节或具体的手段，通过调气，有助于"神守志一"，从而进一步改善患者的功能状态。调神和调气是针灸作用的关键，也是有别于中医其他学科的诊治特色，针灸治疗的其他作用都是建立在调神调气基础上的。

（三）针灸经络辨证

1. 根据经脉循行辨证　这是针灸临床辨证的基本方法。主要依据是《灵枢·经脉》记载的经脉循行分布。根据经脉循行部位可辨归属何经，例如头痛："厥头痛，面若肿起而烦心，取之足阳明、太阴……厥头痛，项先痛，腰脊为应，先取天柱，后取足太阳。厥头痛，头痛甚，耳前后脉涌有热，泻出其血，后取足少阳。"（《灵枢·厥病》）同是厥头痛，兼症不同，归经不同。兼面肿者，因足阳明行于面部（"起于鼻之交頞中，旁纳太阳之脉，下循鼻外，入上齿中，还出夹口环唇，下交承浆，却循颐后下廉，出大迎，循颊车，上耳前，过客主人"），而辨证为阳明经病证；兼项背腰痛，因足太阳从头项下行脊腰（"下项，循肩膊内，夹脊抵损腰中"），而辨证为太阳经病证；兼耳部症状，因少阳行于头侧耳部（"下耳后……其支者，从耳后入耳中，出走耳前"），而辨证为少阳经病证。《灵枢·邪气脏腑病形》从发病的角度明确论述了这种经脉循行分布特点与病证的关系，曰邪气"中于面则下阳明，中于项则下太阳，中于颊则下少阳"。

2. 根据经脉病候辨证　经脉病候，一般意义上特指《灵枢·经脉》中记载的经脉循行之后的那部分关于针灸治疗的内容，人们习惯上以"是动病""所生病"来简称之，是这种辨证方法的主要依据。如手太阴肺经《灵枢·经脉》在描述其经脉病候为"是动则病肺胀满，膨膨而喘咳，缺盆中痛，甚则交两手而瞀，此为臂厥"。故如果出现肺部胀闷，膨膨气喘，咳嗽，"缺盆"中间（喉咙部）疼痛；严重的则交捧着两手，感到胸部烦闷，视物模糊；前臂部的气血阻逆如厥冷、麻木、疼痛等症，就可辨证为手太阴之病证。

南京中医药大学赵京生教授通过对唐代以前针灸相关文献的梳理研究发现，中医基础理论的奠基之作《黄帝内经》中经脉病候呈不同表述形式，除常见的十二脉形式以外，还有十一脉、足六脉以及腧穴主治等诸多形式。形式不同，意义则一，均为总结说明临床治疗。同时可知，经脉病候与腧穴主治、经脉循行之间的联系较为密切。探明这些表述形式本身，是深入研究经脉病候的基础和前提。《黄帝内经》开创的根据经脉的循行和病候来辨别病证表现的经脉归属的辨证方式，对针灸临床辨证思维的影响巨大而深远，后人有所补充的多为辨证依据的具体内容，而积累至今的针灸治疗经验、规律主要是这种辨证思维的结果。

（四）针灸疗效影响因素

1. 腧穴的选择　腧穴是脏腑经络之气输注出入的特殊部位，既是针灸治疗的刺激点又是疾病的反应点。针灸的疗效离不开经络传导针灸刺激和调节作用，因此与经络密切相关的腧穴对针灸疗效有很大的影响。

（1）腧穴的选择和组合：大量的临床实践研究表明，腧穴的选择和组合与针灸效应之间存在着相对特异性关系，这种穴位效应的相对特异性，是指腧穴与非腧穴，或不同腧穴之间，在特定条件下，其功能作用呈现不同特点具有相对的差异。近代的研究从经穴与脏腑相关性及单穴主治的临床等研究进一步揭示了腧穴主治的相对特异性。经穴脏腑相关性的研究主要集中在足阳明胃经、手少阴心经、手厥阴心包经的足三里、内关、神门等穴进行了较系统的研究。通过对一穴或一经多穴与所属络脏腑联系进行观察，证实经穴与相关脏腑之间存在相对特异的关系。一般来说，治疗某病某证的处方主穴是基本不变的，但应随着病情的变化而增减腧穴。如治疗哮喘以膻中、列缺、肺俞、尺泽为基本方，若是风寒太盛，可去尺泽，加风门；若属痰热，则去列缺，加丰隆；若是哮喘急性发作，则加孔最。

（2）腧穴有主次之分，施术有先后之别：施术的先后不同，其治疗作用也不相同，施术必考虑先后之分。若施术顺序不当，还有可能导致病情恶化。关于这些古代文献中就有论述，如《灵枢·终始》曰："病先起阴者，先治其阴而后治其阳；病先起阳者，先治其阳而后治其阴。"《素问·至真要大论》曰："从内之外者，调其内；从外之内者，治其外；从内之外而盛于外者，先调其内而后治其外；从外之内而盛于内者，先治其外而后调其内。"《灵枢·五色》曰：

"病生于内者，先治其阴，后治其阳，反者益甚；其病生于阳者，先治其外，后治其内，反者益甚。"临床上，针灸施术的一般顺序是先上后下、先阳后阴，但可以根据病情灵活处理，不可拘泥。

2. 操作方法选择　大量临床实践表明，适宜的针灸疗法及其操作是取得针灸疗效的不可忽视的重要因素。

（1）针具的选择：选择适宜的针灸疗法是针灸获效的重要保证。《黄帝内经》时代对当时已经形成的防治疾病的手段，包括多种针灸疗法就已经提出"各用其宜"的原则，《灵枢·官能》所言："针所不为，灸之所宜。"毫针、艾灸、拔罐、三棱针、梅花针、穴位注射、穴位敷贴、埋线、磁疗、激光照射等疗法作用不尽相同，临床使用时应有区别，例如实热证一般只针不灸；虚寒证应少针多灸；血瘀证宜用三棱针、梅花针法；痹病常选用拔罐法等。因此，针灸临床上必须根据具体病证酌情选择适宜的治法，或针，或灸，或针灸并用，并且要决定多针少灸或者少针多灸，方能取得应有的疗效。

（2）针刺深浅不同，治疗作用不同：针刺深浅与疗效有密切联系。《素问·刺要论》曰："病有浮沉，刺有浅深。"针灸施术，除三因制宜之外，还要根据疾病、根据腧穴所在部位而灵活掌握针刺的深浅。根据疾病决定针刺深浅，如《灵枢·本输》"甚者深取之，间者浅取之"。《灵枢·阴阳清浊》曰"刺阴者，深而留之；刺阳者，浅而疾之"。《灵枢·邪气脏腑病形》"刺急者，深内而久留之；刺缓者，浅内而疾发针"。《针灸聚英》"肌肉厚实处则可深，浅薄处则宜浅"。一般而言，病深刺深，病浅刺浅。但针刺深浅不当，则疗效不佳甚或招致不良后果。如《灵枢·官针》有曰："疾浅针深，内伤良肉，皮肤为痈；病深针浅，病气不泻，支为大脓。"

（3）补泻手法不同，治疗效果有异：补泻是针灸施治的基本法则，同一个腧穴处方，如果补泻手法不同，其治疗作用可完全相反，例如补合谷、泻三阴交有行气活血通经之效，治疗气滞血瘀之经闭、痛经；反之，泻合谷、补三阴交则有理气养血固经之效，以治疗月经过多、崩漏。又如治疗汗证，先补合谷，次泻复溜，可以发汗；反之，先泻合谷、次补复溜，则可以止汗，这都是补泻手法不同所产生的不同治疗效果。古代针灸治病十分讲究操作技术，并总结了大量带有规律性的经验。古人认为毫针刺法包括得气、守气和调气等要领及关键技术都与临床疗效密切相关。《灵枢·九针十二原》指出："为刺之要，气至而有效。""气速至而效速。"《黄帝内经》反复强调根据证候的虚实而采用相应的针刺补法或泻法，并作为临床治病的重要原则。《灵枢·邪气脏腑病形》曰："补泻反则病益笃。"也提示了补泻手法的重要性。

3. 机体功能状态 《灵枢·通天》指出："古之善用针艾者，视人五态乃治之。"明代杨继洲在《针灸大成·卷四》说："治法因乎人，不因乎数；变通随乎症，不随乎法。"针灸效应的个体差异很大，即针灸是否能产生治疗效应，以及效应的大小直接受到机体的功能状态的影响。疾病时的机体功能状态是机体对一定的生理病理条件及因素综合作用的系统反应，包括了患者生理、心理及病理等方面的反应。从患者角度而言，针灸的效应直接与患者的体质和心理状态密切相关，而体质因素又随年龄而异；从疾病角度而言，针灸的效应与疾病的种类、不同病变阶段、不同病变类型，包括不同证候等多种因素有关。由于针灸的作用基础在于调动机体本身固有的调节、修复功能，达到防治疾病的目的，而不依赖任何外来物质，而机体所潜藏的调整与修复能力在不同的个体有着明显的差异，因此，机体的功能状态就成为影响针灸效应的关键因素。

（五）针灸疾病谱（针灸适应证）

针灸学的发展经历了一个漫长的历史过程。针刺工具由砭针、骨针到金属针具，特别是九针的出现更是扩大了针灸治疗疾病的范围。针灸的特点是什么，针灸到底可以治疗哪些病，一直以来都是国内外学者研究的方向。在 1979 年 12 月世界卫生组织（WHO）根据各个国家相关领域专家的意见共识，向全世界提倡针灸适应证有 43 种病证。此推荐对针灸在国际和国内的推动和发展起到了划时代的作用。针灸适应证是针灸疾病谱的内涵之一，之后关于针灸适应证的研究更加深入，针灸疾病谱范围不断扩大，WHO 又于 1996 在意大利米兰召开会议讨论通过了 64 种针灸适应病种；并于 2002 年发表了一项基于临床对照实验的分析报告，在《针灸临床研究报告的回顾与分析》第三部分将针灸治疗病症的范围分为 4 种情况，治疗病症达到 107 个；1997 年 11 月，美国国立卫生院举行了针刺疗法听证会，尝试回答针灸能治疗哪些病症，有 23 名专家做专题报告，会议最终形成针灸能治疗 14 种病症的结论。

针灸疾病谱是指针灸疗法适宜的病症范围，即采用针灸治疗可达到治愈、临床治愈或缓解症状，或改善生活治疗的病症。针灸病谱的决定因素主要源于针灸疗法自身的作用特点。2002 年天津中医药大学杜元灏教授提出了"针灸病谱"及"针灸等级病谱"的概念；南京的范刚启等提出来神经系统疾病针灸临床病谱和治疗方案的优选思路；上海市针灸经络研究所齐丽珍等对 1949 年以来 76 种中医期刊的 56267 条信息进行整理、归纳和分析，结果发现 1949 年以来针灸临床所涉及的病症数达 972 种。黄琴峰回顾 1954—2005 年有关消化系统针灸文献，根据《中国现代针灸信息数据库》数据，采用计量分析方法进行统计分析，客观地反映现代消化系统针灸疾病谱 91 种，包括医案 11 种；有效病症为呃逆、腹痛、腹泻、便秘、呕吐、肠假性梗阻、痔。

杜元灏教授从 2002 年至今致力于研究针灸治疗疾病的适应证，经过多年的临床研究和统计分析，并参考国内外现代针灸名家的著作，认为针灸可以用于 461 种病症（西医病名 338 种，西医症状名 73 种，中医病症名 50 种）的治疗，分为 16 个系统，并按照一定的规则把针灸治疗的病症进行等级划分，划分为 4 个等级，I 级病谱系是指可独立采用针灸治疗就获得治愈或临床治愈的疾病，如周围性面瘫和瘾症等。对这类疾病，针灸的作用性质和作用量足以对发病的本质环节进行良性干预。II 级病谱系是指可以针灸治疗为主，对其主要症状和体征产生较好的作用的疾病，但难以使疾病的关键环节完全消除，或者疾病发病环节复杂，针灸仅对主要环节之一具有确切的治疗意义，有结合其他治疗方法的必要性。例如，轻中度的胃下垂必须配合戴胃托带和腹肌锻炼。III 级病谱系指针灸治疗对于疾病本质缺乏确切的实际意义，而只能对疾病所派生的部分症状起到缓解作用的疾病，如萎缩性胃炎和急性阑尾炎等。IV 级病谱系指针灸疗效不确切或其治疗已有明确的高效治疗手段，很少再用针灸治疗的疾病。前者如各种癌症、肺结核、淋病，后者如疟疾等。之后，杜元灏教授又提出效能针灸等级病症谱和循证针灸等级病症谱两个划分体系，前者研究针灸自身的效能特点，旨在评价针灸干预病症的程度、范围和治疗最具意义的环节，后者则主要根据医学研究证据等级对针灸治疗病症的有效性、安全性、经济性进行评价和分析。因此，严密筛选针灸治疗病种及不同病种针刺治疗的最佳时期是新世纪针灸学临床研究的首要任务。

【治疗思路】

本节以现代针灸疾病谱为依据，介绍了针灸治疗优势病种的多种治疗方法和方案，以及临床研究现状等。各个疾病的诊断、辨证、疗效评价请见前。

（一）内科疾病

1. 感冒 根据肺主皮毛，肺与大肠相表里，督脉主一身之阳气以及阳维为病苦寒热等理论，感冒以宣肺祛风解表为基本治疗原则，临证应审证求因。体虚感冒者应扶正与祛邪同施，夹湿者化湿，夹暑者解暑。选穴上以手太阴肺经、手阳明大肠经、督脉、阳维脉相关穴位为主。大椎、曲池、外关、列缺可作为治疗感冒的基本腧穴，再结合辨证随症加减：咽喉肿痛者加少商点刺出血或加鱼际毫针泻法；暑湿袭表加中脘、足三里和中健胃，化湿降浊，加支沟可通调主焦气机以利祛暑化湿。一般认为刺络出血有较好的解热作用，灸法具有较好的发汗散寒作用，在临床上应根据患者的症状灵活选择刺灸方法。

2. 哮喘 针灸治疗哮喘既作为对症处理的手段，又作为预防疾病之法。治疗重在调肺气、定喘。在发作期，若属寒饮伏肺者，以手太阴肺经、足太阳膀胱经、任脉穴为主，取肺俞、天突、膻中、尺泽、太渊、风门、鱼际及定喘等；若属痰热壅肺者，以手阳明大肠经、手太阴肺经、督脉、任脉为主，取大椎、合谷、孔最、少商、天突、尺泽等。在缓解期，主取肺俞，脾俞、肾俞、足三里、太白、太溪、气海、膏肓俞、关元等穴，补肺健脾温肾、固表化痰纳气。哮喘是慢性、反复发作性疾病，不同时期应施与不同的针灸综合疗法，必要时和药物联合使用，发作时可结合电针、拔罐、穴位注射、皮肤针、刺络放血等方法，缓解期多采用灸法、穴位敷贴、埋线、耳针等治疗方法。其中，毫针治疗在发作期多用泻法，缓解期多用补法。根据"冬病夏治"理论，在三伏天可采用灸法、药物贴敷法，对于本病预防具有很好的疗效。哮喘发作时一般经针灸治疗2~3个疗程后，可见疗效。停止发作后，还需继续针灸治疗2~3个疗程，以巩固疗效。

3. 胃痛　针灸治疗胃痛辨证当首分虚实，后辨寒热、气血。无论虚实，针对"不通则痛"的基本病机，当以和降疏通为法，根据疼痛部位取经、选穴是基本原则，近部取穴与远部取穴配合是基本方法。故应主选胃经、任脉、心包经穴为主，以中脘、内关、足三里为基本选穴，其次要辨证、对症选穴。肝气犯胃者，应加用疏肝理气腧穴；寒邪客胃者，应加重温阳散寒之力；食积伤胃者，加用消食导滞之特效穴；胃阴亏虚者，加用背俞穴、养阴穴；脾胃虚寒者，以背俞穴为主；瘀阻胃络者，取化瘀、理气之穴。胃痛多以慢性、反复发作为特点，故正虚、血瘀是不可忽视的变化，因此选穴处方时，应对证取穴，注意选用补虚化瘀的腧穴十分必要；神经精神因素对胃痛的发病或病情加重有重要的影响。因此，取穴时重用疏肝解郁、理气调神的腧穴有重要作用，如百会、太冲、内关等。

4. 不寐　针灸早期介入对于提高治疗失眠的疗效具有重要意义。失眠虽有虚实之分，涉及脏腑亦不相同，但最终均导致心神不宁，脑神失调，神不守舍。针灸治疗失眠应以调理脑神、心神，安神和眠为基本治疗原则，临证根据辨证补虚泻实，调整阴阳。在选穴上可依据心主神，脑为元神之府，督脉入络脑，督脉为脑脉；跷脉主眼睑开合，阳气盛则失眠，阴气盛则嗜睡；胃不和则卧不安等理论，在相关经脉上选穴，可选督脉的头部穴位，心经、心包经穴位，以及华佗夹脊穴、奇穴安眠穴等。失眠患者常并发焦虑、抑郁等，一般焦虑、抑郁程度越重，病变牵涉或影响的脏腑就越多，针灸治疗这一类失眠症的效果就会越差。因此，针灸治疗失眠，必须考虑是否存在焦虑、抑郁等心理障碍对疗效的影响因素。要根据患者焦虑、抑郁的程度，必要时辅以适当的药物治疗，对提高针灸治疗失眠的临床疗效有重要意义。治疗时还应嘱患者加强体育锻炼，参加适度的体力劳动，养成良好的生活习惯。根据人体生理活动节律及针灸作用效应所能持续的时限，目前普遍认为针刺治疗失眠下午治疗疗效优于上午，而且以睡前数小时内针灸治疗效果最好。

5. 面瘫 针灸治疗应早期介入，可缩短病程。目前在周围性面神经麻痹能否早期进行针灸治疗存在争论。大部分学者认为，面神经炎急性期有效的针刺治疗对面神经炎恢复、转归和预后起着重要的作用。此外，根据面瘫的发病机制，急性期多由脉络空虚，风寒外邪侵阳明、少阳之脉，以致经气阻滞，经脉失养、肌肉纵缓不收而发病，此时正气与病邪正处在抗争阶段，故在发展期，抓住良机，祛风活络，疏调经气，扶正与祛邪并举，可以达到祛邪外出的目的。研究表明，急性期是针灸治疗面瘫的最佳时机，急性期治疗效果明显优于非急性期，急性期介入针灸治疗，可以提高疗效，缩短病程。面瘫的针灸治疗应实施分期论治。要根据面瘫急性期、静止期、恢复期的不同阶段，分别采用不同刺激量的针刺手法治疗。研究表明，急性期证属脉络空虚，卫外不固，外邪入络，是正虚邪实的表现，宜平补平泻法。采用患侧局部多针浅刺或平刺法，电针采用疏密波，通电时间短，刺激强度轻。静止期此时病情平稳，各种症状得到控制，为治疗的最佳时机。治宜疏通经络，宜提插泻法。可适当深刺透穴，电针可采用低频连续波与疏密波交替。恢复期是邪去正复，宜补气养血为主，佐以祛风通络，针刺亦由深变浅，宜用捻转补法，可加大刺激量，以透穴为主，电针以高频连续波为主，与低频连续波交替使用等。临床研究提示，分期针灸治疗周围性面瘫优于常规针灸法。临床需注意四肢和患部穴位所施行的针刺手法应有强弱的差别。一般而言，患部多针浅刺，行针手法宜轻，四肢穴位可适当深刺，根据患者证候施以适宜补泻手法。临床可采用针药合用治疗面瘫，无论痊愈率还是有效率，针灸配合中药都明显优于单纯针灸治疗。治疗期间面部应避免吹风受寒，可戴口罩、眼罩防护，眼睑闭合不全者，每日点眼药水 2~3 次，以防感染。

（二）骨伤科疾病

1. 颈痹 针灸治疗颈椎病虽然不能改变颈椎病已经存在器质性的变化，但对缓解症状十分有效。颈椎病的类型较多,临床类型的不同直接关系到针灸的疗效差异。因此,影响针灸疗效的关键因素包括病位、病期以及证型。一般颈型颈椎病是最轻的一型,而脊髓型往往由于脊髓直接受压,比其他任何一型都要复杂,而针灸改善神经根水肿和椎动脉的功能状态比改善脊髓本身受压的水肿要容易。针灸选穴以颈项部的局部穴位为主,特别多用斜方肌边缘的肩中俞、肩外俞、肩井等穴,以及颈夹脊、颈项部督脉穴位,在此基础上再针对不同证型和兼症选穴。针灸操作采用多种疗法综合施治,包括针灸与中药离子导入配合以及综合针灸治疗,如针刺配合艾灸、走罐配合梅花针叩刺、走罐配合三棱针刺络放血、穴位注射、穴位埋线、耳针等多种方法。针灸治疗过程中应嘱咐患者避免过度摇摆头颈部,避免感受风寒,纠正不良体位,保持正常的生理曲度,这不但有利于针灸治疗获得更好的近期疗效,而且有益于防止颈椎病的复发。针灸在改善本病临床症状上见效较快,但效果维持的时间不够长久,常可反复发作,多数患者一般有从急性发作到缓解、再发作、再缓解的规律,故需要患者坚持治疗,多法配合以控制疾病发展。

2. 肩痹 肩痹证应把握针灸治疗时机,早期介入,可减缓疾病发展进程,治疗效果更好。对于组织产生粘连、肌肉萎缩者,应配合推拿治疗。针灸主要是针对肩部的病理改变导致的症状如肩部疼痛和功能障碍而治疗,以近部取穴及循经远道取穴为主。肩周围穴位选取肩髃、肩髎、肩贞、肩前及阿是穴等进行治疗。由于本病以肝肾亏虚为发病基础,因而在针灸迅速消除疼痛症状的同时,需要注意纠正脏腑功能,改善全身性症状,才能进一步提高疗效。可根据兼症,循经远取四肢穴及背俞穴等,如配以外关、曲池等穴以祛除风寒、湿热等邪气,或选用足三里、三阴交、太溪等穴,调理肝肾脾胃,或选用肝俞、肾俞、命门等穴,配以关元、气海等穴,益气培元,扶正祛邪,以治其本。肩痹为慢性疾病,临床常多法配合施治,如针法配用拔罐疗法,能增强温阳驱寒,补虚扶正之力;配合耳压法,能延长刺激时间,加强镇痛效果;针药结合,或采用穴位注射法,或配以中西药物口服,内外合治,既可克服中药内服起效较慢的缺陷,又能减轻西药的不良反应及耐药性,扬长避短,作用互补,提高疗效；临床表明温针疗法、电针法、穴位注射法、浮针疗法、蜂针疗法、耳针疗法、腕踝针法、刺络放血疗法等都有较好疗效。多法配合应用，提高针灸治疗的效果，发挥多种效应的综合调节作用，将更有利于肩周炎痊愈。功能活动锻炼在肩痹的治疗中有重要的作用，针灸治疗的同时，应结合自主锻炼与被动锻炼，运动与针灸并用能提高疗效。

（三）皮外科疾病

蛇丹 本病是疱疹病毒侵害神经根所致，取穴均以局部病灶为主，远端取穴为辅，远端取穴为相应病变部位循经远取，或取相应夹脊穴、背俞穴等。选用病变相应神经节段的穴位有重要意义，取相应夹脊穴，直针毒邪所留之处，可泻火解毒，通络止痛，正如《黄帝内经》所言"凡治病必先治其病所从生者也"。远部取合谷、曲池合用疏导阳明经气，以清解邪毒；局部阿是穴围针刺或点刺拔罐可引火毒外出。早期治疗可缩短病程，疱疹初起，尽早采用针灸治疗，不但止痛作用明显，还可有效控制疱疹面积扩大，疱疹消退较快，取效迅速而肯定。治疗带状疱疹的针灸方法较多。其中，围刺加电针临床应用较多，其止痛效果较好，适用于患者疼痛症状明显或后遗剧烈神经痛者。灸法对皮损的治疗作用较好，无论是艾条灸还是贴棉灸法，均可使疹色立刻变暗，疱疹枯瘪缩小，一般数天后，疱疹结痂消退。如果患者热象明显，局部灼热样疼痛不止，根据"热则疾之"的治疗原则，可采用刺络放血法或皮肤针叩刺法，待出血后，再加拔火罐，可清热活血止痛。治疗时若配合中药内服外敷效果更好。忌食辛辣、油腻、鱼虾等食物。

（四）妇儿科疾病

1. 不孕 针灸治疗不孕症时需将辨证与辨病有机结合，在诊断明确前提下逐步形成针对不同病因之不孕症的治疗规范，并充分利用现代化检测手段，发挥针灸优势，治疗方法应考虑多样化。在选经取穴方面，重在通调冲任，取关元、中极、气海、大赫、子宫等腹部穴位为主，血海、足三里、三阴交、太溪、膈俞、脾俞、肝俞、肾俞、命门、八髎穴等为辅，操作方法有毫针刺、电针、艾灸、温针灸、穴位埋线、穴位注射、穴位贴敷、挑刺等。可单用其中一法，也可数法并用，同时可配合中、西药物，针药并用治疗不孕症。

2. 小儿脑性瘫痪　针灸治疗脑瘫早期介入治疗甚为重要，针灸对轻型有一定效果，可以改善症状。方法多采用体针、头针、穴位注射等。治疗时疗程应长，同时注意加强智力训练，以提高疗效。选穴多从治脑、治瘫、治兼症三方面考虑。治脑，由于本病病损部位在脑，对脑功能的改善成为脑瘫治疗成败的关键，因此针灸重用头部穴，包括头部腧穴、头针刺激线和经验组穴。头部腧穴常用百会、四神聪、风池、本神、神庭等。头针线临床多根据大脑皮质功能定位在头皮上的投影，选用相关刺激线，如焦氏头针的运动区、足运感区、语言2区、语言3区、平衡区等，或用国标方案中的顶颞前斜线、顶中线、顶旁一线、枕下旁线等。头部组穴是临床总结出的经验效穴，如四神针、智三针、颞三针、脑三针等，分别对不同脑区的功能具有良好的调节作用。在治疗选穴中，应根据病情有所侧重，如智力障碍者取四神聪、智三针，双下肢瘫痪者取足运感区或顶中线，语言不利者取相关语言区，共济失调者取平衡区或枕下旁线等。选择头部穴位时应注意囟门未闭小儿要避开此处。治瘫，肢体瘫痪是本病的主要症状，针对主症针灸多取四肢阳经穴。秉承古代治疗经验，以阳明经、少阳经为主，根据瘫痪部位选取相关经穴，并注重近关节处腧穴的选择。由于督脉入络于脑，夹脊穴位近督脉，又为脊神经发出之处，因此督脉穴和夹脊穴的选用，对治瘫亦有较好作用。治兼症，针对本病症状复杂性的临床特点，针灸又注重根据不同的伴有症状进行随症配穴。如听力下降配听宫、翳风、头针晕听区或颞后线，视觉异常配攒竹、承泣、头针视区或枕上旁线等。本病症状众多，选穴范围较广，治疗难以短期见效，长期的针灸治疗应考虑数组处方交替轮流使用，以免用穴过多过频，反使痉挛、徐动、震颤等症加重。经常变换取穴，亦可减少穴位长期刺激造成的局部损伤及敏感性降低等不良反应。

小儿脑瘫的针灸方法有头针法、体针针刺、穴位注射法、耳针、电针、舌针、腹针、穴位埋线、点穴法及小针刀等多种，其中前3种疗法为临床所常用，多以头针法为主，配合体针、穴位注射，综合治疗，隔日 1 次，20～30 次为 1 个疗程。头针的行针手法根据患儿情况酌情掌握，一般多为快速捻转，间歇行针，对年龄较大、能耐受的儿童，可加用电针，刺激 20 分钟，而对年龄小、耐受低的小儿则不捻转，进针至相应部位后即予留针。头针的留针时间较长，一般为 1～2 小时，有资料表明，留针 1 小时的头针治疗组对运动功能的改善优于留针 20 分钟组，可见延长头针留针时间以达到足够刺激量是针刺治疗脑瘫取得较好疗效的重要因素之一。在头针的留针过程中，体针起针后，应让患儿自由活动。体针手法多以补为主，或平补平泻，留针 30 分钟，对于不耐刺激或不能配合的小儿，可采用多针浅刺疾出法，不予留针。

本病的治疗除针灸综合施术外，科学规范的康复运动训练是十分必要的。本病见效较慢，治疗后症状渐有改善，一般经过 2～3 个月针灸治疗才出现较明显的疗效，由此对本病的治疗应有耐心。

（五）五官科疾病

耳鸣、耳聋　耳鸣、耳聋的原因很复杂，治疗中应明确诊断，并治疗原发病。针灸治疗具有独特的优势，治疗时首先要判断病变所涉及的经脉，在辨证归经的基础上方可正确选穴，多局部取穴结合辨证取穴为主要思路，以疏通局部之经气，通利耳窍，调理脏腑，多选用手足少阳经穴，并根据脏腑虚实状态选用躯干和四肢穴位。由于气滞血瘀是突发性耳聋的关键病理环节，临床可加用膈俞、血海、三阴交等养血活血；除用针刺外，耳周局部穴位施行艾灸有明显行气活血功效，可采用艾条温相灸、苇秆灸等灸法。在针灸治疗过程中，每隔 2～4 周适当结合井穴点刺放血或瘀滞络脉放血的方法，能明显促进气血运行。同时还可结合穴位注射、穴位敷贴、穴位按摩、耳针、电针等，不同针灸刺激手段具有各自相应的特点，给复杂病因的耳鸣耳聋提供了多种选择，同时不同针灸方法的合理配合所形成的综合疗法，更为改善耳鸣耳聋的复杂病理创造了条件。必要时还可配合中西药物以提高疗效。治疗中可结合掩蔽等康复方法。同时，在把以耳鸣声能否消除作为疗效考量的标准时，还应对患者的心理症状加以治疗。治疗时间及年龄的大小对疗效有一定的影响，老年人的治疗效果较中青年人差，而治疗越早则效果越好，一般 7 天内开始治疗效果显著。

参考文献

［1］ 王玲玲．针灸学临床研究．北京：人民卫生出版社，2009．

［2］ 梁繁荣．针灸学．北京：中国中医药出版社，2005．

［3］ 赵吉平，李瑛．针灸学．北京：人民卫生出版社，2016．

［4］ 赵京生．针灸学经典理论阐释．上海：上海中医药大学出版社，2003．

［5］ 杜元灏．现代针灸病谱．北京：人民卫生出版社，2009．

［6］ 熊俊，杜元灏，黎波．现代针灸疾病谱的发展历史与研究现状．辽宁中医杂志，2009，36（12）：2155－2157．

第二节　推拿疗法

　　推拿是中医学临床学科中的一门外治法，是中医学伟大宝库的重要组成部分。推拿的防治手段主要是手法治疗和功法训练。手法治疗是指操作者用手或肢体的其他部分，或借助一定的器具，在受治者的体表作规范性的动作，以防病治病为目的的一种治疗方法；推拿功法训练是根据推拿临床医疗的需要，由推拿医务人员指导患者进行功法训练，以巩固、延伸临床的治疗效果。

【源流发展】

　　推拿起源，可能萌于人类本能的自我防护，原始社会人类在繁重而艰苦的劳动生产过程中，经常发生损伤和病痛，会不自觉地用手抚摸、拍打伤痛局部及其周围部位。当这种抚摸、拍打使疼痛减轻后，人类从中不断地积累了经验，逐渐由自发的本能行为发展到自觉的医疗行为，再经过不断的总结、提高，就成为一门古代的推拿医术。

　　推拿，古称"按摩""按跷""乔摩""挢引""案扤"等，如《素问·血气形志》记载："形数惊恐，经络不通，病生于不仁，治之以按摩醪药。"《素问·异法方宜论》记载："中央者，其地平以湿，天地所以生万物也众，其民杂食而不劳，故其病多痿厥寒热，其治宜导引按跷。"《灵枢·病传》记载："黄帝曰：余受九针于夫子，而私览于诸方，或有导引行气、乔摩、灸、熨、刺、焫、饮药之一者，可独守耶，将尽行之乎？岐伯曰：诸方者，众人之方也，非一人之所尽行也。""推拿"一词，始见于明代万全的小儿推拿著作《幼科发挥》，明代钱汝明在《秘传推拿妙诀·序》中指出："推拿一道，古曰按摩，上世活婴赤以指代针之法也。"

（一）先秦时期

先秦时期，按摩是主要的治疗和养生保健手段，唐代之前，常常将"导引"和"按摩"联系在一起称谓。严格地讲，这是两种不同的防治方法。导引，唐代王冰解释为"摇筋骨、动支节"，是自动还是他动，是自摇还是他摇，王氏未加详说；唐代慧琳在《一切经音义》中则认为导引是一种"自摩自捏，伸缩手足，除劳去烦"的方法，提出了自我操作的特点；《庄子·刻意》提出"吹呴呼吸，吐故纳新，熊经鸟伸，为寿而已矣，此道引之士，养形之人，彭祖寿考者之所好也。"强调了呼吸运动的要求。从这些古代文献中可以概括地认为，"导引"是一种配合呼吸，进行自我手法操作，自主活动的防治疾病和强身保健的方法，它与现在的功法训练相类似。"推拿"则是一种可以配合呼吸，既自动又他动地进行手法操作的防病治病的方法。因此，导引和推拿也是两种密切相关的疗法。尤其是自我手法操作，既可谓之推拿，也可称之导引。1973年，长沙马王堆出土的帛画《导引图》描绘44种导引姿势，其中有捶背、抚胸、按压等动作，并注明了各种动作所防治的疾病。这些动作，就是自我推拿的方法。湖北省江陵县张家山出土的简书《引书》是一部导引术专著，其中也描写了治疗颞下颌关节脱位的口内复位法、治疗落枕（急性斜颈）的仰卧位颈椎拔伸法、治疗肠澼（痢疾）的腰部踩踏法和腰部后伸扳法、治疗喉痹的颈椎后伸扳法，将推拿按摩方法用于骨伤科疾病的诊治。同时，先秦时期的推拿还应用于临床急救，《周礼注疏》一书中说："扁鹊治虢太子暴疾尸厥之病，使子明炊汤，子仪脉神，子术按摩。"描述了春秋战国时期，名医扁鹊运用推拿等方法成功地抢救了尸厥病人一事。

（二）秦汉时期

秦汉时期，我国的医学著作就较完整地记载了推拿防治疾病的方法。据《汉书·艺文志》所载，当时有推拿专著《黄帝岐伯按摩》十卷，可惜这本我国最早的推拿学专著已佚。《黄帝内经》是我国现存最早且比较全面、系统阐述中医学理论体系的古典医学巨著，约成书于秦汉时期，该书中有不少有关推拿的记载，它概括了推拿具有的行气、活血、舒筋、通络、镇静、止痛、退热等作用（《素问·调经论》《素问·举痛论》《素问·血气形志篇》等）；记载了推拿可以治疗痹证、痿证、口眼㖞斜和胃痛等多种病症（《灵枢·经筋》《灵枢·杂病》《灵枢·癫狂》等）；描述了有关推拿工具——"九针"中的"圆针"和"锃针"（《灵枢·九针十二原》）；介绍了推拿治疗的适应证及禁忌证（《素问·举痛论》和《素问·玉机真脏论》）；还提出了对按摩人员的选材与考核标准（《灵枢·官能》）。

秦汉时期，临床已科学地应用体外心脏按压抢救自缢死者，东汉名医张仲景在《金匮要略·杂疗方第二十三》介绍"救自缢死"方法中说："将自缢者徐徐抱解，不得截绳，上下安被卧之，一人以足踏其两肩，手少挽其发，常弦弦勿纵之；一人以手按揉胸上，数动之；一人摩捋臂胫，屈伸之，若已僵，但渐渐强屈之，并按其腹。如此一炊顷，气从口出，呼吸眼开，而犹按莫置，亦勿苦劳之。"同时，推拿手法操作时，已注意与其他方法的结合。如《史记·扁鹊仓公列传》记载了汉代淳于意以寒水推头治疗头痛、身热、烦满等症；《金匮要略》中提到对四肢重滞的患者可用导引、吐纳、针灸、膏摩等法治疗，其中膏摩，即是将药煎成膏剂，涂在患处进行按摩。用"寒水"作介质进行推，以药膏作介质进行摩，都有加强两者的作用。

在我国历史上动乱的两晋时期，有不少将推拿应用于抢救的记载。如葛洪在《肘后备急方》中记载治卒心痛方："闭气忍之数十度，并以手大指按心下宛宛中取愈。"治卒腹痛方："使病人伏卧，一人跨上，两手抄举其腹，令病人自纵重轻举抄之，令去床三尺许便放之，如此二七度止，拈取其脊骨皮，深取痛引之，从龟尾至顶乃止，未愈更为之。"治卒腹痛方所介绍的"拈取其脊骨皮，深取痛引之"的方法，可谓是最早的捏脊法。捏脊法和抄腹法的出现，表明推拿手法逐渐从简单的按压、摩擦向手指相对用力且双手协同操作的成熟化方向发展。

（三）隋唐时期

隋唐时期，推拿已发展为一门专业的治疗方法。如隋代所设置的全国最高的医学教育机构——太医署，有按摩博士的职务；唐代的太医署所设置的4个医学部门中就有按摩科，其按摩博士在按摩师和按摩工的辅助下，教授按摩生"导引之法以除疾，损伤折跌者正之。"这个时期的推拿学术发展有如下特点：一是推拿已成为骨伤病的普遍治疗方法，不仅适应于软组织损伤，而且适应于骨折、脱位整复。唐代蔺道人所著《仙授理伤续断秘方》为我国现存最早的骨伤科专著，第一次系统地将手法运用到骨伤科治疗之中，提出治疗闭合性骨折的四大手法"揣摸、拔伸、撙捺、捺正"，对骨伤科推拿手法的发展，做出了重大贡献。二是推拿疗法渗透到内、外、儿诸科，《唐六典》中载有按摩可除风、寒、暑、湿、饥、饱、劳、逸，并说："凡人肢节脏腑积而疾生，宜导而宣之，使内疾不留，外邪不入。"《备急千金要方》作者孙思邈尤推崇按摩疗法应用于小儿疾病，认为小儿"鼻塞不通有涕出""夜啼""腹胀满""不能哺乳"等病症，都可用按摩治疗。三是推拿广泛地被应用于防病养生。自我推拿，又称之为导引，得到充分的发展。如隋代的《诸病源候论》全书50卷中几乎每卷都附有导引按摩法，唐代孙思邈在《备急千金要方》中详细介绍的"婆罗门按摩法"和"老子按摩法"都是自我推拿、自我锻炼的方法。四是膏摩盛行。《备急千金要方》《外台秘要》中收录了大量的膏摩方，膏剂种类很多，有莽草膏、丹参膏、乌头膏、野葛膏、苍梧道士陈元膏、木防己膏等，可根据不同病情选择应用。孙思邈还在《备急千金要方》中指出："小儿虽无病，早起常以膏摩囟上及手足心，甚辟寒风。"

隋唐时期，我国对外交流比较活跃。医史界一般认为，我国推拿在唐代开始传到日本，同时，国外的推拿方法也流入到我国。如《备急千金要方》中介绍"婆罗门按摩法"，"婆罗门"即是古印度，说明与我国同样具有古代文明的印度，很早就与我国有推拿学术交流活动。

（四）宋金元时期

唐以后，推拿疗法的学术体系在发展中不断丰富和完善。认识这种发展，不能以当时的国家医学机构中是否设置推拿专科为标志。宋、金、元时期，虽然国家医学机构中没有设置推拿专科，但这个时期，推拿的发展还是令人瞩目的。推拿的学术发展标志主要体现在推拿作为一种治疗方法，广泛地应用于临床各科，并在此基础上产生了丰富的诊疗理论，使推拿治疗作用的认识得到不断深化。宋代的大型医学著作《圣济总录》中明确地提出：对按摩手法要进行具体分析，而后才能正确认识按摩的作用和临床应用。该书卷四"治法"一章中说："可按可摩，时兼而用，通谓之按摩，按之弗摩，摩之弗按，按止以手，摩或兼以药，曰按曰摩，适所用也。"并提出了按摩具有"斡旋气机，周流荣卫，宣摇百关，疏通凝滞"的作用，可达到"气运而神和，内外调畅，升降无碍，耳目聪明，身体轻强，老者复壮，壮者复治"的目的，并能"开达则塞蔽者以之发散，抑遏则慓悍者有所归宿"。书中对于"凡坠堕颠扑，骨节闪脱，不得入臼，遂致蹉跌者"，强调用按摩手法复位；对骨折者"急须以手揣搦，复还枢纽"，最后"加以封裹膏摩"。元代名医危亦林所著《世医得效方》记载了利用身体的重力牵引复位的各种方法，特别是髋关节脱位的倒吊复位法和脊椎骨折的悬吊复位法，以身体下坠力来替代拔伸手法。此外，宋代还运用按摩催产，如宋医庞安时用按摩法催产获得"十愈八九"的效果。金代创立"攻邪论"的张从正在《儒门事亲》一书中，认为按摩也具有汗、吐、下三法的作用，对推拿的治疗作用，提出了新的见解。据《宋史·艺文志》记载，宋代有《按摩法》和《按摩要法》各一卷，惜已亡佚。

（五）明代时期

明代，太医院设十三医科进行医学教育。《明史》卷七十四"太医院"条写道"太医院掌医疗之法，凡医术十三科，医官医生医士专科肄业，曰大方脉、曰小方脉、曰妇人、曰疮疡、曰针灸、曰眼、曰口齿、曰接骨、曰伤寒、曰咽喉、曰金镞、曰按摩、曰祝由。凡医家子弟，择师而教之，三年五年，一试、再试、三试，乃黜陟之"，推拿成为医术十三科之一。推拿在当时的发展，有两个显著的特点：一是"按摩"之名开始有"推拿"之称。究其原因，可能是由于封建礼教的束缚，按摩科于明隆庆五年（1571年）被官方取缔，此时恰逢小儿推拿的蓬勃兴起，其影响之大，以至于本来专指小儿按摩的"推拿"一词，从明代起，广泛取代了按摩的概念。二是形成了小儿推拿的独特体系。小儿推拿不是推拿诊治方法在小儿疾病中的简单应用，而是在理论、手法、穴位上都有不同于推拿在其他临床科中应用的特色。如小儿推拿的穴位有点，也有线（前臂的"三关"和"六腑"）和面（如手指指面部的"脾""肝""心""肺""肾"）；在手法应用上，较多地使用推法和拿法，并有复式操作法等；在临床治疗中，配合药物，既用药物作介质行操作手法，又用药物内服。惊证是儿科危重症，小儿推拿的发展与当时推拿治疗惊证的独特效果是分不开的。我国现存最早的小儿推拿专题文献《秘传看惊掐筋口授手法论》（约成书于1405年）可作佐证。民间有称推拿为"推筋（惊）""掐筋（惊）"的。推拿诊治惊证，使用较多的手法是推法、拿法和掐法。这个时期有不少小儿推拿专著问世。《小儿按摩经》被收录于杨继洲的《针灸大成》一书中，作者仅说是"四明陈氏"，该书是我国现存最早的推拿专著；《小儿推拿方脉活婴秘旨全书》又名《小儿推拿秘旨》和《小儿推拿方脉全书》，系龚云林撰著，该书刊于万历三十二年（1604年），其中内容除一部分取材于钱乙的《小儿药证直诀》外，其余都是作者的经验和见解的记录，全书分二卷，卷一所述以推拿治法为主，卷二主要为药物治疗；《小儿推拿秘诀》又名《推拿仙术》，为周于蕃所撰，完成于万历三十三年（1605年），书中详细介绍了"身中十二拿法"的穴位和功效，并绘有周身穴图，在治疗部分，则介绍了用葱姜汤推、用艾绒敷脐、用葱捣细捏成饼敷穴位等法。

（六）清代时期

清代，医学分科数度变动，太医院未设推拿专科，但推拿无论在临床实践中，还是在理论总结上仍得到了一定的发展。第一是儿科杂病临床应用的发展。17世纪70年代（康熙年间），熊应雄编撰的《小儿推拿广意》，对前人的推拿论述与经验进行了比较全面的总结，在详细介绍推拿疗法时，收录了不少小儿病症的内服方剂，具有较大的实用价值；张振鋆的《厘正按摩要术》在《小儿推拿秘诀》一书基础上增补了一些新的内容，书中所介绍的"胸腹按诊法"为其他医书所少见。此外，还有不少小儿推拿专著，如骆如龙的《幼科推拿秘书》、钱怀邨的《小儿推拿直录》、夏云集的《保赤推拿法》等，都是小儿推拿实践和理论的总结。第二是以骨伤科疾病为对象的正骨推拿已形成其相对独立的学科体系。《医宗金鉴·正骨心法要旨》对正骨推拿手法总结出"摸、接、端、提、按、摩、推、拿"的正骨八法；提出了手法操作的要领；对骨折、脱位的手法诊治意义，不仅提出有整复作用，而且指出有康复价值。第三是作为中医外治法之一的推拿，与其他外治法和药物疗法，在临床应用中相互补充，相互结合。吴尚先所著《理瀹骈文》（1864年），是清代外治法中成就最大、最有影响的一部著作，该书将推拿、针灸、刮痧等数十种疗法列为外治方法，并介绍将药物熬膏，或敷，或擦，或摩，或浸，或熨，或熏的方法，这使古代的膏摩、药摩得到了较大发展。

（七）民国时期

民国时期，推拿学科的发展特点是存在于民间、发展于民间。由于当时的卫生政策不重视中医，尤不重视操作型的医疗技术，所以，推拿只能以分散的形式在民间存在和发展。这种发展的方式，其缺陷是受一地之限，缺乏交流；但其优势是由于我国疆域辽阔，植根于民间，易按照该地域流行病的特点和民间要求，发展为各具特色的推拿学术流派，如鲁东湘西的儿科推拿、北方的正骨推拿、江浙的一指禅推拿、山东的武功推拿、川蓉的经穴推拿等，这些众多的学术流派，是我国推拿学科的一大特色。这个时期，由于西方医学的传入，推拿与中医其他学科一样受到冲击。但推拿作为一门临床学科，在冲击中吸收了西方医学的解剖、生理等基础知识以充实自身的发展，如上海的推拿就是在这种情况下发展起来的；曹泽普的《按摩术实用指南》注重解剖知识，手法中叩打、震颤等法着重机械力的作用；杨华亭的《华氏按摩术》集古法秘本与现代西洋之生理、病理、解剖、组织、电磁气学等于一体，以古法为经，新法为纬。

（八）中华人民共和国成立后

中华人民共和国成立后，推拿的临床、教学、科研、推拿著作的出版和推拿队伍的建设，都出现了空前的繁荣景象。1956 年上海成立了中国第一所推拿专科学校——上海中医学院附属推拿学校，1958 年上海建立了国内第一所中医推拿门诊部，通过设科办校，使推拿专业人才的培养除了"师带徒"的形式外，还有课堂集体教育的方式，培养了一大批推拿专业的后继人才，继承和整理了推拿的学术经验。20 世纪 60 年代初、中期，推拿疗法在临床上得到广泛应用，并整理出版了推拿专业教材和专著，开展了推拿的实验观察和文献研究。20 世纪 70 年代后期至 80 年代，高等中医院校正式设置推拿专业，如上海中医学院针灸推拿系于 1979 年招收本科生，培养五年制大学本科学生，之后，全国有条件的中医学院都相继成立了针灸推拿系；1986 年上海中医学院推拿系成立，并招收了全国第一批推拿硕士研究生，培养推拿高级中医师；全国的医疗机构、康复（保健）机构普遍设立推拿（按摩）科，推拿被更为广泛地应用到临床各科；1987 年成立了全国性的推拿学术团体——中华全国中医学会推拿学会；1991 年上海市中医药研究院推拿研究所成立，这是当时国内唯一一家专业性推拿科研机构。进入 20 世纪 90 年代，推拿教育层次进一步提高，全国多数中医院校的推拿专业从专科教育发展到本科教育；1997 年在上海首次招收推拿学专业博士研究生，不断为推拿教学、临床、科研输送高素质的专业人才。

在临床研究方面，20 世纪 50 年代后期，推拿的临床应用范围有伤、内、妇、外、儿等科病症，如 1959 年上海中医学院附属推拿学校根据民间推拿临床经验整理编著的《中医推拿学》，所列出的治疗病症即达 70 余种。20 世纪 50 年代末至 60 年代初，临床上开始逐步应用推拿治疗食管癌、胆道蛔虫病、小儿蛔虫性肠梗阻、小儿腹泻、流行性感冒、白喉、疟疾、乳腺炎、电光性眼炎、睑腺炎等病症。20世纪70年代初，根据推拿止痛的作用，开展了推拿麻醉，应用于甲状腺摘除、疝修补、剖腹产、胃大部切除等十余种手术。20世纪70年代中期到80年代，推拿治疗内儿科疾病有了飞速的进展，如推拿治疗冠心病心绞痛、高血压、婴幼儿轮状病毒性腹泻、糖尿病等病症，其疗效及作用机理，都可通过现代医学手段加以证实并进行阐述。从20世纪80~90年代，推拿治疗范围继续拓展，颈椎间盘突出症、颈性眩晕、巨大型腰椎间盘突出症、腰椎滑脱、糖尿病、早泄等疑难病的治疗取得了较为满意的疗效，从近10年的文献来看，推拿学科发表的论文已达2000余篇，治疗病种达200余种，其中以运动系统、神经系统、消化系统疾病为主。腰椎间盘突出症、颈椎病、肩周炎、小儿腹泻已经成为推拿治疗首选的四大疾病。

推拿在实验研究领域的发展，在时间上明显地分为两个阶段。20世纪50~60年代开展了推拿的生理作用及治疗机制的初步研究；20世纪80年代以来，推拿学科在与各基础学科相互交叉、相互渗透的情况下，得到比较快的发展，具体表现为研究的范围不断扩大，已经从人体实验扩展到动物实验，从临床疗效观察，发展到手法、功法的作用机制研究；研究的层次逐渐深入，从临床指标观察，深入到对神经递质和免疫功能的研究，甚至分子生物学领域的研究。目前，推拿医学实验研究已经在手法动力学、手法功效学、静力推拿功法训练、推拿镇痛、推拿麻醉、推拿意外等方面取得了可喜的进展。如在推拿手法动力学研究方面，20世纪80年代，原山东中医学院与山东工学院合作，原上海中医学院与同济大学合作，先后研制成功推拿手法测定仪，为推拿手法操作技术提供了较为成熟的训练方法和评判标准；原上海中医学院承担的国家自然科学基金课题"推拿手法深透性与生物组织作用机制研究"，应用现代生物力学技术，计算出手法压力在生物组织中的衰减规律。推拿镇痛研究方面，有学者应用脑内立体定位埋置推挽套管，测定家兔中央导水管周围灰质区灌注液在推拿手法刺激下神经递质的变化，发现轻手法的镇痛作用是通过提高 β 内啡肽的途径，而重手法水平的镇痛作用是通过应激反应的途径。在推拿功法研究方面，有学者运用运动医学、分子生物学和心理学等技术和原理，证实静力推拿功法调身、调息、调心训练效应的内在机制是通过躯体和精神意识的共存交互作用，上调了中枢 β 内啡肽基因表达水平，β 内啡肽的较高水平状态增强了机体体能和情绪调控能力，从而良性反馈作用于躯体和精神意识，形成三者良性循环反馈途径。

【临床诊治】

（一）骨伤科疾病

推拿治疗的骨伤科疾病包括骨关节疾病和以肌肉、筋膜等为主体的软组织疾病。此类疾病多因急性或慢性损伤（疲劳、劳损和退变）导致骨、软组织和关节病变，产生一系列的临床症状和体征，不包括骨折、骨质破坏、软组织开放性损伤等。这类疾病运用推拿手法治疗可减轻病痛，恢复机体功能，促进疾病恢复，并且感受轻松舒适，是一种成熟的临床治疗方法。

推拿治疗的骨伤科疾病包括脊柱骨盆病变（如颈椎病、枕寰枢关节失稳症、颈椎间盘突出症、脊柱后关节紊乱、腰椎间盘突出症、第 3 腰椎横突综合征、退行性腰椎滑脱、腰椎管狭窄症、骶髂关节紊乱症、强直性脊柱炎、外伤性截瘫、退行性脊柱炎）、脊周软组织病变（落枕、颈部扭挫伤、项背肌筋膜炎、急性腰扭伤、腰肌劳损、髂腰韧带损伤、梨状肌综合征、臀上皮神经损伤）、四肢软组织损伤（肩关节周围炎、肩峰下滑囊炎、肱骨外上髁炎、狭窄性腱鞘炎、退行性膝关节炎、踝关节扭伤）、神经卡压综合征（胸廓出口综合征、旋后肌综合征、旋前圆肌综合征、腕管综合征、肱骨髁上骨突压迫征、肘部创伤性尺神经炎、腕尺管综合征、梨状肌综合征、腓总神经压迫综合征、跗管综合征等）。

（二）内、妇、五官科疾病

现代临床设置了内科、妇科、五官科等，患者就诊于相应科室，许多患者并不知道推拿能够治疗部分内、妇、五官科疾病。但是推拿治疗内、妇、五官科疾病已有数千年历史，而且近些年来又有新的发展，特别是"脊柱病因学"的提出，以及围绕这一学说而开展的一系列临床和实验研究所取得的成果，为进一步认识推拿治疗内、妇、五官科疾病的机制开辟了一个新的更为广阔的空间。另外，在传统的"经络学说"指导下，推拿在治疗内、妇、五官科疾病方面仍发挥着重要作用。随着研究的深入，一些新的理论假说也被不断引入，如"生物全息律学说""反射区学说"等，也阐明了推拿治疗内、妇、五官科疾病的治疗作用和临床价值。

推拿治疗的内科疾病有头痛（偏头痛）、眩晕、失眠、高血压、失眠、感冒、咳嗽、冠心病、心悸、胃脘痛、呃逆、腹泻、癃闭、面瘫、中风后遗症等；妇科疾病有痛经、月经不调、乳痈等；五官科疾病有近视、乳蛾等。

（三）小儿科疾病

小儿推拿治病适应证较广泛，疗效明显，操作方便，安全可靠，无不良反应等优点。据资料统计，推拿治疗儿科病症 50 余种，其中疗效显著者有 20 余种。

推拿治疗的小儿疾病有肌性斜颈、发热、腹泻、咳嗽、疳积、脱肛、遗尿、便秘、呕吐、厌食、夜啼、腹痛、流涎症、鹅口疮、分娩性臂丛神经损伤等。

【优势病种】

（一）颈椎病诊疗方案

1. 概述　由于颈椎间盘组织退行性改变及其继发病理改变累及其周围组织结构（神经根、脊髓、椎动脉、交感神经等），出现相应的临床表现称为颈椎病。相当于中医"项痹病、眩晕病"范畴。

2. 诊断

（1）疾病诊断　参照 2009 年中国康复医学会颈椎病专业委员会《颈椎诊

治与康复指南》。①具有根性分布的症状（麻木、疼痛）和体征。②椎间孔挤压试验和（或）臂丛神经牵拉试验阳性。③影像学所见与临床表现基本相符合。

（2）疾病分期

①急性期：临床主要表现为颈肩部疼痛，颈椎活动受限，稍有活动即可使颈肩部疼痛加重，疼痛剧烈时难以坐卧，被动以健肢拖住患肢，影响睡眠。

②缓解期：临床主要表现为颈僵，颈肩背部酸沉，颈椎活动受限，患肢串麻疼痛，可以忍受。

③康复期：颈肩部及上肢麻痛症状消失，但颈肩背及上肢酸沉症状仍存在，受凉或劳累后症状加重。

3. 治疗方案

（1）手法

1）松解类手法

①基本手法：头颈部一指禅推法、点按法、滚法、拿法、揉法、叩击法等，可选择上述手法一种或几种放松颈项部的肌肉，时间可持续3~5分钟。

②通调督脉法：患者俯卧位，医者以大拇指指端按顺序分别点按风府穴、大椎穴、至阳穴、命门穴，每穴0.5~1分钟，点揉第1~12胸椎两侧夹脊穴、膀胱经腧穴，反复3遍，力量以患者出现局部温热、酸胀、传导为度。

③间歇拔伸法：患者仰卧位，一手托住颈枕部，一手把住下颌，纵向用力拔伸，持续2~3分钟，可反复3~5次。

④牵引揉捻法：患者坐位，医者站在患者身后，双手拇指置于枕骨乳突处，余四指托住下颌。双前臂压住患者双肩，双手腕立起，牵引颈椎，保持牵引力，环转摇晃头部3~5次，然后保持牵引力，做头部前屈后伸运动各1次，最后医者左手改为托住下颌部，同时用肩及枕部顶在患者右侧颞枕部以固定头部，保持牵引力，用右手拇指按在右侧胸锁乳突肌起点处（或痉挛的颈部肌肉处），右手拇指沿胸锁乳突肌自上而下做快速的揉捻，同时将患者头部缓缓向左侧旋转，以颈部的基本手法结束治疗。

⑤拔伸推按法：（以右侧为例）患者坐位，医者站在患者右前方，右手扶住

患者头部，左手握住患者右手2～5指，肘后部顶住患者肘窝部，令患者屈肘，然后医者右手推按患者头部，左手同时向相反方向用力。

2）整复类手法

①旋提手法：嘱患者颈部自然放松，主动将头部水平旋转至极限角度，并做最大限度屈曲，达到有固定感。医生以肘部托住患者下颌，轻轻向上牵引3～5秒钟后，用短力快速向上提拉，常可听到"喀"的弹响声。扳动时要掌握好发力时机，用力要快而稳。

②定位旋转扳法：以向右旋转为例。患者坐位，医生站于患者后方，以左手拇指指腹推顶在患者病变颈椎棘突（或横突）旁，用右手（或肘窝）托住患者下颏部。嘱其颈项部放松，低头屈颈15°～30°，然后嘱患者顺着医生的右手在屈曲状态下向右慢慢转头，当旋转到最大限度而遇有阻力时，医生顺势施以快速的向右扳动，同时，推顶棘突的左手拇指向右用力推压，两手协调动作，常可听到"喀"的弹响声，有时医生拇指下亦有轻微的位移感。

③旋转法：上颈段病变，要求患者将头颈屈曲15°；中段病变，将颈椎置于中立位；下段病变，将颈椎屈曲30°～45°。在此位置向上牵引30秒钟。嘱患者头部向一侧旋转，旋转至极限角度（约80°），达到有固定感，同时迅速准确地作同向用力旋转，操作成功可以听到弹响声。注意用力要轻重适当，避免因过猛过重而加重原有的损伤。

（2）针灸疗法

①针刺法：局部取穴为主，远部取穴为辅，可选用运动针灸、平衡针、腹针、头针、手针、火针、铍针等特色针刺疗法。

②灸法：直接灸、艾条灸、热敏灸、雷火灸等。

（3）牵引疗法

（4）其他外治法：敷贴、熏蒸、涂擦、膏摩、刮痧、拔罐、中药离子导入、针刀疗法、穴位埋线、封闭疗法等。

（5）中医辨证论治

（6）物理治疗：红外线照射、蜡疗、超声药物透入、电磁疗法等，可选用磁振热治疗仪、电脑远红外按摩理疗床等。

（7）运动疗法

①颈椎功能训练：以颈部伸肌训练、柔韧性与系统性训练为主要目的的各类功法操，例如"施氏十二字养生功"等。

②现代康复训练：运用神经肌肉反馈重建技术加强颈椎稳定性；运用颈椎检测与训练系统（MCU）对颈椎运动训练。

（8）其他疗法：神经根压迫严重出现肌肉麻痹无力、疼痛难忍，经过系统保守治疗无效者，要根据病理变化选取射频消融、热凝，髓核摘除，植骨融合内固定，椎管成形及人工椎间盘置换术。

（9）根据病情需要，选择脱水、止痛、营养神经等药物对症治疗。

4. 疗效评价 临床控制：治疗后症状体征消失，颈椎活动正常，治疗后症状积分 0~1 分，疗效指数 >90%。显效：治疗后症状体征基本消失，颈椎活动基本正常，能参加正常活动和工作，70%<疗效指数≤90%。有效：治疗后症状体征有所改善，颈椎活动基本正常，参加正常活动和工作能力改善，30%<疗效指数≤70%。无效：治疗后症状体征与治疗前无明显改善，疗效指数≤30%。

疗效指数 =（治疗前积分 - 治疗后积分）/治疗前积分×100%。

（二）肩周炎诊疗方案

肩周炎，全称为肩关节周围炎，发病年龄多50岁以上，多见于体力劳动者。由于50岁左右的人易患此病，所以本病又称为"五十肩"。肩周炎中医学称之为"漏肩风""冻结肩""五十肩""肩凝证"等，是以肩关节疼痛为主，先呈阵发性酸痛，继之发生运动障碍的一种常见病、多发病。

1. 诊断

（1）病名

中医：肩凝证。

西医：肩关节周围炎。

（2）诊断标准

①慢性劳损，外伤筋骨，气血不足复感受风寒湿邪所致。

②肩部疼痛：起初时肩部呈阵发性疼痛，多数为慢性发作，以后疼痛逐渐加剧或顿痛，或刀割样痛且呈持续性，气候变化或劳累后，常使疼痛加重，疼痛可向颈项及上肢（特别是肘部）扩散。

③肩关节活动受限：肩关节向各方向活动均可受限，以外展、上举、内外旋更为明显。

④压痛：多数患者在肩关节周围可触到明显的压痛点，压痛点多在肱二头肌长头腱沟。肩峰下滑囊、喙突、冈上肌附着点等处。

⑤肌肉痉挛与萎缩：三角肌、冈上肌等肩周围肌肉早期可出现痉挛，晚期可发生废用性肌萎缩，出现肩峰突起，上举不便，后弯不利等典型症状。

⑥X线及化验室检查：常规摄片，大多正常，后期部分患者可见骨质疏松，但无骨质破坏，可在肩峰下见到钙化阴影。实验室检查多正常。年龄较大或病程较长者，X线平片可见到肩部骨质疏松，或冈上肌腱、肩峰下滑囊钙化征。

（3）疾病分期

①急性疼痛期：肩周部疼痛，肩关节功能活动正常或轻度受限。

②粘连僵硬期：肩痛较轻，酸重不适，肩关节功能活动受限严重。

③缓解恢复期：疼痛改善，肩关节功能活动改善。

2. 治疗方案

（1）传统推拿手法治疗

1）初期：①取坐位，立其患侧，一手拉其上肢往上抬，另一手用揉法或一指禅法推施于肩关节周围，约5分钟；②取坐位，家人用拇指端点按肩中俞、肩外俞、肩贞、天宗等1分钟，有酸胀感为适。

2）粘连期：除使用上述两法外，再选择下列按摩疗法。

①取坐位，用双手抱托其肘部做内收、外展、上举、后伸等被动动作，反复进行2分钟。

②取坐位，站其患侧，外展其上肢，以其肩关节为轴做环状旋转运动，顺

时针、逆时针各30次，幅度逐渐加大。

③取坐位，立于患肢侧，略下蹲，将患肢伸直搭于自己肩上，双手抱病肩，两手拇指按于腋下部，其余四指相交于肩上，来回旋转揉动三角肌、腋下诸肌、大圆肌、胸大肌、胸小肌外侧端，并慢慢上抬患臂，每次3分钟。

④患者粘连明显，经治疗无明显改善者，可送手术室局麻下行肩关节手法松解术。

（2）针灸疗法

①毫针法：取肩井、肩髃、肩髎、肩贞、大椎、曲池、外关、天宗、阿是穴、秉风、臑腧、巨骨。操作后留针30~40分钟，每日或隔日1次，10次为1个疗程。

②灸法（温针灸）：取肩井、肩髃、肩髎、肩贞、阿是穴。每次15~20分钟，每日1次，10次为1个疗程。

③电针：取肩髃、肩髎、肩前、天宗、曲池、外关等，每次选2~4穴，接通电针，早期用连续波，后期用断续波刺激20~30分钟。

（3）康复疗法

1）急性期或早期最好对病肩采取一些固定和镇痛的措施，以解除病人疼痛，如用三角巾悬吊，并对病肩做热敷、理疗或封闭等治疗。

2）慢性期主要表现为肩关节功能障碍。这时以功能锻炼和按摩为主，配合理疗进行治疗。肩周炎康复治疗的方法主要是医疗体操。

①体操练习：双手握住体操棒，在体前，手臂伸直，然后反复用力向上举，尽量向头后部延伸；在体后，双手握棒，用力向上举。

②手指爬墙练习：侧面或前面站立，抬起患炎侧的前臂，以食指和中指贴墙，然后沿墙向上慢慢做爬墙式运动。

③患侧手臂上举，反复摸后脑勺；病侧手于体后，上抬摸背部。如果患侧手臂活动不便，可用健侧手帮助患侧手上抬。

（4）静脉液体对症治疗：赖氨酸阿司匹林抗炎止痛（0.9g）；灯盏花素（50mg），灯盏细辛（40mL）活血化瘀，通络止痛；参麦注射液（40mL）益气养阴；鹿瓜多肽注射液（16mg）复方骨肽（75mg）营养骨质，增加骨密度；参附注射液 30mL 温通经络，温阳散寒。

（5）其他疗法

①拔罐：拔罐治疗肩周炎常选用的穴位有：肩井、肩髃、肩髎、肩贞、天宗等穴位。每次选 2 个穴位，交替使用。

②中频脉冲电治疗，每日 1 次，10 天为 1 个疗程。

③中药熏蒸治疗。

④小针刀治疗。

（三）腰突症诊疗方案

1. 诊断　中医诊断参照 1995 年国家中医药管理局发布的中华人民共和国行业标准《中医病症诊断疗效标准》（ZY/T001.9—95），西医诊断参照《临床诊疗指南——骨科分册》（中华医学会编著，人民卫生出版社，2009）。

中医病名：腰痛病。

西医病名：腰椎间盘突出症。

（1）中医诊断标准：①有慢性腰痛病史；②臀部及单侧或双侧下肢呈放射性疼痛；③患椎旁有压痛，腰部活动受限，直腿抬高试验或加强试验阳性，股神经牵拉试验阳性，膝、跟腱反射减弱或消失；④腰椎 X 线片、CT 及 MRI 扫描检查证实。

（2）西医诊断标准

1）症状：腰痛及下肢放射性腿痛。多数病人先有腰痛后有腿痛，部分病人腰痛和腿痛同时发生，少数病人只有腿痛。腰椎间盘突出引起腰腿痛具有下列特点：

①根性放射痛：腰 4~5 椎间盘突出压迫腰 5 神经根，疼痛沿臀部、大腿后侧放射至小腿前外侧、足背和趾。腰 5 至骶 1 椎间盘突出压迫骶 1 神经根，疼痛放射至小腿后外侧、足跟、足底和足外侧。因腰 5 和骶 1 神经根参与坐骨神经构成，腿痛又称坐骨神经痛。腰 3~4 椎间盘突出压迫腰 4 神经根，引起股神经痛，

疼痛放射至大腿前外侧、膝前部和小腿前内侧。

②疼痛与腹压有关：使腹压和脑脊液压力增高的动作可使腰腿痛加重，如咳嗽、打喷嚏、排便、用力等。

③疼痛与活动有关：活动和劳累后加重，卧床休息减轻，严重者活动困难。

④疼痛与体位的关系：为了缓解疼痛，病人常被迫采取某一体位，多为健侧卧位并屈髋屈膝，少数患侧卧位屈腿、仰卧位屈腿、床上跪位、下蹲位等。

⑤疼痛与天气变化的关系：部分病人遇到刮风下雨或气温骤降时加重，遇暖减轻。

⑥麻木无力：受累神经根受到较重损害时，所支配的肌肉力量减弱，感觉减退，轻者可出现痛觉过敏，重者肌肉瘫痪，出现无力症状。

⑦大小便功能变化：椎间盘突出压迫硬膜囊较重时，马尾神经损害可引起便秘、排便困难，尿频、尿急、尿潴留或尿失禁，会阴部感觉减退或消失，以及性功能障碍。

⑧腰部表现：腰部僵硬、活动受限或侧弯畸形。

2）体征：通常在疼痛急性发作时表现为椎旁肌肉明显痉挛，肌肉痉挛在行走活动时仍持续存在。腰椎可出现侧弯或倾斜，许多患者腰椎正常生理前凸消失。急性期过后，肌痉挛明显减轻。腰前凸可能成为唯一的体征。

3）检查

①体格检查

立位检查包括查步态、腰部畸形和活动范围受限。较重的病人常有跛行，严重者扶拐或不能站立和行走。腰部畸形包括生理前凸变小、消失、后凸或侧弯。

仰卧位检查包括下肢神经功能（肌力、感觉、反射）减弱或消失；直腿抬高试验及加强试验阳性；增加腰椎管压力试验（挺腹试验）：以枕部、双肘部和双足跟为着力点，用力挺腹抬臀，使腹压和椎管内压力升高，出现根性放射痛为阳性。

俯卧位检查包括腰部压痛点；股神经牵拉试验：在髋和膝关节伸直位被动

抬腿过伸髋关节，牵拉股神经，出现股前部放射痛为阳性。腰2～3和腰3～4椎间盘突出多呈阳性。

②影像学检查

X线平片：一般需要常规拍腰椎正侧位X线片，疑有腰椎弓峡部不连者，还需拍腰椎左、右斜位片。在腰椎X线平片上，部分腰椎间盘突出病人可无异常变化，部分病人可有一些非特异性变化。因此，不能依靠X线平片作为诊断腰椎间盘突出症的依据，但可以借助X线片排除一些脊椎骨性疾患，如结核、肿瘤、脊柱滑脱等。

CT：高分辨率的CT检查图像，可清楚地显示椎间盘突出的部位、大小、形态和神经根、硬膜囊受压移位的现象，同时可显示椎板及黄韧带肥厚、小关节增生肥大、椎管及侧隐窝狭窄等情况。CT检查对病人的照射剂量小，可列为基本无害的诊断手段。

MRI：目前，腰椎间盘突出最有效的检查手段是MRI。

③其他检查：脊髓造影、B超、肌电图等。

2. 治疗方案

（1）一般治疗

①卧床休息：可以减轻炎症、避免损伤加重。当然，床铺不宜过软。一般绝对卧床休息的时间最好不要超过1周。症状改善后，应尽可能进行一些简单的日常生活活动。同时，要注意保持正确的活动姿势或动作，活动时可以佩戴腰围。不长期依赖腰围，一般需保护3～4周，待肌力正常后即可不用。

②调摄：避免风寒、寒湿、湿热之邪侵袭；坐、卧、行走保持正确姿势；避免久坐；勤做松弛腰部肌肉的体操；不可强力举重，不可负重久行；避免跌仆、闪错。

（2）基础治疗

①理筋治疗：先用滚筋、揉筋、拿筋、拨筋等理筋手法在患者腰部、骶部及下肢疼痛部位松解肌筋；再以骨诊棒扫散腰背、腰骶、下肢后外侧部肌筋，并根据筋伤部位的深浅、病程久远、筋结条索的走向，施以开阖、运化、理拨

等特殊理筋手法，理筋散结；最后用斜扳、旋扳、后伸扳、牵扳等正骨手法调整腰椎、腰骶、骶髂关节，理筋顺骨，痛消病愈。每天治疗1次，每个疗程10天，一般需要2~3个疗程。

②药棒治疗：患者俯卧位，医者用药棒槌先拍打腰部，再拍打夹脊两旁的侧线，然后再拍打下肢，从近端拍向远端。双侧患病先拍左侧，再拍打右侧。具体到某个肢体，要先前侧，再后侧；先内侧，后外侧。每一侧面要反复拍打3~5遍，并在该侧面的脉位上重点拍打3~5下，只可顺打，不可逆打。

③针刺治疗

主穴：腰夹脊、腰痛点、环跳、委中、承山、昆仑。

配穴：寒湿痹阻证加命门、腰阳关散寒除湿、通痹止痛。气滞血瘀证加膈俞、次髎活血化瘀、行气止痛。肝肾亏虚证加肝俞、肾俞、太溪补肝益肾。

方法：毫针刺法，加电针，每日1次，每个疗程10天，一般需要2~3个疗程。

④椎三维牵引

方法：采用仰卧位牵引法，用三维多功能颈腰椎牵引床进行治疗。

操作：用牵引带将病人固定在床面上，设定参数，牵引力一般为患者自身体重的1/3~1/2，牵引时间为20~30分钟，间歇时间为3分钟，设定完成后，按下"牵引"键，牵引系统自动进入工作状态。牵引结束，解除牵引带，嘱病人静卧休息。每日1次。

注意事项：老年群体、体质较弱者、有明显骨质疏松患者，甚至患有呼吸系统、脏器系统（肿瘤）、腰椎结核、腰部外（内）伤、椎管骨性狭窄等疾病的患者不宜使用牵引治疗。

⑤中频电脉冲治疗：每日1次，每次30分钟，10次为1疗程，一般需1~3个疗程。

⑥刺络治疗：取阿是穴；操作：先用三棱针或皮肤针刺局部放血，然后再拔火罐或气罐，一般留罐5~10分钟，待罐内吸入2mL左右的血液后起之。每次间隔2~3日，痛消为止。

⑦针刀治疗：经手法治疗一疗程症状未见减轻者，可根据症状定位、触诊定位以及影像学定位，三者结合对腰突症的病灶进行精确定位，然后消毒、铺洞巾在定位处行局部麻醉，用1型4号小针刀定点加压刺入，在患部进行松解治疗，待针刀下阻力减轻或消失后，拔出针刀，加压止血，2~3分钟后以创可贴贴敷。针刀术后3日内禁软组织伤痛治疗和手法治疗，次日即可行牵引治疗。

⑧据病情需要，选择脱水、抗炎止痛、营养神经、活血化瘀等对症治疗。

脱水：甘露醇注射液250mL+地塞米松10mg，静脉滴注，每日1次；0.9%氯化钠注射液250mL+七叶草苷20mg，静脉滴注，每日1次。

抗炎止痛：0.9%氯化钠注射液150mL+赖氨酸阿司匹林1.8g，静脉滴注，每日1次；洛索洛芬钠胶囊口服，每日2次；布洛芬口服，每日2次；双氯芬酸钠凝胶剂涂搽，4次/日。

营养神经：甲钴胺、维生素B_1片。

调节骨代谢：5%葡萄糖氯化钠注射液150mL+复方骨肽120mg，静脉滴注，每日1次；5%葡萄糖氯化钠注射液250mL+鹿瓜多肽注射液16mg，静脉滴注，每日1次；5%葡萄糖氯化钠注射液250mL+葡萄糖酸钙2g+维生素C2g，静脉滴注，每日1次；5%葡萄糖氯化钠注射液250mL+灯盏花素50mg，静脉滴注，每日1次；5%葡萄糖氯化钠注射液250ml+丹参酮40mg，静脉滴注，每日1次；5%葡萄糖氯化钠注射液250mL+丹红注射液40mL，静脉滴注，每日1次；5%葡萄糖氯化钠注射液250mL+灯盏细辛注射液40mL，静脉滴注，每日1次；5%葡萄糖氯化钠注射液250mL+参附注射液40mL，静脉滴注，每日1次。

中成药：通迪胶囊、虎力散、复方雪莲胶囊、逐瘀通脉胶囊、骨疏康胶囊。

⑨穴位注射：根据所选穴位的部位不同及用药剂量的差异，选择合适的注射器及针头。局部常规消毒后刺入穴位，慢慢推进或上下提插，待针下有"得气"感后，回抽一下，若回抽无血，即可将药推入。常用注射药物有维生素B_1、维生素B_{12}、参附注射液等。

⑩椎间孔封闭疗法：常规消毒后，在标记点以短针头在皮下及肌内注入少量药液，以减轻粗针穿刺的疼痛。再以腰麻穿刺针从原穿刺点刺入，待针头触

及腰椎后关节突的骨质后，将针头退出至皮下，逐步增加使针头朝向外下方的角度进针，直至针头恰贴在关节突的外缘进入深部，再慢慢深入 2cm 左右针头即达到椎间孔附近，稍微改变针头方向，会突然出现下肢触电样感觉，为针头触及神经根的标志。若非进针速度过于快速，一般这种情况不会导致神经根损伤。退出针头少许，先缓慢注入封闭药液 2mL，观察注射后患者反应。若出现单神经根麻痹现象，沿受压神经走向的先胀痛和麻木的感觉变化为正常反应。如穿刺针损伤硬脊膜，药液就会从硬脊膜破裂处进入蛛网膜下隙，出现感觉麻醉平面。故若注入药液后患者迅速出现腰腹部的感觉麻痹，为药液进入蛛网膜下隙，出现脊髓麻醉的现象。药液注入 5 分钟后仍无感觉平面出现，基本可排除刺入蛛网膜外腔，再慢速注入封闭液 2mL，并边注入边询问患者反应。再次观察患者注入药液后的反应。若再无感觉平面出现，则将全部剂量注入。封闭成功后，患者应卧床休息 2~3 天。或在封闭下，进行脊柱手法治疗。

（四）腰肌劳损诊疗方案

1. 概述 腰肌劳损或称"腰背肌筋膜炎""功能性腰痛"等。主要指腰背部肌肉、筋膜、韧带等软组织的慢性损伤，导致局部无菌性炎症，从而引起腰背部一侧或两侧的弥漫性疼痛，是慢性腰腿痛中常见的疾病之一，多见于青壮年，有时外伤史不明显，常与职业和工作环境有一定的关系。

2. 诊断 诊断依据如下。

（1）病史：长期从事体位不正或经常腰部持续负重的工作史，引起腰背部肌肉慢性积累性损伤。

（2）临床表现：①患者多为 40 岁以上的体质肥胖者，有长期从事弯腰劳动和负重的工作史或有外伤史，起病缓慢。②早期症状典型，患者常感腰背酸痛不适，僵硬板紧，不能久坐久站，晨起或久坐起立时症状较重，稍加活动后减轻，但过度活动或劳累后加重。③腰部俯仰活动不利，但被动运动基本达到正常。④急性发作时，腰痛较剧且可牵涉到臀部及大腿，若骨刺压迫或刺激马尾神经时，可出现下肢麻木无力、感觉障碍等症状。

（3）相关检查：①腰椎生理曲度减小或消失，甚或出现反弓。②局部肌肉痉挛，有轻度压痛，一般无放射痛。③下肢后伸实验常呈阳性。支腿抬高试验，一般可接近正常。④X线检查：可见椎体边缘有不同程度增生，或有椎间隙变窄，生理弧度改变。

3. 证候分类　腰肌劳损至今是一个比较模糊的概念，我们通常情况下把腰部除腰椎以外的部分组织的损伤统称为腰肌劳损，腰肌劳损涵盖的意义较多，主要有以下几种：

（1）腰部肌肉损伤：以肌肉拉伤和肌肉挛缩为主，其表现为腰部（尤其是脊柱两侧的隆起外）有点压痛，我们把痛点称为"阿是穴"。如果单纯的肌肉拉伤并不可怕，肌肉血供充足，肌肉重组迅速。通常48小时后用普通的按摩手法或者利用针灸通电等方法即能收到很好的疗效。

（2）腰背肌的筋膜炎：筋膜位于肌肉的表面，分为浅筋膜和深筋膜两种。浅筋膜位于皮下，又称皮下筋膜，由疏松结缔组织构成，其内含有脂肪、浅静脉、皮神经以及浅淋巴结和淋巴管等。深筋膜位于浅筋膜深面，又称固有筋膜，由致密结缔组织构成，遍于全身且互相连接。深筋膜包括肌群、腺体、大血管和神经等，形成筋膜鞘。肌肉拉伤一般情况下都会伴有不同程度的筋膜损伤，由于筋膜由结缔组织构成，血供相对肌肉较差，所以康复的时间比较长，这时候容易发生无菌性炎症，我们叫筋膜炎。这时可以用一些按摩手法达到康复的目的，可以使用的手法包括擦法、掌揉法、按压法。

（3）小关节紊乱：腰部损伤后立即发生异乎寻常的剧烈腰痛。病人往往屈身侧卧，腰不能挺直，不敢动弹，唯恐别人触碰，常被误诊为急性腰肌扭伤。其实，确切的诊断应是腰椎关节滑膜嵌顿，或叫腰椎后关节紊乱，俗称小关节紊乱。

4. 证候诊断

（1）寒湿腰痛：腰部冷痛重着，每遇阴雨天或腰部感寒后加剧，痛处喜温，舌质淡，苔白腻。

（2）湿热腰痛：腰部弛痛，痛处伴有热感，每遇热天或雨天或腰部着热后疼痛加重，遇冷痛减，口渴不欲饮，口苦烦热，小便短赤，舌质红，苔黄腻，脉濡数。

（3）瘀血腰痛：腰痛如刺，痛处固定，日轻夜重，痛处拒按。轻者俯仰不便，重者不能转侧，面晦唇暗，或伴血尿。病势急暴，突然发病者，有闪挫跌打外伤史。舌质青紫或紫暗，或有瘀斑，脉弦涩。

（4）肾虚腰痛：腰痛以酸痛为主，喜按喜揉，遇劳更甚，常反复发作。腿膝无力；偏阳虚者，则少腹拘急，面色㿠白，手足不温，少气乏力；偏阴虚者，则心烦失眠，口燥咽干，面色潮红，手足心热。舌象：偏阳虚者，舌质淡；偏阴虚者，舌质红，少苔。脉象：偏阳虚者，沉细；偏阴虚者，弦细弱。

5. 治疗方案

（1）针刺治疗

①治疗原则：舒筋通络，温筋活血，解筋止痛。

②取穴及部位：腰夹脊、肾俞、腰阳关、命门、大肠俞、八髎、秩边、委中、承山及腰臀部。

③操作：患者取俯卧位或侧卧位，依据病情采用补泻手法。腰夹脊、肾俞为直刺并微斜向椎体，深1.5寸；腰阳关、命门为直刺针尖稍向上斜刺0.5~1寸，局部酸胀或麻电感向两下肢扩散；秩边直刺1~2寸，局部酸胀，有时可扩散至外生殖器；委中直刺1~1.5寸，使局部酸胀或麻电感向足底扩散；承山直刺1~2寸，局部酸胀，有时扩散至腘窝；每日针1次，10次为1个疗程，疗程间隔2日。留针：留针40分钟，TDP照射。

（2）推拿治疗

1）主要手法：滚法、按法、揉法、点压法、弹拨法、擦法及被动运动。

2）操作方法

①循筋揉法：患者俯卧位，医者先用深沉而柔和的滚法、揉法沿两侧足太阳膀胱经从上向下施术5~6遍，然后用掌根在痛点周围按揉1~2分钟。

②穴位按压：医者以双手拇指依次按揉两侧三焦俞、肾俞、气海俞、大肠俞、关元俞、膀胱俞、志室、秩边等穴位，以酸胀为度。从而达到提高痛阈、

解痉止痛的目的。

③腰部斜扳法：患者侧卧位，医者与患者面对面，施腰部斜扳法，左右各一次，在仰卧位，做屈髋屈膝被动运动，以调整腰椎后关节紊乱。

④活血通络法：患者俯卧位，医者用掌擦法直擦腰背两侧膀胱经，横擦腰骶部，以透热为度，达活血通络为目的。最后用桑枝棒拍击腰骶部，结束治疗。

（3）艾灸疗法

①取穴：病变压痛点（阿是穴）、肾俞、腰阳关、环跳、秩边、承扶、风市、委中、阳陵泉、足三里、承山、昆仑、绝骨、足临泣。

②操作：每次选用5个穴位，连续施灸20分钟，至局部皮肤发红为止，每日灸1次，7次为1个疗程，疗程间隔2日。

（4）中医辨证治疗

①寒湿腰痛。治则：散寒除湿，温经通络。方药：甘姜苓术汤加减。

②湿热腰痛。治则：清热利湿，舒筋通络。方药：加味二妙散加减。

③瘀血腰痛。治则：活血化瘀，理气止痛。方药：身痛逐瘀汤。

④肾虚腰痛。治则：偏阳虚者，宜温补肾阳；偏阴虚者，宜滋补肾阴。方药：偏阳虚者，右归丸为主方；偏阴虚者，左归丸为主方。

（5）其他疗法

1）中药外敷：每日1次。

①组方：伸筋草30g，透骨草30g，冬瓜皮30g，五加皮20g，木瓜20g，红花20g，甘遂15g，芫花15g，川椒15g。

②操作：将上述诸药研末后装入约20cm×20cm的布袋中，放入器皿中，加入水、黄酒、醋，将药物浸透即可，然后放入微波炉中加热3~8分钟后取出，以皮肤能耐受的温度置于患者腰部，上面可用TDP照射保温。每日1次，每次30分钟左右，每服药可用3次。

2）中药离子导入：每日1次或2次。

①导液配方：杜仲6g，地龙5g，桑寄生8g，丹参6g，白芍5g，乌梢蛇6g，木瓜6g，当归7g，独活6g，三七8g，鸡血藤7g，红花5g，蜈蚣3条，生地

黄8g。

②操作：每次治疗为20分钟，每日1次至2次，7日为1个疗程。

3）刺络拔罐

①取穴：阿是穴。

②操作：先用三棱针或皮肤针刺局部放血，然后再拔火罐或气罐，一般留罐5～10分钟，待罐内吸入2mL左右的血液后起之。每次间隔2～3日，痛消为止。

根据患者的病情、症状和体征可适当选择推拿、牵引、中药外敷、中药离子导入等疗法。实践证明，运用针灸、推拿等为主的中医综合疗法治疗本病疗效较好。

6. 疗效评价 临床控制：治疗后症状体征消失，腰部活动正常，治疗后症状积分0～1分，疗效指数>90%。显效：治疗后症状体征基本消失，腰部活动基本正常，能参加正常活动和工作，70%<疗效指数≤90%。有效：治疗后症状体征有所改善，腰部活动基本正常，参加正常活动和工作能力改善，30%<疗效指数≤70%。无效：治疗后症状体征与治疗前无明显改善，疗效指数≤30%。

疗效指数＝（治疗前积分－治疗后积分）/治疗前积分×100%。

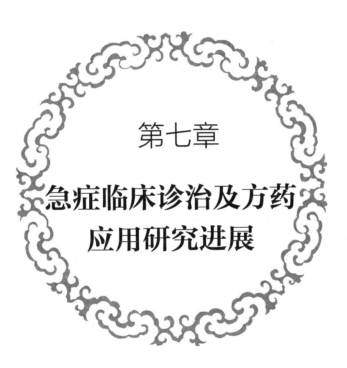

第七章

急症临床诊治及方药应用研究进展

第一节　历代典籍对急症的总结和急症辨治体系

中医急症是指起病急暴、变化迅速，或慢性疾病积渐突变、病势重危的一系列病证。中医急症学是应用中医理论和内科专业知识阐述常见急症病因病机、辨证救治规律的分支学科。中医急症的发展先后有过 2 次大的飞跃：第一次是以张仲景《伤寒杂病论》的问世为标志，为中医诊治急危重症创制了准绳；第二次飞跃是以明清时期温病学派的兴起为标志，制定了针对烈性热性传染病的理法方药系统。清代叶天士、王士雄、吴鞠通等温病学家，创卫气营血和三焦辨证纲领，形成新的温热病学。尤其对高热、惊厥、昏迷、斑疹、吐衄、厥脱等急症，总结出宣透、清气、透营、凉血、化瘀、通络、开窍、救脱等急救治则，极大地推动了中医急症医学的发展。目前，新中药制剂的研发、多途径的给药方法，以及病证结合的辨治体系，使得中医在急症的救治方面更加显示了特色和优势。

【历代典籍对急症的总结】

（一）《中藏经》对急症脉学的总结

1. 理论上继承了《黄帝内经》决生死脉学精髓　《中藏经》在《黄帝内经》的基础上，首次系统地提出了各类具体病证"生死逆顺"的辨证方法，尤其急危重病证脉症的诊断和鉴别内容。《素问·脉要精微论》载："病进而色弊，绵绵其去如弦绝，死。"《素问·平人气象论》载："人一呼脉四动以上曰死，脉绝不至曰死，乍疏乍数曰死。"《黄帝内经》强调脉无胃气，但见真脏脉者亦为死脉；将脉逆阴阳，脉反四时及不间脏，脉与形气不符均列为"病难已"之脉。上述理论完全被《中藏经》吸收，其中有关五脏死脉的内容与《黄帝内经》完全一致。

2. 首次以脉症为具体的病证决生死 从现有的中医文献分析，《中藏经》首次以脉症来判决具体病证的生死逆顺，书中既有单篇论某病某证的死脉症，也有专篇集中论述各种危重急难病证的脉症，具有非常高的临床实用价值。《论水肿脉证生死疾第四十三》专门论述了水肿病证的生死脉症，《论诊杂病必死候第四十八》详细归纳列举了 63 种病证的必死候，包括临床症状和脉象，其中核心的内容是脉象和脉象的变化。相对《黄帝内经》而言，这些死脉所反映出的病机，已经由抽象变得具体。

3. 强调急症鉴别诊断的重要性 《中藏经》以病证的生死逆顺立论，对临床指导急危重病证的鉴别诊断、判断预后具有重要意义。如"阳厥之脉，举按有力者生，绝者死""阴厥之脉，举按弱，按指大者生，举按俱绝者死"等。书中以脉症为鉴别诊断依据，集中揭示了生之机，死之理，以热病为例，"四肢厥，脉弱，不欲见人，食不入，利下不"乃热病伤阴，阴损及阳，胃气竭，阴阳欲绝欲脱，故病情急危重，难治易死；但"食入，四肢温，脉大，语狂无睡者"是胃气尚存，虽热扰神明而语狂，但神识不昏，正气仍可抗邪，故可治可生。

（二）《金匮要略》的急救学成就

1. 卒死的抢救治疗 《金匮要略·杂疗方第二十三》记载救卒死方 12 首，救尸蹶方 2 首，中暍死方 1 首。尸蹶，同"卒死"，类似于今之厥脱、闭证之类，《金匮要略》根据不同情况，采取多种救治措施。①开窍醒神法：适用于卒死闭证属邪遏气机而窍闭神昏者，通过口腔、鼻腔、耳窍等窍道灌下辛烈芳香或腥膻臭秽之品，或舌下含药，以开窍醒神。②温阳固脱法：适用于卒死昏迷，阳气暴脱者，可灌服温酒，配合艾灸，以回阳救逆。③温散暑邪法：适用于夏季炎热而暑热遏郁，难以散发之中暍暑厥昏迷者，可速取热汤或热物温暖脐腹。④表里分消，祛除毒邪：适用于感受秽浊恶厉毒邪，骤闭阳气，毒邪内结者；由寒结冷积所致者，则予三物备急丸、五毒诸膏散等方内服，以速下寒积秽毒。

2. 自缢死的抢救 《金匮要略·杂疗方第二十三》详细记载了自缢后窒息的救治方法："徐徐抱解，不得截绳，上下安被卧之。一人以脚踏其两肩，手少挽其发，常弦弦勿纵之；一人以手按据胸上，数动之；一人摩捋臂胫，屈伸之。若已僵，但渐渐强屈之，并按其腹。如此一炊顷，气从口出，呼吸眼开，而犹引按莫置，亦勿苦劳之。须臾，可少与桂汤及粥清，含与之，令濡喉，渐渐能咽，及稍止。"张仲景介绍的自缢抢救措施，实际是3人合作进行人工心肺复苏法的具体操作过程。这种心肺复苏术，相当于现代的臂环运动或胸外心脏按压术，开人工呼吸法之先河。

3. 外伤急救

（1）金疮的治疗：《金匮要略》第十八篇指出金疮的治疗，王不留行散是治金刃创伤的通用治方，具有止血祛瘀，调理气血，消肿止痛，续筋生肌，解毒敛疮功效。诸药按时采集，按法炮制，分别碾细粉混合均匀，密封储藏备用。若金疮伤口、疮面较小者，可单纯取药粉撒敷外用；创伤严重，疮面较大者，可配合内服。

（2）马坠及筋骨损伤：《金匮要略·杂疗方第二十三》记载的马坠及一切筋骨损方以活血化瘀，消肿止痛为治疗大法，内服与外洗相结合，是跌仆外伤瘀肿疼痛的专方，对于外伤急症治疗具有一定意义。

4. 食物药物中毒急救 《金匮要略》记载了动物类、植物类食物的饮食卫生，以及食物中毒的种类、症状、治疗方法等，食物中毒有催吐、泻下、解毒三法，与现代临床抢救中毒的原则相同。催吐法适用于食物中毒之初或者宿食积滞在上脘者，"食鲙多，不消，结为癥病……可服吐药吐之""贪食食多不消，心腹坚满痛"用盐汤探吐方。催吐多取用性升涌吐作用的药物或秽臭之品灌服以刺激呕吐，如"烧犬屎""雄鼠屎""人垢""洗头泔水""人粪汁""豆豉"等。后世因秽浊臭恶之品不卫生，多淘汰不用，但师其法，借用瓜蒂散或盐汤探吐方；泻下法适用于食物中毒或者食积邪毒阻滞在肠者，通过攻下导泻作用，促使毒邪排出。解毒法适用于各种食物中毒者，古人在长期的生活及临床实践中，观察总结出多种具有特殊解毒作用的药物，广泛用于各种中毒的救治。

（三）《肘后备急方》的急症贡献

1. 急症分类和病因 《肘后备急方》首树急症分类，所列各种急症均能"分别病名，以类相续，不相错杂"，将各种急症和急性病"仍区别内外他犯为三条"，并根据其对急症病因的认识，认为："案病虽千种，大略只有三条而已，一则腑脏经络因邪生疾；二则四肢九窍内外交媾；三则假为他物横来伤害。"据此，全书"以内疾为上卷，外发为中卷，他犯为下卷"，使急症从病因学上分为三大类。《肘后备急方》不仅重视内疾、他犯两类急症从病因与主症相结合来分类，而且更重视外发类（即外感类）急症分类与病因认识的内在联系，同时还提出温病系由"疠气兼挟鬼毒相注"而引起。所载的"虏疮"是世界医学史中有关天花病的最早记录，并能从发病特点和临床症状上与麻风病相区别，及其内在病因不同。

2. 实验诊断和辨证识治

（1）开实验诊断先河：《肘后备急方》在诊断和疗效判断方面不拘于传统的"四诊"与"辨证"，而是凭借客观的依据进行急症诊断，创多种实验诊断方法。如书中记载的诊断"黄疸"的"急令溺白纸，纸即如檗染"的验尿方法，诊断"中蛊毒"的验唾液方法，以及用小蒜粒加入水中浴身试验诊断是否"中水毒"的诊断方法等，开实验诊断方法之先河，简便易行，富有成效。

（2）创辨证识治结合模式：《肘后备急方》还改单纯辨证论治为识症与辨证相结合的急症诊治模式。全书方在运用辨证方法的基础上，更注重对急症主症的辨识与判别，书中所有方名几乎全部都冠以该方所治的主症而命名。

（3）注意急症主症的鉴别诊断：如癫痫与癫狂的鉴别分别是"发则仆地吐涎沫"和"发则欲走，或自高神圣"；"尸厥"与死亡的鉴别是"脉犹动""股间暖"等。

（4）急症预后的判断注意主症分析：如"破脑出血而不能言语，戴眼直视，咽中沸声，口急唾出，两手妄举，亦皆死候不可疗；若脑出血而无诸候者可疗"。实验诊断与辨识主症为中医急症的诊断提供了客观的依据。

3. 急救诸法和器具应用 《肘后备急方》除了传统的使用药物、针灸等急救方法外，还独特地创立了诸多急救方法与措施。包括口对口人工呼吸急救法、按胸式人工呼吸急救法、急救溺水倒水法、急救中毒洗胃术、腹水腹腔穿刺放水术、骨折小夹板固定术，以及手术修复唇裂和外伤所致肠断裂缝合术等，其中的骨折固定、唇裂修复及肠断裂缝合术等手术急救法，在医学史上尚属首创，成为手术急救之鼻祖。《肘后备急方》所创立的各种急救方法与措施表现在广泛利用抢救器具方面，在各种急救方中诸如布匹、绳索、朽木、竹片、竹筒、芦管、石头、瓦片、破缸等皆可为急救器具，巧妙利用，信手拈来，不仅实用，而且为急症的即时抢救赢得了宝贵时间与空间。

4. 灵验便方与针药并用 《肘后备急方》在立方用药上贯彻简便灵验的原则。全书有药物方 1060 首，其中单方者达 510 首。单方数已超过半数以上，而且 2～5 药方者占 90% 以上。立方之简，用方之便，立方灵验，对后世有深远影响。《肘后备急方》中，方的组成不只局限于药物方，全书除药物方外，计有技法器物方 85 首（包括理疗方、器物方、气功方、巫祝方等）；针灸方 98 首以及综合性方 21 首；1060 首药物方中，内服者 714 首，外用者 346 首，基本上做到了技、法、器、物、针、药并用，汤、膏、丹、丸、散、粉、酊齐全，内服、熏洗、敷贴、涂搽、吹入、塞入、佩戴、烟熏、蜡疗、泥疗、烧灼止血诸法尽有。由此可见，《肘后备急方》为中医急症在立方、用药、剂型改造、给药途径等方面进行了大量的尝试，积累了丰富的经验。

（四）《儒门事亲》对急症的贡献

1. 丰富了中医急症的治法 张子和善于运用汗、吐、下三法治疗急症，在《儒门事亲·汗吐下三法赅尽治病诠》中提出"炙、蒸、熏、渫、洗、熨、烙、针刺、砭射、导引、按摩，凡解表者，皆汗法也"，扩大了汗法的范围，临证用一汗之功，治疗急症。把"引涎、漉涎、嚏气、追泪，凡上行者"，皆归为吐法；将"催生下乳，磨积逐水、破经泄气，凡下行者"，皆归为下法；吐下之法还用于跌打损伤、痈肿冻疮、腰痛肢麻、头痛目赤、泻利出血等病症，以达去菀陈莝良效。

2. 发明了不同急症的给药途径　除了常规的口服给药外，张子和在长期的临床实践中独具匠心地发明了一些急症给药途径，如经鼻给药、经眼给药、经耳给药、经肛给药、经皮给药，特别包括药物取嚏和鼻饲法，张子和对诸如"拗开口""取嚏""敲去一牙"等昏迷病人的用药方法进行改进，"乃取长蛤甲磨去刃，以纸裹其尖，灌于右鼻窍中，然下咽有声顿苏"，使一些急症得到有效治疗。

3. 设计了急症治疗的医疗器械　张氏对一些牙关紧闭、饮水服药不能入口的急症，使用长蛤甲这一简便易得的工具进行鼻饲，对中医急症的治疗具有划时代的意义；关于阴囊积水的治疗，提出"以漏针去水"的穿刺放水治疗；腹股沟斜疝提出用铁丝之类编制的疝气带罩疗法；咽部异物提出钩取咽中铜钱的器械设计和方法。

4. 提供了多种药物剂型　治疗急症时常根据情况使用汤、丸、散、膏、丹、滴眼剂等剂型，常使用三圣散、瓜蒂散、稀涎散等散剂救急，以及用神丸、备急丸、泄水丸等丸剂救人，中医外科急症中使用善用膏、神圣膏药、水澄膏等膏药及万圣神应丹、接骨丹等丹药，眼疾时利用碧霞丹、神圣眼药、视星膏等滴眼剂治疗。

（五）《虺斋急应奇方》的急症贡献

1. 突出急症，兼顾杂病　《虺斋急应奇方》专列急救门，共收载缢死、溺水死、跌死、打死、压死、冻死、热死、烧酒醉死、服信石、服金、服铜物、刀砍斧伤、中鸟枪、中药箭等24类危急病症。强调此类急症多为无病之人的一时致死，应立即施术抢救，惟务生还；提出小儿脐风撮口、难产、疼痛、疟疾、出血、大小便不通、肿胀、黄疸等亦具有发病急、病势重的特点，若不及时有效治疗，会危及生命，并记载了此类急症的方药。认识到急症的医学意义和社会意义，指出"但救得一人，则全一人性命，免一家骨肉分离，省一家官非口舌"。

2. 急症救治，贵在速效 呕斋居士在急救门中强调急症救治的时机和方法最为关键，如对"跌死、打死、压死者"，但心头温皆可治。急症的治法多以简便易行、疗效奇速为原则。如溺水死者的治疗，一面以盐擦在肚脐内，一面以生姜二三片捣炒，分为4包，每用2包，熨其胸膛肚腹，多用皂角细末数分，以生姜自然汁调灌之，取去足后垫砖，又以皂角末绵包塞入肛门，使水从下出。192首备急方多为经临床奇效神速，如治消肿行热的寸金丹，其功立效。

3. 据病立法，内外并重 《呕斋急应奇方》依据病症的特点立法选方用药。在各科杂病的治法上，有内服、外熨、点吹、熏洗、擦涂、蜜导、艾灸等，可谓是内外并重。书中所选的方药，以疗效确切、家常易得、药性平和为基本原则，博收约取，简便效廉，多切实用。尤其是经过作者亲身体验或目击他人用过的屡验甚效之方，一病若无必效之方，宁缺毋滥。由此也反映了作者对苍生百姓的高度责任感和仁怀恻隐之心。

【诊法概要】

（一）四诊和辨证在急症诊断中的应用

1. 中医四诊的应用 "望神"在急症中的应用：急症的重点在于"急"。一是指患者病情危重，瞬间变化；二是对诊疗的敏捷性提出极高要求，"快速接诊、快速诊断、快速处理"是急症具备的最基本素质，简称"三快"。其中最重要的当属快速诊断，"诊断始于望"，望诊不需要医生来到患者身旁，从患者进入视野的一刹那，就可实施。故《望诊遵经》言："治病必先知诊，诊病必先知望。"《难经·六十一难》有云："望而知之谓之神，闻而知之谓之圣，问而知之谓之工，切而知之谓之巧。"而望诊中"望神"为其最核心的内容。判断轻重，利于分诊；辨别真伪，心中有数；判断预后，交代病情；观察疗效，调整治疗。

2. 中医辨证的应用 急症虚实辨证：急症发病急暴，病重势急，故病性多实。尤其是外感急症，急症之属内伤久病、卒然突变者，多为在脏腑精气亏虚的基础上，复加饮食失调、七情劳倦、房事过度，或复感外邪，正不敌邪，脏腑功能失调，痰饮、水湿、瘀血等邪内生，而因虚致实，由实生变。如充血性心力衰竭，病理性质以虚为主，表现为气血阴阳亏虚，心气不足，气阴两伤，重者阳气亏耗，乃至虚阳欲脱。由于心不运血而致留瘀血，"血不利则为水"，心脾肾阳气亏虚，亦可致水邪泛溢，使血瘀、水饮内停；若再感受外邪，或情志刺激，可使心阳（气）更为困遏，鼓动无力，血脉不运，正虚邪实互为因果，促使疾病演变发展。

（二）脉症合参的急症诊断模式

1. 脉症合参推论急症病机　《金匮要略·中风历节病脉证并治第五》云："夫风之为病……寸口脉浮而紧，紧则为寒，浮则为虚。"中风"脉微"为气血不足，是正虚的反映，"数"为病邪有余，是邪实之证。"寸口脉浮而紧至歪僻不遂"是从脉象推论中风病机，"浮"因正气虚，"紧"则为表寒，揭示了"内虚邪中"是中风的病机。由"脉象推测病因"的诊疗模式，为急症的诊断提供客观依据。

2. 脉症合参推测急症病性　多见于急腹症的诊断。中医关于急腹症的论述可散见在腹痛、胁痛、结胸、黄疸、肠痈、呕吐、便闭、关格、蛔厥和热结等文献。《金匮要略·腹满寒疝病脉证治第十》云："其脉数而紧乃弦，状如弓弦，按之不移。脉数弦者，当下其寒；脉紧大而迟者，必心下坚；脉大而紧者，阳中有阴，可下之。"论述了腹满寒实可下的脉象和治法，是"脉症合参"的直接体现，脉症合参以保证诊治疾病的准确性，开启了由"脉象推测病性"的急救诊疗模式。

3. 脉象推测急症疾病预后　《金匮要略·脏腑经络先后病脉证第一》云："寸脉沉大而滑，沉则为实，滑则为气，实气相搏，血气入脏即死，入腑即愈，此为卒厥……唇口青，身冷，为入脏即死；如身和，汗自出，为入腑即愈。"是从脉象判断疾病预后，为晕厥治疗提供了思路。通过脉诊及时准确把握卒厥病情变化，对预防各种危重情况出现有重要意义，也开启了由"脉象推测疾病的预后"的急救诊疗模式。

4. 脉症合参推测急症病机　心痛是心前区疼痛和胃脘部疼痛的统称，现代医学的冠心病，可出现持续性心前区窒息样压榨性疼痛，或胸骨后疼痛，咳唾喘息，心悸，肢冷，脉微欲绝等症。《金匮要略》云："夫脉当取太过不及，阳微阴弦，即胸痹而痛，所以然者，责其极虚也。今阳虚知在上焦，所以胸痹、心痛者，以其阴弦故也。"说明胸痹心痛的病机是上焦阳虚，阴邪上乘，邪正相搏而成，以此可由"脉象推测病机"，开启"脉症合参"诊断心肺急症的诊疗模式。

5. 脉症合参推测急症病位　《金匮要略·惊悸吐衄下血胸满瘀血病脉证并治第十六》云："病人面无色，无寒热，脉沉弦者，衄；浮弱，手按之绝者，下血；烦咳者，必吐血。"论述了衄血、下血、吐血 3 种失血证的不同脉症。衄血脉见沉弦，病位在肝、肾；脉见浮弱而按之绝者，则主虚阳浮动，不能固摄下焦阴血，故见下血，病位在下焦；如不见下血，而烦咳者，是为虚阳上扰熏灼心肺，故必吐血。这种由"脉象推测疾病病位"的诊疗模式，使急症定位更加准确。

（三）辨病辨证结合研究

1. 中、重度地西泮中毒的中医证候特点　地西泮是一种常用的镇静催眠药，该类药直接抑制大脑皮质、丘脑及脑干网状结构，过量有呼吸抑制作用，导致一系列中毒症状。对中、重度地西泮中毒患者进行中医症状证候学观察并进行统计学分析，发现中毒患者中以神志迷蒙、静卧不烦为其主要症状，其中气息微弱、目合口开、面色苍白、大汗淋漓、肤冷肢凉等症状所占比例较大，辨证多为阳脱、气脱；口水痰多、牙关紧闭、两手握固、肢体强痉等症状出现频率亦相对较高，辨证多为阴闭证；患者常常出现正气严重受损，气阴两伤，辨证多属阴闭证、脱证（阳脱、气脱较阴脱多见）。临床救治在采取现有抢救措施的同时，可针对中毒后证候的动态演变规律，根据中医辨证论治的原则，采用祛邪扶正、益气固脱等阶段性中医治疗方案，以提高救治成功率。

2. 中医危重症评分的临床应用 中医在危重症的评估上，望诊重视色脉诊的相合与相克，重视脉象是否有胃气、有根神，这些指标对于临床急症的观察有重要意义。若仅有疾脉而根神尚存，胃气尚存，经过积极救治多可好转；若脉乍疏乍数或无根神气，即使积极救治，死亡率仍比较高。中医危重症评分用于观察患者的呼吸、神志、面色、脉象、肢温等指标，发现评分拐点在 5 分，评分在 7 分以上，提示临床死亡率较高。中医把胃气、根神的分值相对调高，若患者出现张口呼吸或点头样，表明有气不续息的情况，其危险度较单纯的呼吸频率增快更为危险，显示中医传统危重症理论的正确性和合理性。

3. 急诊眩晕患者中医证型特点 眩晕是以头晕和旋转感为主要特征的急诊常见症状，多见于梅尼埃病、高血压病、脑动脉粥样硬化和椎 - 基底动脉供血不足（后循环缺血）等疾病。研究急性眩晕症状与其相关疾病同中医证候分型的关系，按中西医诊断标准和中医证候分类依据对急诊眩晕患者的临床资料进行分析。结果发现，梅尼埃病所致眩晕主要证型为肝肾阴虚；高血压病所致眩晕主要证型为风阳上扰；脑动脉粥样硬化所致眩晕主要证型为气血亏虚；椎 - 基底动脉供血不足所致眩晕主要证型为肝肾阴虚和气血亏虚。研究提示，急症眩晕不同疾病的中医证型分布具有特征性，把握其主要病机及不同病情变化，有助于进一步探讨急性眩晕的辨治规律，提高临床辨证治疗的疗效。

【辨治体系】

（一）急症辨治体系形成

1. 中医开急救先河的疗法 《金匮要略·杂疗方第二十三》记载："徐徐抱解，不得截绳，上下安被卧之。一人以脚踏其两肩，手少挽其发常弦弦勿纵之，一人以手按据胸上，数动之，一人摩捋臂胫，屈伸之，若已僵，但渐渐强屈之，并按其腹。如此一炊顷，气从口出，呼吸眼开……"记载了三人人工心肺复苏法的操作过程，与现代心肺复苏术的 ABC 三步相吻合。《医宗金鉴》评价了张仲景的人工呼吸术："此法尝试之，十全八九，始知言果不谬。"张仲景重视自主呼吸恢复后的调治，给予桂汤和粥饮汤通达阳气，濡养胃气，以提高抢救成功率。

2. 急症常用中医疗法 急症作为中医体系中的重要部分，治疗方法可归结八法，即发汗法、清热法、和解法、攻下法、涌吐法、救逆法、开窍法、理血法，此八法包括中医汤药、针刺、艾灸、放血等。临证时先辨急症之正邪、标本、真假，后选择恰当的治疗方法，以达到治疗急症的最终目的。目前，已有大量中药注射制剂运用于临床中，根据不同疾病进行辨证论治，选择最优中药注射制剂静脉给药，以便更快地发挥药物疗效，不仅可以合理运用中医思维，而且更好地发挥了中药的作用。

（二）急症优势病类辨治体系

1. 中医论治急性传染病体系

（1）注重整体，辨证论治：中医将急性传染病归类于"疠气"，认为发病归根于气候所致，加之人体的疠气共同作用而产生，中医重视医治"邪气"，注意维护体内"正气"，治疗急性传染病的主要方法是辨证论治。

（2）形成了温病论治体系：中医治疗急性传染病最早记录始于东汉，辨证治疗的基础是《伤寒杂病论》；清朝时期发展到高峰，此后得到不断完善并且自成体系。叶天士、吴鞠通的卫气营血、三焦辨证标志着温病学形成；一些治热证的方剂，如清瘟败毒饮、升降散等，治温热病专方，如桑菊饮、承气汤、神犀丹等，治湿热病专方，如杏仁滑石汤、甘露消毒丹、蒿芩清胆汤等均有显著疗效。

（3）中医"治未病"，未病先防：《景岳全书》记载了传染病的预防方式，即通过"福建茶饼"对口腔进行消毒，切断病从口入的可能；李时珍提出蒸煮消毒法；陈无择记载了饮用水消毒法。注重从切断传染途径入手，防止发展和传变。

2. 中医诊疗急性呼吸窘迫综合征 急性呼吸窘迫综合征（ARDS）是发生于严重感染、休克、创伤、烧伤等严重疾病过程中，肺实质细胞损伤导致的以严重低氧血症、呼吸窘迫为特征的临床综合征。根据其发病原因和临床表现，中医命名为暴喘证。结合 ARDS 表现，以热毒、瘀血、水湿、腑实、气虚的病机为依据，将 ARDS 分为热毒内陷证、痰湿阻肺证、腑实热结证、气阴两伤证、阴阳两虚证、肺肾两亏证。治疗上根据整体观念，采用辨证论治与辨病论治相结合，按清热解毒、化痰祛湿、通里攻下、滋阴益气、祛邪安正等进行治疗，方取大承气汤、补中益气汤、生脉饮、参附汤等；另采用针灸法以醒神开窍、祛痰化浊、宣发肺气，取穴内关、人中、肺俞、丰隆、气舍等进行联合治疗。

3. 急性软组织损伤的中医外治疗法 急性软组织损伤是骨伤科常见病症。《医宗金鉴》云："损伤之症，肿痛者，乃瘀血凝结作痛也。"《杂病源流犀烛》说："跌仆闪挫，卒然身受，由外及内，气血俱伤病也。"指出疼痛和肿胀是主要表现；病机为气滞血瘀，络脉不和。用活血化瘀、舒筋活络、消肿止痛、通利关节等法治疗，保护伤处，以利愈合。药物外敷是中医治疗特色，通过透皮吸收作用于创伤局部，维持局部相对稳定的血药浓度，起到祛瘀、消肿和止痛功效。外用药剂型包括：①膏剂，如藏药奇正消痛贴等；②巴布剂，如骨刺消巴布剂等；③水剂，如冰黄消肿镇痛剂；④酊剂，如骨痛酊涂剂；⑤喷雾剂，如伸筋透骨喷雾剂；⑥熏洗剂，如舒络灵搽剂等。

（二）急症诊疗思想的提出和应用

1. "截断扭转"在急性重症传染病早期干预中的应用 "截断扭转"是近代著名医家姜春华提出治疗急性热病的治疗原则。"截断"是指采取果断措施和特效方药，迅速祛除病原，杜绝疾病的自然发展和恶化；或者断然救危截变，拦截病邪深入，尽可能阻止病情恶化，为进一步治疗争取时间、创造条件。"扭转"是指扭转病势，使之向好的方向发展，指通过调整邪正比势和病体动态，使病情由危转安，由重转轻，由逆转顺，进而邪退正复。急性传染病起病急、来势凶、发展快、变化速、病势重、威胁大，应尽早介入"截断扭转"。应用原则："截断扭转"与辨病治疗相统一；"截断扭转"与辨证治疗相结合；"截断扭转"必须重视先证而治；"截断扭转"必须探寻特效方药。具体应针对不同阶段，早用通腑攻下，主用清热解毒，早用凉血化瘀，早期扶正祛邪，以达到最佳治疗效果。

2. "本体疗法"及在急性热病中的应用　所谓本体疗法，包括增加体力，排除障碍，调节偏胜，解除痛苦，它的目标针对"人"，协助人发挥自然疗能。提出"本体疗法"治疗急性热病的医家是祝味菊，他将细菌致病说融入中医，改造热病的病因学，认为中医药并无抗菌特效，本体疗法是中医的特长，是其学术的核心。人体对于外来的损害，具有"自然疗能"，中医治疗的原则，包括除去损害（攘外），和保卫本体（安内）两方面，直接灭邪、间接驱毒，所谓祛邪疗法，目标针对"病"。祝味菊了解到发热是人体抗病的反应，他的"本体疗法"要求发挥发热的抗病作用，治疗上不以消除发热为主要目的，而要维持有助于疗病的"善温"。常用辛温解表，不主张辛凉解表以及早用清法、攻下。

3. "西为中用"的思想及应用　中医诊治急症时，需要结合西医微观上准确定位、作用迅速、靶点专一的特点，将西医先进的诊断技术与中医特有的思想相结合，明确中西医各有所长，西医辨病，中医辨证，治疗时当各取所长，对机体主要失调环节施以强有力的调控，尽快解决急症主要矛盾，此即"西为中用"。"西为中用"是结合实验室检查、影像学检查等现代手段，扩大中医望诊范围，坚持"先中后西，能中不西，中西医结合"的原则，从宏观上多要素、多环节、多层次上同步改善机体状态。"西为中用"体现了西医诊断技术的优势，指出患者疾病原发部位，进而运用中医辨证论治思想，确定治疗理法方药，根据患者症状的变化调整用药方案，并可促进中医急症医学的不断发展。

第二节　中医急症方药的研发和应用

中医药治疗急症历史悠久，历代方剂如麻黄汤、承气类方、生脉散、银翘散、紫雪丹、至宝丹、苏合香丸等都是治疗急症的有效方剂，至今仍广泛应用。近年来，在应用先进的仪器设备和引入多学科的基础上，中医在急症用药方面取得了较大进展，并在急性中风、肾综合征出血热、急性心肌梗死、急腹症、烧伤、多脏器衰竭等领域的研究取得了新成果。中药剂型改革也日益受到重视，多剂型、多途径给药，中药注射剂、气雾剂、口服液、速效溶剂、栓剂、舌下含服等新剂型疗效更加可靠、安全，使用更方便，奠定了中医急症用药和研发的基础。

【制剂研究】

（一）急症中药剂型的演变

1. 中医急症传统剂型　汤剂是最早的中药剂型之一。晋代皇甫谧《甲乙经》中即有汤液始于伊尹的记载。《黄帝内经》中已有汤、丸、散、膏、药酒的早期记载。东汉张仲景所著《伤寒论》《金匮要略》书中记述的剂型已有汤剂、丸剂、散剂、栓剂、洗剂、软膏剂、浸膏剂、糖浆剂等十余种。明代李时珍编著的《本草纲目》总结了 16 世纪以前人类医药实践的经验，收载的中药剂型近 40 种。《神农本草经》序例中曾记载："药性有宜丸者，宜散者，宜水煎者，宜酒渍者，亦有一物兼宜者，亦有不可入汤酒者，并随药性，不得违越。"可见中医急症用药剂型直接关系到中药通过何种给药途径来发挥其应有的疗效。

2. 急症中药剂型研究　中华人民共和国成立以后，随着科学技术不断发展，中药制药工业新技术被广泛应用，研制出了中药的注射剂、片剂、粉针剂、颗

粒剂、气雾剂等新剂型、新品种。1992 年全国中医院急诊科首批必备中成药共
15 种，其中注射剂 7 种，丸散剂 5 种，口服液 2 种，颗粒剂 1 种。1995 年全国
中医院急诊科必备中成药增加到 37 种，中医急症用药的剂型主要以注射剂为主，
其次是微丸、丸剂、软胶囊、硬胶囊、颗粒剂和口服液。1997 年对 1995 年公布
的 40 种中医必备中成药和第 3 批征选的中成药进行预审、初审和终审，共遴选
出 50 个品种、53 个批号的药品，作为全国中医急症必备中成药。

（二）常用中医急症剂型

1. 注射剂 注射剂是中医急症必备中成药，在急危重症的治疗中收效良好。
如在安宫牛黄丸基础上改进研制的醒脑静注射液，具有芳香开窍、醒神止痉、
清热解毒等作用，是治疗中风（出血性）、癫痫、高热、高血压脑病、急性一氧
化碳（CO）中毒、急性乙醇中毒等的必备药物；双黄连粉针治疗急性上呼吸道
感染，尤其是小儿肺炎疗效显著；参附注射液纠正休克方面效果显著。再如参
麦注射液、复方丹参注射液、清开灵注射液、血塞通注射液等药，临床疗效确
切，较急症西医用药，另具特色和疗效，是中医急症治疗药物剂型研发的重要
成果。

2. 吸入气雾剂 把中药提取、纯化后，经过雾化成微细的粒子，吸入肺部
通过肺泡吸收的剂型。具有速效的特点，不亚于静脉注射剂，既有局部作用又
有全身作用。如银黄平喘气雾剂，用药后 2 ~ 3 分钟可达到治疗效果；宽胸气雾
剂对心绞痛急性发作有明显的解痛作用，5 分钟解痛率能达 70% 以上。吸入气雾
剂在急性呼吸道疾病中的应用更为广泛。

3. 灌肠剂和栓剂 这类药物在直肠吸收后可起到局部和全身的治疗作用。
由于在直肠吸收，药物不经肝而直接进入血循环，避免了药物损害肝，且吸收
较口服药快，显效力强，解决了中药"力缓不济急"的问题，对不能口服给药
或重病患者及儿童为宜。中药灌肠剂符合中医辨证施治要求，它既保持了传统
汤剂的优点，又可根据病情变化加减化裁，灵活变通地运用。

4. 黏膜吸收剂 口腔黏膜和鼻黏膜对某些经特殊工艺制备的中药吸收快，

有时仅次于注射剂，制剂中的有效成分在口腔、面颊、舌下黏膜及鼻黏膜等表面溶解扩散，经毛细血管吸收而进入血液，迅速发挥作用。此类制剂以舌下含片、鼻腔喷雾剂和膜剂为主。如将用中药制成的膜片置于鼻腔内壁，可迅速缓解各种原因引起的鼻塞症状。

5. 微丸、滴丸、胶丸 这类属于高效制剂，服用量小、作用快、疗效好，在全国中医院中成药中占1/3。运用新技术、新设备进行工艺改进，如粉末微分化，有效部位的提纯、转化等，以提高生物利用度，包括吸收速率和吸收总量，使其迅速发挥药效。如葛根芩连丸、速效救心丸、麝香保心丸、复方丹参滴丸、藿香正气丸等，临床均显示了独特的疗效。

6. 其他制剂 为适应疾病不同证候、不同患者对剂型的需要，根据中医理论研制的如口服液、颗粒剂、片剂、胶囊剂等剂型的中药常为临床急症所用，如治疗冠心病心绞痛的"补心气口服液"和"滋心阴口服液"等。中药颗粒袋泡剂具有汤剂吸收好、奏效快、可以随证加减的优点，符合中医辨证施治的要求且浸出率高，保留挥发成分多，质量可控，是很有前途的中药急救新剂型。

（三）急症中药剂型改进思路

1. 以临床疗效为核心开展急症制剂改进 药物的临床疗效是衡量药物质量的首要指标。无论怎样改进中药剂型，其最终目的是为了提高临床药物的疗效，急症中药剂型的先进、安全系数、使用方便等都是以疗效为核心。如将大黄黄连泻心汤改为注射剂，由于制备工艺中采用水提取乙醇沉淀法后大黄中的鞣质与黄连中的小檗碱（黄连素）产生沉淀，过滤时将其一并除去，致使整个方剂的药效丧失，则实不足取；再如六神丸，其主要成分在水溶液中极不稳定，所以仍以丸剂为好。

2. 以中医药理论为指导开展制剂改进 中药制剂是在中医药理论指导下，经过反复临床实践形成，其研究和改进必须遵循中医理法方药理论。中药经配伍成为复方制剂，并非是单纯药物的堆积，而是诸药有机的组合，使方剂具有多效性，以有利于发挥药物的整体功效。如四逆汤中甘草、干姜无强心作用，与附子配伍后既可增强附子的强心作用，还可减低附子的毒性；如葛根汤中有 7 味药物，任一单味药解热作用均不明显，合用则疗效显著。中药炮制也体现了中医药理论，同一种药物，经过不同方法的炮制，就显示不同的作用。

3. 以临床药物为基础开展中药剂型改进 如何提高药物的制剂在体内的治疗效应，并最大限度地降低或避免不良反应。实践证明，同一原料的药物由于制剂处方不同或制剂工艺不同，可致该药物的体内效应不同。中药剂型改进应以临床疗效为基础，结合药理研究进行，剂型的选择、工艺的确定、质量的控制均应以符合临床应用为目的，从药理、临床的生物有效性、安全性、稳定性等方面综合考虑。如双黄连粉针剂可针对细菌生长发挥速效、高效和制剂稳定的问题。

4. 有效剂型的时效关系评价 时效关系即药物缓解症状的作用与给药时间的关系。中医急症用药以速效、高效为原则，选择合适、有效的剂型为评价其时—效关系的重要内容。传统的中药剂型有汤、丸、散、膏、丹等，近年来又推出了一些新剂型如片剂、胶囊、糖浆、颗粒、浸膏、合剂、针剂等。急症中药制剂在药物配伍组方固定的情况下，不同的剂型会有不同的释放时间和生物利用度，应根据病情证类需要选择最有效的剂型。剂型的选择应根据疾病的性质和药物自身的性质来确定，以保证药物的有效。

【药物应用】

（一）急症常用方药分类

1. 大黄及承气汤剂类 大黄及承气汤剂类主要用于急性胃肠功能障碍和多脏器功能不全。大黄使用方法有敷脐（小儿）、口服、灌肠或入煎剂等，主要作用包括：①通过调节胃肠激素的分泌，促进胃肠蠕动，从而解除肠麻痹；②能使细胞与细胞保持紧密联结，不破坏细胞结构，从而起到保护细胞的作用；③使胃肠道菌群处于平衡状态，阻止某一菌群过度繁殖；④能够改善微循环，恢复组织细胞的正常代谢和血液供应；⑤清除肠道内毒素、腐败物质及肠道内的氧自由基，有利于微环境稳定。生大黄粉敷脐法治疗的应用在一定程度上可以有效降低多脏器功能障碍的发生率，降低死亡率，并能在一定程度上改善患者的预后。承气汤类方药可促进胃肠道平滑肌的蠕动，增加肠腔容积，刺激肠壁，增强蠕动幅度；降低血液黏度、血管通透性，提高血浆渗透压，从而减轻组织水肿，并加快坏死组织吸收。

2. 安宫牛黄丸方类　安宫牛黄丸来自清代吴瑭的《温病条辨》。此方芳香化浊、清心利窍，多用于热多昏狂、邪入心包、高热惊厥、神昏谵语及厥症、阴阳失调等。历代以丸剂治疗急症，但昏迷高热、抽搐等病的治疗受到限制。医药学界根据原方进行增删，以新剂型用于临床，方便急救。

（1）清开灵注射液：安宫牛黄丸基础上制成的灭菌水溶液。由牛黄、水牛角、黄芩、栀子等组成，具有清热解毒、祛痰开窍、镇静安神功效，主要用于病毒感染引起的急症及昏迷、肿瘤化疗的不良反应、急性脑血管病（出血性和缺血性）、流行性出血热、流行性腮腺炎并发症、冠心病心绞痛等；对原来一般必须采用西药急救治疗的急症，如败血症、感染性休克、心力衰竭、严重心律失常、急性肾衰竭等，收效显著。

（2）醒脑静注射液：由"安宫牛黄丸"加减，保留牛黄、黄连、黄芩、山栀、郁金、麝香、冰片等研制的注射液，可肌内注射或静脉滴注，具有芳香开窍、清热化瘀功效，有显著的开窍镇惊和退热作用，成为中药急救药品之一，临床使用方便，疗效明显。

3. 参附类注射液　参附针具有益气、回阳、固脱功效，已广泛用于急慢性心功能不全、心律失常、休克低血压、低灌注状态、急性冠脉综合征等疾病。主要用于心血管急症，具有以下作用。①强心利尿，改善心功能不全：中医学认为心力衰竭的病机特点是气虚阳虚，气虚、血瘀、水停是心衰病机演变的基本规律，附子与人参两药合用，可用于心力衰竭的治疗。②抗心律失常：中医认为心气（阳）虚贯穿于心律失常各证型中，瘀阻和痰浊是病理产物，参附注射液具有抗缓慢性心律失常和快速性心律失常的作用，并对病态窦房结综合征所致快—慢综合征有独特疗效。③抗心肌缺血，扩张冠状动脉：胸痹心痛主要病机为"阳微阴弦"，治疗当以益气、温阳、散寒、止痛为主，参附汤中人参、附子具益气温阳，回阳救逆之功效，是治疗胸痹心痛的经典处方。④抗休克，改善低血压，低灌注状态：中医认为休克病机多为心肾阳虚，阳气欲脱，脉细欲绝，病势危急。参附汤主治元气大亏，阳气暴脱之厥脱证，以纠正肢冷、脉微急症。

（二）急症用药规律分析

1. 卒死方药治疗记载 中医"卒死"是指各种疾病所致的突然昏厥，不省人事，甚则气息微弱欲绝的"假死"，与现代医学的"猝死"（心搏骤停）不完全相同。《金匮要略·杂疗方第二十三》载"薤捣汁灌鼻中；又方：雄鸡冠割取血，管吹内鼻中……吹皂荚末鼻中，立效"。《医宗金鉴》注："管吹内鼻中，谓将鸡冠血或合热酒含在不病人口内，以苇管或笔管插入病人鼻孔中，使气连药吹之，其药自能下咽，气通嚏自开也。"可见取嚏开窍主要用于因邪气内闭，脏腑气机壅塞，非宣通气机、通利关窍，不能救其卒然之厥。有救卒死而壮热者方，以"矾石半斤，以水一斗半煮消，以渍脚令没踝"，内病外治，上病下取；救小儿卒死吐利不知是何病方，以"菖蒲屑，内鼻两孔中吹之，令人以桂屑着舌下"。或以管插入鼻中吹药，或舌下含药，或以药外渍；若口噤，亦须折齿以灌药。

2. 中医治疗急性缺血性脑卒中的用药规律 采用统计学分析，中医治疗急性缺血性脑卒中用药频次大于或等于 10 次的依次为：川芎、黄芪、丹参、水蛭、地龙、赤芍、红花、当归、桃仁、天麻、石菖蒲、甘草、全蝎、郁金、牛膝。治疗急性缺血性脑卒中所用中药分类发现：共 18 类，其中以补虚药味数最多，其次为清热药、活血化瘀药和平肝息风药；15 味高频药物聚类分析，得到药对聚类组合 7 组，主要功效可分为：活血为主、补气活血、凉血活血、清热开窍。多味药聚类组合时，仍以活血药为主，如川芎、红花、桃仁等，并在用活血药的同时配伍有相应的补虚药如黄芪、甘草、牛膝；清热药如赤芍、地龙；开窍豁痰药如石菖蒲；祛风通经药如天麻。其聚类组合的分析结果切中急性缺血性脑卒中的风、火、痰、气、瘀因素，符合中医药治疗急性缺血性脑卒中的用药规律。

3. 中药促醒昏迷的急救治疗 脑为元神之府，是清灵之窍，极易受热、瘀、气、痰、风等邪气侵扰，而使清窍失灵，发生昏迷病变。病因为热、瘀、湿痰、气血亏虚、阳气衰微、蒙蔽清窍所致，中医用药重视辨证施治，把握闭脱虚实，标本缓急，是其关键所在。①醒脑开窍药：目前公认有效、安全且应用最多的是醒脑静注射液，主要药物是麝香、郁金、冰片；②活血祛瘀化痰药：最常用的为红花、赤芍、石菖蒲、胆南星、半夏等，最常用的注射液是红花注射液、丹红注射液、丹参酮注射液、灯盏花素注射液、川芎嗪注射液和血塞（栓）通注射液；③清热解毒药：用于热毒炽盛、上扰心神引起的昏迷，主要用药为清开灵注射液、双黄连注射液、痰热清注射液；④补益固脱药：用于气虚不能内守引起的昏迷，主要有黄芪注射液、参麦注射液、参附注射液、刺五加注射液。

（三）急症药物的合理应用

1. 辨证论治指导中药注射剂的应用 中药注射剂是以中医理论为指导，采用现代科学技术和方法，从中药的单方或复方中提取的有效物质制成。中药注射剂通过血管给药方式大大提高了中药的生物利用率，进而提高了功效，在多种急症的救治方面有明显优势。中药注射剂主要来源于疗效确切的中药经典方，具有鲜明的中药药性及药效。中医辨证论治的精髓是注重区分"证"的性质，分辨寒、热、虚、实，再施以相应的药物。中药制备成注射液后，仍含有四性、五味、归经、配伍等特性，特别是单味中药制备的注射液。临床上应结合疾病的证候属性、药物属性加以分析，遵循中医辨证施治原则，先辨病证再施治，从药物和证是否相符来分析选择适当的中药注射剂才能收到更好的临床效果。

2. 中药和其他药物的合理配伍 近代随着西医思想引入，中医的"证"，西医的"病"，采用"病证同治"的模式进行研究。最初清代张锡纯等中西医汇通派，在《医学衷中参西录》中石膏阿司匹林汤首次把中医"清法"与西药解热镇痛药相结合，开创中医"清法"理论指导西药运用的先河。张锡纯是中西汇通派的代表人物，著有《医学衷中参西录》30 卷。本方见于是书。张氏称"石膏之性，又最宜与西药阿司匹林并用。盖石膏清热之力虽大，而发表之力稍轻。阿司匹林味酸性凉，最善达表，使内郁之热由表解散，与石膏相助为理，实有相得益彰之妙"。阿司匹林石膏汤反映了中西汇通派并用中西药物的思路和实践。

3. 中医急症必备中成药与西药的配伍禁忌 中医急症必备中成药与一些西药常见的配伍禁忌，包括①双黄连粉针剂：不宜与复方葡萄糖注射液、氨基糖苷类、红霉素、地塞米松配伍；②鱼腥草注射液：不宜与局部麻醉药普鲁卡因配伍；③茵栀黄注射液：不宜与氯霉素配伍；④复方双花口服液：不宜与乳酶生同时服用；⑤金莲清热颗粒：不宜与四环素类抗生素、异烟肼同时服；⑥复方丹参滴丸、乐脉冲剂、冠心膏：均含有丹参，不宜与抗酸药配伍使用；⑦血塞通注射液：不宜与异丙肾上腺素同用；⑧安脑丸、新雪丹：不宜与四环素配伍；⑨猴枣散：不宜与四环素配伍；⑩胃血宁口服液：不宜与酶制剂、碳酸钙、葡萄糖酸钙、复方氢氧化铝（胃舒平）、硫酸锌、洋地黄、地高辛、B 族维生素、四环素、红霉素、利福平、灰黄霉素、磺胺等配伍；⑪止喘灵注射液：不宜与氨茶碱并用；⑫藿香正气软胶囊：不宜与甲氧氯普胺（胃复安）同服；⑬葛根芩连微丸：不宜与次碳酸钠铋同服；⑭复方陈香胃片：不宜与胃蛋白酶、奎尼丁、四环素类药物、氯霉素、泼尼松、酮康唑同用。

第八章

心理疗法研究进展

第一节 心理疗法概述和发展沿革

【概述】

中医心理学是继承中国传统哲学对心理现象的认识，运用中医基础理论和实践，并与现代心理学相互渗透交叉，研究心理现象的发生、发展规律及相关心理因素在身体疾病过程中的作用及规律的一门学科。中医心理学有自己独特的理论体系，对于心理学范畴中的一些正常的生理现象如做梦、情绪、认知等现象都有自己独特的解释。同时对于疾病的病因病机的认识也多数加入了心理因素的作用，并从心理因素对气血津液等物质代谢影响的角度阐述中医心身疾病的发生机制。此外，中医有相对应的处理方法来治疗心身疾病，如情志相生疗法、药物疗法等。目前，中医心理学已经形成一门独立的学科，与传统的中医药治疗相互补充，为疾病的防治提供了新的治疗思路。

【发展沿革】

中医心理学源远流长，其源头可以追溯到中国历史的早期阶段。美国心理学家莫尔非曾经说："世界心理学的第一个故乡是中国。"中国心理学前辈潘菽教授也指出："在我国三千年文化科学的历史中，虽然没有形成'心理学'这样一门独立的学科，但在许多思想家遗留下来的著作中却有许多关于心理学的思想，其中还有不少是光辉无比、灿烂如新的。就像一处丰富、宝贵的矿藏，有待我们去发掘、利用。我国的心理学研究者决不能'数典忘祖'。"

（一）秦汉时期

虽然中医心理学这一概念的正式提出是在 20 世纪 80 年代，而中医心理学思想却可追溯到上古时期。当时的社会生产力较为落后，医疗手段主要由巫祝所为。《尚书·金滕》记载"周公祷武王之疾而瘳"。当时的医生采用"祝由"的方式治疗疾病，这种医疗活动实际上包含了现代心理治疗方法在内。春秋战国时期，诸子百家各抒己见，当时的哲学家如荀子、老子、鬼谷子等都从不同角度对心理活动进行了探索。其中《荀子》一书对心理学思安性的探究较为丰富，提出"形具而神生，好、恶、喜、怒、哀、乐藏焉，夫是谓之天情"。此外《老子》关于"形神合一""守静"等思想的认识多于中医心理学理论的构建都有重要的指导意义。

《黄帝内经》是现存最早的中医学专著，也是中医心理学形成雏形的标志。该书详细介绍了一系列的心理现象如睡梦、情绪、认知等。同时，提出了七情致病的理论，对后世陈无择的"七情学说"提供了依据。书中还对各种心理过程、人格、体质等进行了分类并形成基本理论。对于心理疾病以及相关的心身疾病，《黄帝内经》中也提出了相应的中医四诊心法、心理病机及心理疗法等内容。如《灵枢·师传》指出："人之情莫不恶死而乐生。告之以其败，语之以其善，导之以其便，开之以其苦，虽有无道之人，恶有不听者乎。"《素问·至真要大论》提到"惊者平之"等，都体现了中医心理行为疗法。

张仲景的《伤寒杂病论》中也强调心身调理的重要性，并把精神情志变化作为诊断疾病的重要依据，例如奔豚病中明确提出本病"皆从惊恐得之"。书中还描述了许多精神心理疾病如脏躁、百合病、惊悸、失眠等，并创立了完整的辨证论治体系和方药。在现今临床许多方药如桂枝加桂汤、奔豚汤依旧为临床所广泛使用。

（二）隋唐时期

《诸病源候论》中记载了 40 多种情志疾病的症状，其中许多症状与心理应激有关，书中多归结为鬼物致病。唐代孙思邈《备急千金要方》除了记载有大量的与情志相关的疾病之外，强调了小儿易于受惊吓而发病，并介绍了防治小儿惊吓的方法，如书中记载"治小儿惊，辟恶气，以艾虎汤浴……"

（三）宋金元时期

这一时期是中医心理学发展和丰富的时期，这一时期的医家从不同的角度探索了中医心理学的内容。陈无择《三因极一病症方论》将各种致病因素归为"三因"，其中内因即是喜、怒、忧、思、悲、恐、惊七情致病。陈氏在论述病因的同时，为情志病创立了许多方剂如"七气汤""小定志丸"等，为中医情志病的防治做出了贡献。金元四大家的刘完素倡导"五志过极皆化火"，并提出相应的治疗方法。朱丹溪综合六淫、七情等病因论，首先提出"六郁"学说，提出"气血冲和，万病不生，一有拂郁，诸病生焉"。朱丹溪创立越鞠丸治疗郁证，至今仍然是临床治疗郁证的常用方剂。朱丹溪还借用《黄帝内经》中的"相火"这一术语来解释人之本能，并提出防止相火妄动的调养措施即"教人收心养心"，还提倡用黄柏、知母等药物泻相火、坚肾阴。这些都丰富了中医心理学的内容。

（四）明清时期

明清时期随着临床各科室的心理学思想成熟，心理学治疗都有了一定的发展，各科的医家对于七情病因病机都普遍重视，张介宾在《类经》中专门罗列情志病 29 条，《景岳全书》对痴呆、癫狂、诈病等都有详细记载。对于"郁证"的认识，明清时期大多都明确归属于情志病范畴。此外，清代的不少医家还提出了五脏皆可致郁，非独肝也的观点。如李用粹《证治汇补》提出"有本气自郁而生病者，心郁昏昧健忘，肝郁胁胀嗳气，脾郁中满不食，肺郁干咳无痰，肾郁腰胀淋浊不能久立"。值得一提的是，明代李时珍在《本草纲目》中提出"脑为元神之腑"的理论，这发展了中医心理学一直以来以"心"为中心的思想，将中医心理疾病与脑的功能联系起来，为中医心理学的发展做出了贡献。

（五）近代

在中华人民共和国成立之前，中医心理学思想的研究多散见于各类著作教材中，且大多属于个案体会，在理论方面，重点集中在对七情病因、病机的探讨。直到 20 世纪 80 年代以后，开始出现了一些地区性中医心理学研究组织，并召开了学术会议，1992 年正式成立了中国中医心理学研究会。中医心理学著作日渐增多，并在部分中医院校开设了中医心理学课程。还有研究者编制了阴阳性格问卷、七情问卷、水火四象人格问卷等，对中医心理学诊断的提高做出了积极的探索研究。随着医学模式的转变，心身病在现代医学中所占的比重越来越大，中医心理学的发展必将会受到人们越来越多的重视。

第二节 中医心理学理论体系

【生理基础】

（一）形神合一论

形与神是对立统一的概念，形是指形质、形体等有形之物，神是指一切生命的外在体现，包括人的精神意识思维活动等心理范畴。中医认为神本于形，形体是心理活动的物质基础。形体是生命的物质基础。形体是由精、气、血等物质组成，而精、气、血三者又是人体心理活动及外在生命活动的物质基础，所以《黄帝内经》提出"生之来谓之精，两精相搏谓之神"，还提出"人有五脏化五气，以生喜怒悲忧恐"，说明了五脏在人体心理活动中的重要作用。

（二）五脏藏神观

五脏藏神是中医心理学的主要理论基础，《素问·宣明五气论》提出"心藏神，肺藏魄，肝藏魂，脾藏意，肾藏志"。这种五脏藏神理论将人的意识思维、本能感知、记忆等高级生命心理活动与五脏一一对应。五脏除了主宰意识思维等心理活动之外，还与人的情绪活动密切相关，《黄帝内经》总结人体情志活动与五脏的关系为"肝在志为怒，心在志为喜，脾在志为思，肺在志为悲，肾在志为恐"。五脏藏精化气而生神，神接受客观事物的刺激而产生各种精神意识情志活动，这便是五脏主五神发生情志活动的体系。在五脏藏神的理论体系中，中医强调心脏的主导地位，认为"心主神明""任物者谓之心"。人体的心理活动是统一在心神之下的，《黄帝内经》说"心者君主之官，神明出焉""心为五脏六腑之大主"。这些都体现了心对于心理活动的主导作用。关于神到底由何脏所主，这一问题中医界有两种解释：一种就是《黄帝内经》所倡导的心主神明理论，另一种是明代李时珍提出的"脑为元神之腑"的见解。直到清代汇通学派的医家在西方医学的影响下，进一步提出"脑主记忆说""灵机记性在脑说"等多种理论，时至今日，神明为脑髓所主已成定论，但是"心脑合说"在中医理论与临床中更有实际意义和发展前景。

（三）中医心理学的气质性格观

气质是个体心理活动的动力特征，体现在心理活动的强度、速度、稳定性等。性格是个体在社会实践中形成的稳固的态度特征和习惯化行为方式。中医将人体按照《黄帝内经》中所载的方法进行了分类，主要有"五态人"和"阴阳二十五人"两种分类法。五态人将人的气质分为太阳、少阳、阴阳平和、少阴、太阴五大类，这种分类法大体与现代医学所描述的兴奋型、活泼型、安静型、抑制型等气质相类似。阴阳二十五人分类法则按照五行学说将人分为木、火、土、金、水五大类，每类中又有五种表现形式，合计二十五种类型。这种分类法从外形到气质都有描述，充分体现了中医的气质性格观。

【病因病机】

中医对于心身疾病的病因病机有自己独特的理论。病因方面主要强调"内伤七情"，认为人体突然遭受剧烈的精神刺激或者某种情志活动持续过久超过人体所能承受的调节限度，就会导致疾病的发生。在此基础上，中医对病因的认识还充分考虑到患者的体质因素、外界环境因素等对人体心理的影响，从而导致疾病的发生。

病机方面主要体现在以下几个理论：

其一，情志紊乱可以影响气机。气是人体生命活动的动力，气机条畅，人体各种活动才能正常进行。情志异常波动往往影响气机的升降出入，导致气行失常而致病。中医认为情志对气机的影响具体体现为如下的一些形式：怒则气上，喜则气缓，悲则气消，恐则气下，惊则气乱，思则气结，忧则气聚。

其二，情志异常可以影响脏腑功能和气血。由于五脏与情志活动有对应的密切关系，不同的情志刺激可以损伤相应的脏腑，《素问·阴阳应象大论》认为"怒伤肝，喜伤心，死伤脾，忧伤肺，恐伤肾"。七情刺激可以损伤脏腑功能，并进一步损伤脏腑精血导致心身疾病的发生。

其三，情志异常可以生痰成瘀。痰饮瘀血均为病理产物。这些病理产物堆积在体内，可以阻碍气血运行，干扰脏腑功能，从而导致心身病的发生。而气机不利是痰饮瘀血产生的主要因素。气能行血，气能行水，气行则血行，气行则津化。情志异常可以导致气机不畅，从而进一步生痰成瘀，而诱发心身疾病。

【诊断基础】

四诊合参是中医诊断疾病的基本手段，在心身病的诊断中，中医的四诊合参同样有其独特的作用。

（一）望诊

望诊包括神、色、形、态等方面。对于心身病方面，重点强调望神。通过观察患者的眼神、表情、面色、行为等可以推断人体脏腑气血功能的盛衰，诊断患者"得神"或"失神"的程度，进而推断疾病的性质。此外望色也是诊断中的重要一环。不同的情志反映出来的颜色有所不同，高兴时面色红润，发怒时面色青紫，沉思时面色略黄，悲切时面色发白，惊恐时面色可时黑时白。通过观察患者的面部颜色，可以推断疾病的部位及深浅等。

（二）闻诊

包括耳识和鼻识两部分。其中耳识尤为重要，主要通过听患者的声音来判断疾病部位、性质等。不同的心情所发的声音不相同，喜则欢笑，悲则啼哭等现象都是问诊需要关注的内容。古人还设定宫、商、角、徵、羽5个音阶，通过其长短、上下、清浊等特点来与五脏配合，并定位疾病的部位。此外，一些异常的声音如"谵语""狂言""独语"等都是闻诊所采集的重要信息。

（三）问诊

问诊在情志病的诊断中有重要的作用。问诊有十分广泛丰富的内容，包括患者的病因、阅历、居处、睡眠、风俗习惯、行为性格、职业爱好等。通过问诊可以得到患者的心身疾病的详细信息，明确外界环境—心理—行为之间的关联，为临床治疗提供帮助。

（四）切诊

心主血脉，又主神明。脉受心气鼓动，心血充盈的影响，脉象的变化也可反映心主神明以及气机运动的变化。如人体兴奋、激动时脉象弦数，情绪低落时脉象迟缓。古代医家还将七情与脉象相对应，如《医学传心录》《医学入门》《脉说》等书籍都有相应记载。

【治则治法】

（一）治疗原则

1. 调和阴阳　疾病的发生根本原因就是阴阳失调，因此调和阴阳是中医治病的基本原则之一。例如《素问·逆调论》提出"阴不胜其阳，则脉流薄疾，病乃狂"。其病机为阴少阳多，治疗方面当育阴抑阳，从而达到调和阴阳的目的。

2. 调和气血　气血是各脏腑功能活动和心理活动的基础。在疾病状态下，情志异常往往影响气血运行，出现气机逆乱，血运不畅，变生瘀血的状态。此外由于其他因素导致气血运行失常，也常常影响情志活动，从而出现情志异常的表现或疾病。因此对于心身病而言，调和气血是治疗疾病的重要原则之一。

3. 疏导情志 七情是人体固有的精神情志活动。而情志致病的主要病机也是七情导致气机紊乱。《素问·举痛论》指出"百病生于气也，怒则气上，喜则气缓……"因此，在心身病治疗中，条畅情志、梳理气机是治疗的关键。

4. 三因制宜 因时、因地、因人制宜是中医治病的原则。对于心身病而言，这个原则同样适用。患者年龄性别体质人格等各有差异，因此，其情绪活动、情志致病的特点等都各不相同，因此，对于不同的患者应该采用不同的应对方法。四季气候及地理环境同样对人体的脏腑气血有极大影响。《灵枢·四时气》指出"四时之气各不同形，百病之起，皆有所生"。因此，治疗心身病时要注意季节气候及环境因素对脏腑的影响。

（二）常用治法

心身病中医治疗方法主要概括为三方面，即意疗、针灸治疗、药物治疗。

意疗是中医的心理疗法，是借助语言、行为或特殊场景来影响患者的心理活动，主要包括情志疗法、音乐疗法、修身养性疗法、中医行为疗法、情境疗法、激情疗法、导引吐纳疗法等。其中，最具特色的是根据中医心理学基础理论结合中医相关知识而制定情志疗法。

1. 以情胜情法 是在中医阴阳五行学说及情志相胜理论指导下，医生用一种或多种情志刺激，以制约、消除患者的病态情志的心理疗法，常用的有怒胜思、思胜恐、恐胜喜、喜胜悲、悲胜怒。

2. 语言开导法 采用语言交谈的方式进行疏导，以消除其致病原因，纠正其不良情绪。

3. 顺情从欲法 是顺从患者的意念、情绪，满足患者的心身需要，以释放其心理病因的一种方法。主要适用于情志意愿不遂而引起的心身病。

4. 移情易性法 是通过分散患者的注意力，或通过精神转移改变患者内心情思的方法。

5. 暗示解惑法　采用含蓄、间接的方式，对患者的心理状态产生影响，以诱导患者无形中接受医生的治疗意见，或通过语言等方式剖析本质，解除患者的疑惑，从而达到治疗心身病的目的。

6. 宁神静志法　通过静坐、静卧、静立等方法自我控制调节达到"内无思想之患，外不劳形于事"的状态，以消除疾病。

第三节　中医心理学相关疾病

【常见心身疾病】

（一）内科常见的中医心身病

内伤发热、内伤咳嗽、虚损、痰饮、奔豚、胃脘痛、噎膈、反胃、泄泻、胁痛、积聚、鼓胀、血证、中风、厥证、眩晕、不寐、癔症、遗精、阳痿。

（二）外科常见中医心身病

瘰疬、瘿病、疝气、乳癖、乳痈、乳衄。

（三）妇科常见中医心身病

崩漏、痛经、闭经、经行头痛、不孕、带下、梦交、难产、胎动不安、产后诸症。

（四）儿科常见中医心身病

呕吐、厌食、疳积、胃痛、遗尿、夜惊等。

【疾病范围】

（一）心血管常见心身病

急性心肌梗死、心源性猝死、冠心病、高血压、二尖瓣脱垂综合征、雷诺现象、原发性循环动力过度症、心律失常、心脏神经官能症。

（二）消化系统心身病

消化性溃疡、急性胃黏膜病变、溃疡性结肠炎、胃肠神经症、肠易激综合征、神经性厌食、神经性呕吐、癔球病。

（三）其他系统常见的心身病

支气管哮喘、过度通气综合征、神经性咳嗽、慢性阻塞型肺病、疼痛、脑血管病、眩晕、甲状腺功能亢进、糖尿病、单纯性肥胖、多尿症、多汗症、原发性痛经、原发性闭经、经前期综合征、胆结石、慢性胰腺炎、癌症。

以上疾病皆可以参考中医心身病相关类似疾病进行治疗。

【优势病种】

郁病 （抑郁症） 诊疗方案

1. 概述 郁病是由于情志不舒，气机郁滞，脏腑功能失调所引起的一类病证。临床表现主要为心情抑郁，情绪不宁，胸胁胀痛，或易怒喜哭，或咽中如物梗阻，不寐等。以情志内伤为主要因素，病机发展以气郁为先，进而变生他郁。

2. 诊断

（1）中医诊断标准：参照《中医内科学》（王永炎主编，上海科技出版社，第6版，2005年）。

（2）西医诊断标准：参照《ICD—10精神与行为障碍分类》（世界卫生组织编，人民卫生出版社，1995年）。

（3）中医证候诊断：①肝郁脾虚证。精神抑郁，胸胁胀满，多疑善虑，喜太息，纳呆，消瘦，动则乏力，脘痞嗳气，大便时溏时干，或咽中不适，舌苔薄白，脉弦细或弦滑。②肝郁气滞证。精神抑郁，胸胁作胀或脘痞，面色晦暗，嗳气频作，善便太息，不安，月经不调；舌质淡，苔薄白，脉弦。③心脾两虚证。善思多虑不解，胸闷心悸，神疲，失眠，健忘，面色萎黄，头晕，倦怠，易自汗，纳谷不化，便溏；舌质淡苔白，脉细。④肾虚肝郁证。情绪低落，烦躁兼兴趣索然，神思不聚，善忘，忧愁善感，胁痛，时有太息，腰酸背痛，性欲低下，脉沉细弱或沉弦。⑤肝胆湿热证。烦躁易怒，胸胁胀满，多梦，耳中轰鸣，头晕头胀，腹胀，口苦，异物感，恶心，小便短赤，舌质红，舌苔黄腻，脉弦数或滑数。

3. 治疗方案

（1）辨证选择口服中药汤剂：①肝郁脾虚证。治法：疏肝健脾，化痰散结。推荐方药：逍遥散合半夏厚朴汤。②肝郁气滞证。治法：疏肝和胃，理气解郁。推荐方药：柴胡疏肝散。③心脾两虚证。治法：健脾养心，补益气血。推荐方药：归脾汤。④肾虚肝郁证。治法：益肾调气，解郁安神。推荐方药：颐脑解郁方化裁。⑤肝胆湿热证。治法：清肝利胆，宁心安神。推荐方药：龙胆泻肝汤。

（2）辨证选择中成药：逍遥丸、逍遥颗粒、解郁丸、舒肝解郁胶囊、乌灵胶囊等。

（3）针灸治疗

体针：①肝郁脾虚证。以足厥阴肝经、足太阴脾经穴为主；取穴：期门、太冲、丰隆、脾俞、足三里、天突；随症配穴：胸胁痞闷者，加内关；腹胀、便溏者，加上巨虚、天枢。②肝郁气滞证。以手阳明大肠经、足厥阴肝经穴和督脉穴为主；取穴：百会、印堂、神门、内关、太冲、大陵、肝俞，太冲、期门。③心脾两虚证。以手少阴心经、足太阴脾经穴和背俞穴为主；取穴：神门、心俞、脾俞、三阴交、足三里、中脘、章门；随症配穴：兼郁闷不舒者，加内关、太冲。④肾虚肝郁证。以足厥阴肝经、足少阴肾经穴和任脉穴为主；取穴：太冲、期门、内关、膻中、关元、肾俞；随症配穴：偏阳虚者，加志室、命门；偏阴虚者，加三阴交、太溪；腰膝酸软者，加腰阳关。⑤肝胆湿热证。以足厥阴肝经、足少阳胆经穴为主；取穴：行间、侠溪、三阴交、中极；随症配穴：

阴囊潮湿者，加阴陵泉；小腹灼热者，加曲泉。

电针：百会与印堂，神庭与四神聪组成两组处方，交替使用。

耳针：根据患者具体症状，将王不留行压于耳穴，用胶布固定，嘱患者定时按压；取穴：心、肝、脾、肾、内分泌、交感、神门等。

温灸：将艾条点燃靠近双侧足三里，以温热为度。能温补脾胃，温通经络。可配合多功能艾灸仪治疗。

（4）其他疗法：包括中医五行音乐疗法和中医系统心理疗法。

（5）理疗：使用脑波治疗仪进行辅助治疗，其原理是依据脑波同步及经络平衡原理用特殊编制的声、光信号频率变化，来调节、平衡人体的脑电活动水平及兴奋水平，从而使患者缓解压力，消除紧张，减轻焦虑和抑郁情绪，消除疲劳，以提高患者的思维能力及社会适应能力。

4. 疗效评价

（1）评价标准：汉密尔顿抑郁量表（24项），减分率≥75%为临床控制，减分率≥50%为显效，减分率≥25%为有效；减分率<25%为无效。

（2）评价方法：汉密尔顿抑郁量表（24项），每周评定1次。

参考文献

[1] 江泳，汪卫东. 心理应激障碍中医疗法. 北京：人民军医出版社，2012.

[2] 董湘玉，李琳. 中医心理学基础. 北京：北京科学技术出版社，2003.

[3] 何裕民. 中医心理学临床研究. 北京：人民卫生出版社，2010.

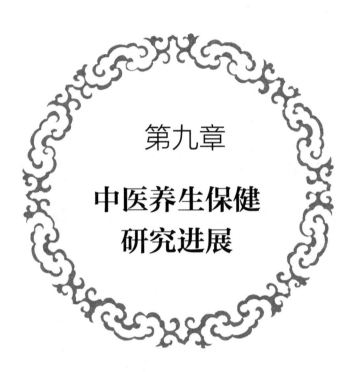

第九章

中医养生保健
研究进展

第一节　中医养生保健概论

中医养生最早见于《庄子》，就是根据生命发展的规律，采取能够保养身体、减少疾病、增进健康、延年益寿的手段所进行的保健活动；保健，作为医学专用术语，是指集体和个人所采取的医疗预防和卫生防疫相结合的综合措施。中医养生保健是在中医理论的指导下，探索和研究中国传统的颐养身心、增强体质、预防疾病、延年益寿的理论与方法，并用其指导人们保健活动的实用学科。

【源流发展】

（一）先秦时期

先秦时期从原始时代向文明时代转折，生产的发展，社会的进步，使人们更好地认识自然，认识生命。先秦诸子的"百家争鸣"为中医养生理论体系的建立打下初步基础。《黄帝内经》集先秦诸子理论及医药学实践之大成，为中医养生保健学的形成奠定了基础。

（二）汉唐时期

医药学实践进一步发展，带动着养生保健的发展，如东汉名医华佗创编五禽戏，促进了导引健身的发展。同时，道、儒、佛三家盛行，并互相渗透、融合，也影响到了医学，进一步充实与发展了养生学，如晋代道家、医家、养生家葛洪，从内修外养两败俱伤部分发展了养生保健术。迨至唐代，医家孙思邈，广集各家养生之说，结合自身丰富经验，于《备急千金要方》与《千金翼方》中专列养性、养老和食治篇，不仅继承先人理论，更丰富了具体内容，在养生发展史上，具有承前启后的作用。

（三）宋元时期

思想上出现了理学、新学等，对医疗保健有一定影响；科学技术的发展，为医学的传播提供了有利条件。在此时期，医学蓬勃发展，学术争鸣，尤以金元四大家影响最为深远，他们在养生方面，亦提出了新主张。刘完素重视对精气神的调养，于养气方面具体从调气、守气、交气三方面入手；张从正倡"君子贵流不贵滞"的养生保健观，并提倡用食物补养正气；李杲认为，人早夭的根本原因在于元气耗损，因此，重视对脾胃功能的调理，达到延年益寿的目的；朱丹溪力倡"阳常有余，阴常不足"，于养生上提出顺应四时、饮食清淡、晚婚晚育、节欲保精等养生措施以养精护阴。在此时期，诸医家充实与发展了前人的养生理论，中医养生理论渐趋完善，方法愈加丰富。

（四）明清时期

明清时期是养生学大发展的时期。养生专著大量发行，使养生学更加普及。张介宾在《类经》中专列摄生篇，在《治形论》中也颇具创见地提出了形神共养，以温补药养精血以养形；明清医家尤重视老年养生保健，其中曹庭栋所著《老老恒言》博采众家之说，加以自己养生经验，总结出一套适合老年人的简便易行的日常养生保健方法。此外，尚有尤乘编著《寿世青编》充实了五脏调养理论；冷谦所著《修龄要旨》提出"养生十六宜"，至今仍广为流传；高濂《遵生八笺》从气功角度介绍了调养五脏的坐功法。在这一时期，中医养生学发展成理论与实践较完备、科学的专门学说。

鸦片战争以来，中医学横遭摧残，中医养生学也濒于夭折。中华人民共和国成立后，中医学获得新生，中医养生也因之有长足进步。其重视预防保健，建立养生科研机构，理论实践研究取得新进展，培养专业人才，积极开展全民养生保健教育。

【基本理论】

（一）预防观

1. 治未病 治未病是中医养生保健的重要原则之一。这一原则的建立深受《周易》"居安思危"哲学思想的影响。于养生家，朱丹溪言："与其治疗于有病之后，不如摄养于先病之前。"在此预防观指导下建立起来的养生保健方法是多方面的，以《黄帝内经》中顺应四时阴阳之气调神为本，具体方法则有导引、按摩、饮食、情志等。

2. 重正气 《吕氏春秋》中多次强调趋利避害的思想，在此基础上，中医养生保健理论构建了正气为本、外避邪气的原则。人体正气旺盛、气血充盈、卫外固密，邪气就不易侵入，亦不会发生疾病；外避邪气同样不可忽视。两者结合，可减少疾病、延缓衰老，达到健康长寿的目的。

（二）整体观

1. 顺时养生 与先秦诸子一脉相承，《黄帝内经》在整体观指导下倡导顺时养生。就季节而言，《素问·四气调神大论》精辟地论述了顺应四时阴阳变化以养生，并提出了"春夏养阳，秋冬养阴"的观点。就一日昼夜而言，类比四时，根据阴阳变化以养生。

2. 协调脏腑 人体是一个统一的整体，而脏腑之间的功能互相影响。脏腑功能的协调，是重要的养生保健原则。《黄帝内经》论协调脏腑，尤其重视心、肾与脾胃功能的协调。推而广之，脏腑之间的关系都要处理好，如饮食保健中调和五味，目的则是防止太过之味克伐或乘侮相应的脏腑。

3. 疏通经络 经络学说是中医学的特色之一，是其他医学所不具备的。经络是全身气血运行的通道。只有经络畅通，气血运行不息，脏腑相通，阴阳相贯，脏腑协调，才能健康长寿。疏通经络作为养生保健原则，贯穿于运动形体、针灸按摩、通任督、调奇经等方面。

（三）辨证观

1. 形神共养　形神关系早在《周易》中就有述及，如"神妙万物"。《黄帝内经》则进一步发展为神由形生，形可载神。形神共养的辨证观认为形体与精神二者相辅相成，相得益彰，而又十分强调神对形的主宰作用，"主明则下安……主不明则十二官危"。基于以上，在治疗疾病与养生保健方面，调神可以健形，养形可以调神，形神共养。具体而言即要"静以养神，动以养形"。

2. 三宝并重　精、气、神是人体"三宝"，是构成古代朴素人体生命学说的基本要素。"人之血气精神者，所以奉生而周于性命者也"，因此，中医养生学强调精气神三宝并重的原则，具体阐释为"积精全神，保养真气"。积精全神，就是积累、顾护人体的精气，不致妄泄耗伤；保养真气之真气即元气，是生命活动最基本最重要的动力源泉。在此基础上，中医养生学建立了吐纳等保健方法。

3. 调畅情志　情志的异常变化，尤其是突然、强烈、长时间的刺激，常常影响人体的脏腑功能，使气机失调，气血运行紊乱，导致多种疾病。因此，中医养生保健学通过颐养心神、调畅情志，从而达到保养身体、减少疾病、增进健康、延年益寿的目的。

【哲学思想】

（一）《周易》

1. 贵人重生　《易传·系辞传下》云"天地之大德曰生"，《荀子》则阐释为"人有气、有生、有知，亦且有义，故最为天下贵"。事物生、成、消、逝，反映到中医养生保健中，则表现为对人体生长发育衰老过程的认识，即"寿夭论"与"衰老论"。

2. 居安思危　"君子安而不忘危，存而不忘亡，治而不忘乱，中以身安而国家可保也"，明确提出了预防思想。后世养生家则强调治未病的养生保健原则。

3. 天人相应　"天地盈虚，与时消息，而况于人乎？"人与自然相统一，故养生保健也应顺应自然。

4. 中和平衡　"乾道变化，各正性命，保合大和，乃利贞。"天道变化的规律就是保持全面和谐的关系，达到普利万物的境界。中医养生保健学则将人体阴阳和调确立为养生保健的总原则。

（二）道家

1. 道法自然　"道"是中国古代哲学思想中最为博大精深的概念，体现了万物的本原和运动变化的法则，在此基础上，老子提出了"道法自然"的养生思想。

2. 以柔为贵　贵柔是老子辩证法思想的重要特点，"坚强者死之徒，柔弱者生之徒"，新生者柔弱但富有生命力。这种以柔克刚的思想影响了中医养生保健体系中的导引、太极拳等。

3. 清静无为　清静指心神宁静，无为指不妄为，按客观规律办事，不勉强作为。在人生修养方面应该"见素抱朴，少私寡欲"和"恬淡为上"；在养生保健方面，清静无为可保其精神，全其性命，达到养神长寿的效果。

4. 与道同体　庄子继承发展了老子清静无为、道法自然的思想，尤其重视个体对有限与暂时的体验，强调精神的超然与人格的独立，把无为思想发展到极致，认为人与自然合一是养生保健的最高境界，主张破除一切人为追求。

5. 精气学说　道家著作《管子》包含了丰富的养生保健理论，"天人合一，形神统一"是其总则。书中明确以"精气"名"道"，认为"精"是生命的物质基础，提出精气学说，主张存精以养生。

（三）儒家

1. 天人合一　天人合一指天道与人道、自然与人的相通、相类与统一，不仅贯穿于儒学的始终，还是中国古代传统文化的重要思想。中医养生保健据此提出整体观，确立了顺应自然的养生原则。

2. 中和思想　董仲舒全面阐述了中和观，"能以中和理天下者，其德大盛；能以中和养其身者，其寿极命"，并从饮食、居处等方面论述了中和的养生方法。中医养生保健学也以中和为养生的一种境界。

3. 重德思想　儒家认为道德修养具有养生保健的功能，其注重内心省察的修身传统对中医学深远影响，提出"德全不危"的养生保健观。

（四）《吕氏春秋》

《吕氏春秋》是杂家的代表作，书中蕴含了丰富且系统的养生保健学内容，《本生》《重己》《贵生》《情欲》《尽数》《先己》诸篇内容均与养生保健相关，堪称先秦诸家养生保健学集大成之作。

1. 主动　《吕氏春秋》主张动以养生的观念，如书中曰："流水不腐，户枢不蠹，动也，形气亦然。形不动则精不流，精不流则气郁。"

2. 顺生　顺生是指顺应自然界与人自身的规律进行养生保健，如"凡生长也，顺之长也"，具体则为"察阴阳之宜，辨万物之利以养生"，进而达到"精神安乎形，而年寿得长焉"。

3. 适欲　《吕氏春秋》肯定了人存在情欲的合理性与正常性，但圣人不同之处在于"得其情也"，即能使欲望与生命相统一，懂得适欲的道理。

4. 养性　性，即性命。养性即养生。《吕氏春秋·孝行》分别列出了饮食起居、文化娱乐、烹调制作、修养性情等方面的注意事项，并强调顺生、适欲以养性。

（五）传统思维

中国传统思维，在春秋战国时期已基本成形，有着自己鲜明的特色，并在中医养生保健理论体系的构建进程中发挥着重要的作用。

1. 整体思维 整体思维是中医养生保健理论体系构建的主要思维模式，从根本上说它需要人们顺应四时、调和形神、协调脏腑与经络，使人体处于天人合一、内外一致的最佳状态。整体思维具体体现在天人整体观、形神整体观、人身整体观。

2. 取象思维 取象思维是古代医家获取知识、构建理论的重要方法，古代医家通过取象来认识人体生理、病理，取象思维主导下的对人体的认识是中医养生保健理论产生的根源。具体方式有观物取象、据象类比、据象类推、据象比附等。

3. 辩证思维 辩证思维是指以反映事物整体的对立规定性的具体概念及其概念体系，揭示事物辩证本质和运动发展规律的理论体系。阴阳学说是最具代表性的对立统一思维，包括阴阳的对立制约、依存互根、相互转化、动态平衡等关系。

【古代养生医著】

（一）《黄帝内经》

《黄帝内经》对以前零散的养生保健活动进行了系统总结，将其升华为独具特色的中医养生保健理论体系，是中医养生保健学发展史上的奠基之作。首先，《黄帝内经》对生命进程有了科学认识，认识到男女之间的差异，《素问·上古天真论》对此详细描述，并认为人体生命进程的决定性因素之一是肾气的充盈程度，从这个意义上来说，养生的核心就是保养肾气。其次，《黄帝内经》提出了治未病的养生观念，一方面是未病先防，另一方面是有病早治。再次，《黄帝内经》确立了顺应自然的养生总则，"人以天地之气生，四时之法成"，反过来人也无时无刻不受到自然界的影响，因此只有顺应自然规律进行养生调摄，才能"尽终其天年"。最后，《黄帝内经》重视精气神的调摄，精是构成人体的基本物质，气是维持生命活动的动力，神是精神、意识、知觉、运动等一切生命活动的集中体现，精气神在人的生命中起着至关重要的作用，因此，《黄帝内经》始终将调摄精气神作为养生首务。

（二）《伤寒杂病论》

《伤寒杂病论》虽以指导临床治疗为主，其中亦蕴含着丰富而宝贵的养生保健学思想，是中医养生保健学发展史上的重要文献。《伤寒杂病论》发展了《黄帝内经》治未病思想，确立了预防为先的养生保健理念，包括未病先防与既病防变两个方面。《伤寒杂病论》反复强调了病后康复调养问题，列出调养原则，并细化为具体的调养措施，包括饮食调养与饮水调养两方面。《伤寒杂病论》中共使用饮食药物 17 种，涉及 81 方，可见仲景十分重视食疗的重要性。

（三）《养性延命录》

南北朝医家陶弘景所著《养性延命录》是现存最早的养生保健学专著，全书分上下卷。上卷包括《教戒》《食戒》《杂戒忌禳灾祈善》三篇，分别从精气神摄养、饮食、生活起居、言行善恶及存想静养等方面论述养生保健。下卷包括《服气疗病》《导引按摩》《御女损益》三篇，分别论述用行气、导引、按摩、房中等方术以养神。本书首次将养生保健理论划分为饮食、起居、行气、导引、按摩、房中等门类，为养生理论的主要范围。

（四）《备急千金要方》

唐代医家孙思邈所著《备急千金要方》涉及养生思想的方方面面。首先养生重在养性，养生大法以德行为先，德行周备则可延年益寿，服饵养生居次要地位。其次，重视"治未病之疾"，并以人的日常生活举例以细致阐述，"凡居家，常戒约内外长幼，有不快，即须早道，勿使隐忍以为苦，过时不知，便为重病，遂成不救"。最后，孙思邈在《道林养性篇》中从人的衣着、起居等方面探讨人的日常活动应与四时变化相适应的顺时摄养精神。

（五）《寿亲养老新书》

《寿亲养老新书》是元代著名医家邹铉在宋代陈直《养老奉亲书》的基础上续增三卷而成，是一部综合性养生著作。全书四卷，第一卷《养老奉亲书》为陈直原著，论述老人养生保健的理论与实践知识，第二卷至第四卷为邹铉续增，论述古今名人的嘉言善行及食疗等养生保健方法。该书从老年人的生理特点出发，着重论述老年人养生保健的注意事项。针对老年心志不衰而形气衰的特点，强调老年人少言语、戒色欲、薄滋味、咽津液、莫嗔怒、美饮食、少思虑来颐养元气；老年人性情孤僻，当常陪伴左右，可培养兴趣爱好，使精神有所寄托；其余饮食养生、四时养生等，均据老年人需要，更详细，更有针对性。

（六）《养生四要》

明代医家万全，一生著书甚多，内容包括养生保健及内、妇、儿各科，其在精研前人养生保健思想的基础上，结合自身实践经验撰成《万氏家传养生四要》，简称《养生四要》。万全在卷一指出："养生之法有四，曰寡欲，曰慎动，曰法时，曰却疾。夫寡欲者，谓坚忍其性也；慎动者，谓保定其气也；法时者，谓和于阴阳也；却疾者，谓慎于医药也。坚忍其性则不坏其根矣，保定其气则不疲其枝矣，于阴阳则不犯其邪矣，慎于医药则不遇其毒矣。养生之要，何以加于此哉。"显示出对养生保健的独特观点。

（七）《寿世保元》

《寿世保元》是明代龚廷贤所撰的一部综合性医书。其养生思想首重先天之本肾气，肾间动气的充盛与人体健康关系密切，如不知保护此气，则"神随物化，气逐神消，营卫告衰"，反之，人时刻注重固护肾气，方可元气充足，得延年寿。在重视先天之本的基础上，同样重视后天之本脾胃，并总结出一套完整的调理脾胃方法，创建多个补脾益胃方，尤重饮食失调对脾胃的损伤。气血流通亦具有重要意义，"阴阳相贯，血营气卫，常相流通，何病之有"。《寿世保元》对早婚及纵欲的危害亦有精辟见解，可造成五体不满及"难状之疾"，换言之，欲养生保健延年，必须节欲保精。

第二节 中医养生保健方法研究

中医养生保健方法是养精神、调饮食、练形体、慎房事、适寒温等日常生活中的行为调适。具体而言，中医养生保健方法有精神养生、饮食养生、起居养生、房事养生、运动养生、功法养生、药饵养生、经络穴位养生等。

【精神养生】

精神养生，是指通过自我的努力净化精神世界，改变不良性格，纠正错误认知，调节情绪，使心态平和、乐观、开朗、豁达，以达到健康长寿的目的。

（一）精神状态与健康的关系

研究表明，失望、悲伤等消极情绪，作用于大脑海马状突起部分，刺激垂体—肾上腺—皮质网络，皮质醇等激素超量分泌，过于频繁或持续时间过长，免疫机制失常，则类风湿关节炎等自身免疫疾病多发；另一种较激烈的情绪，如愤怒、急躁等，刺激肾上腺髓质体系，儿茶酚胺加速分泌，心搏速度加快，血压和血游离脂肪酸水平升高，会引起偏头疼、高血压，甚至中风等疾病。精神状态亦可直接引起生理功能异常，有研究采用问卷调查方式对思虑过度对青年女性月经期与非月经期心理状态的影响进行评估，认为"思伤"容易对女青年心理产生负面影响，以月经期更为显著和猛烈。

（二）精神养生的具体方法

精神养生的具体方法以非药物疗法的方法和技术运用较多，如功法、娱乐、音乐等。

1. 四季调神 是与季节有关的养神法。《黄帝内经》中有"四气调神大论"

专篇论述了四季养生，尤为重视季节对精神、心理的影响及保养精神的方法及注意事项。葆精养神法是与性生活有关的养神法。神可摄精，精可养神，故中医养生保健尤为强调保精，合理调节性生活。

2. 行气畅神 是与功法有关的养神法。功法实践证实，在入静后会出现一种非常轻松的快感，似睡非睡，神情若痴，全身松软，头若悬空，百节通泰，清气自毛孔进出，功法更多是一种精神保养，并为历代养生家所重视。

3. 存视静神 是与冥想类似的养神法。"存"为存想，"视"为内视，存想即微闭双眼，用意念默想某一具体物象，全神贯注，排除妄想，内视是道教修炼方法之一，与存想相类。此法可与气功结合使用。

4. 诗书悦神 是日常陶冶的养神法。诵读诗书能使人眼界开阔，思维敏捷，但对诗书的选择也需要注意。

5. 起居适神 是生活环境和生活方式的养神法。起居包括居所环境和日常生活状态，选择怡情悦志之处居住，并有规律的生活，对精神状态的平和十分重要。培养有益身心的兴趣爱好，如旅游、音乐等，以怡情养性。

【运动养生】

运动养生法是通过适量的运动来保养生命的方法，发源于古代导引吐纳术。中医养生保健中运动养生方法包括五禽戏、八段锦、易筋经、太极拳以及被动的推拿等。中医运动养生法是在中国古代哲学、文化、社会等背景下产生的，其具有独特特点，强调动静结合以形神俱养。

（一）太极拳

太极拳对女性老年人与青少年的心理健康有改善作用。太极拳能提高女性老年人的心理健康水平，改善生活质量；不同锻炼周期影响不同，长期坚持效果显著。亦有对青少年的研究，证明太极拳锻炼可以提高大学生的心理健康水平，并年限越长，效果越显著。

太极拳对生理功能亦有直接影响，能提高中老年人血管功能的适应能力。长期坚持太极拳运动能改善老年人的血液流变学指标和微循环指标。亦有针对大学生的研究表明，规律性太极拳运动可增强大学生的细胞免疫功能。

（二）八段锦

通过对 100 名在校大学生在长期规律练习八段锦前后测试的体重、肺活量、立定跳远、单脚站立、握力及反映其心理素质、情绪调控等指标均有显著变化。此外，八段锦对躯体化、焦虑、强近症状、抑郁、敌对等症状积极影响明显。八段锦可提高老年人的心血管、呼吸系统功能。八段锦结合糖尿病健康教育和饮食控制等综合措施，是对糖尿病亚健康状态血糖的重要干预手段。长期有规律的八段锦锻炼可以延缓老年人智力的衰退速度。

（三）易筋经

易筋经可以显著改善心理调节能力，降低抑郁与焦虑水平。易筋经能使老年人体质得到全面改善，表现为练功者心血管系统、脉搏、血压、呼吸功能、柔韧、握力、平衡力等都有显著性良好变化。易筋经对原发性骨质疏松患者的疼痛症状及骨密度均有积极的影响，对腰肌劳损亦有出色疗效。

（四）局部运动

在中医运动养生法中，还有许多高效实用的局部运动养生法，如摩腹、叩齿、搓耳等，简单易学，学者对此深入研究较少。

【功法养生】

功法养生方法主要由肢体运动、呼吸锻炼和意念三部分组成，即"调身""调息""调心"。"调身"主要表现在肢体方面，"调息"表现在呼吸方面，"调心"的主要目的是让人体达到"虚静"状态。研究表明，功法入静能使大脑皮质处于抑制状态，依靠这种抑制过程的保护，可使那些过度兴奋而致功能紊乱的大脑皮质细胞得到复原；使顽固性病理兴奋灶转入抑制状态，为恢复健康创造有利条件。功法能使心理产生自我良好感，对人的情绪产生积极的影响。功法外气镇痛有显著的心理暗示，无论在转移被试者的注意力或消除被试者可能存在的焦虑状态方面都有明显的作用。

【针灸按摩养生】

历代医学家和养生学家遵循"补虚泻实"的针刺原则施行养生保健。从历史文献中考察，直用针刺方法来进行养生保健确实较少，而较为多见的是用针刺方法防治老年疾病，即利用和强化针刺的延缓衰老功能，用于防治老年疾病如高血压、心脏病、骨质增生、更年期综合征、神经衰弱、糖尿病、痛风、癌症等，具有显著的优势和疗效。

中医治病多采用针刺，而防病则用艾灸。根据艾的药性和良好的保健功效，古代针灸家和养生家进行火灸以取得轻身健体、防病治病的效果，这就是养生保健灸。隔药饼灸是常用的临床养生技术，其能改善细胞免疫功能，稳定细胞免疫系统，清除自由基，起到延缓衰老的作用。按摩养生较之针灸养生，操作较为简便。按摩的养生保健作用可体现在强身健体、防病治病、抗老美容、延年益寿等方面。推拿养生不仅直接作用于肌肉、关节、骨骼等系统，也能有效影响血液、内分泌、免疫等内在生命系统功能。临床研究表明，推拿可调节椎动脉型颈椎病患者血管内皮细胞的内分泌功能；腹部推拿法可治疗慢性疲劳综合征。

【食疗药膳养生】

中医药膳是具有保健、防病、治病等作用的特殊膳食。在中医药学理论指导下，将不同药物食物进行合理组方配伍，采用传统和现代科学技术加工制作，具有独特色、香、味、形、效的膳食，既能满足人们对美食的追求，同时又能发挥保持人体健康、调理生理功能、增强机体素质、预防疾病发生、辅助疾病治疗及促进机体康复等作用。药膳养生需遵循辨证论治、三因制宜、平衡阴阳的原则。

（一）药膳原料保健成分

1. 低聚糖 大豆、玉米、魔芋含低聚糖较多。现代研究表明，低聚糖具有降胆固醇、调节肠胃菌群、促进消化吸收、润肠通便、调节免疫力、抗肿瘤、保护肝功能等作用。

2. 多糖 芦笋、香菇、银耳、大枣、枸杞子、茯苓、黄芪等含有多糖物质。研究表明，多糖具有免疫调节、抗肿瘤、抗炎、抗病毒、抗氧化、抗辐射、降血糖、降血脂、保肝多种作用。

3. 皂苷 苦瓜、玉米、海参、茶等含皂苷。研究表明，皂苷具有多种多样且相当重要的生物活性，如抗肿瘤、抗真菌、防治心血管疾病、降血糖和免疫调节等功能。

4. 多酚 多酚主要存在于蔬菜、水果、茶叶、大蒜、黄豆中。现代研究表明，多酚具有辅助抑制肿瘤、抗氧化、降低胆固醇、降低血压、抗癌、预防心脑疾病等作用。

5. 黄酮 植物中的黄酮类化合物分布广、含量丰富，银杏叶、茶叶、大豆、山楂、沙棘含有黄酮较多。研究表明，黄酮具有降血脂、降血压、耐缺氧、抗衰老、抗氧化、清除自由基、保护心血管、抗肿瘤、保护脑神经系统等作用。

6. 植物雌激素 植物雌激素中异黄酮主要存在于大豆和大豆制品中，木聚素在亚麻种籽和粮食制品中含量较高。植物雌激素可发挥雌激素和抗雌激素的双重作用，此外还有抗氧化、抑制自由基、防乳腺癌和前列腺癌等功能。

7. 多肽 研究表明，生物活性肽具有多种生物学功能，如激素作用、免疫调节、抗血栓、抗高血压、降胆固醇、抑菌、抗病毒、抗癌作用等。这些活性多肽来源于蛋白质的水解产物，如牛肉、猪肉、鸡肉、大豆等。

8. 牛磺酸 牛磺酸以游离的形式普遍存在于动物的各种组织中，其中动物乳汁、脑以及心脏内较多。牛磺酸与促进智力、生长发育、维持视觉功能有关。

9. *L*-肉碱 *L*-肉碱主要来源于各种肉类食品，如猪肉、牛肉、羊肉、鱼肉等。*L*-肉碱具有减肥、促进脂肪酸氧化、减少体脂、提高机体耐受力等功能。

10. 植物固醇 植物固醇广泛存在于各种植物油、坚果和植物种子中，也存在于其他植物性食物如蔬菜、水果中。研究表明，植物固醇有降低胆固醇、治疗前列腺肥大、抑制肿瘤、抑制乳腺增生和调节免疫等作用。

11. 多不饱和脂肪酸 海鱼、大豆、玉米、葵花油等食物中都含有丰富的多不饱和脂肪酸。多不饱和脂肪酸有多种生理功能，如降低胆固醇、预防脂肪肝、抗肿瘤、抗炎、保护视力、调控基因表达等。

12. 磷脂 磷脂在动物体内多存在于脑和神经组织中，心和肝的含量也不少；在植物体中以种子含磷脂量较多。研究表明，磷脂具有改善记忆、增强神经传导、预防高血压和冠心病、降低胆固醇、预防脂肪肝、降血糖、美容等功能。

13. 天然色素 代表性的天然色素有胡萝卜素、番茄红素、叶绿素、叶黄素等。番茄红素具有多种保健功能，如抗氧化、清除自由基、抑制肿瘤细胞增殖等。

14. 生物碱 近年研究较多的有茶叶、荷叶、酸枣、川芎等。具有抗肿瘤、扩张血管、增加脑血流、改善微循环、防止血栓形成、降血脂、降血压、抑菌、杀虫等作用。此外，具有升高白细胞，提高免疫力和中枢神经系统调节作用。

（二）药膳养生机制

1. 减肥作用 临床观察减肥方（山楂、苦丁茶、丹参、决明子、茯苓、白术等）的作用，表明该方减肥降脂作用显著，治疗后临床症状积分、体重指数、腰围、臀围、劳动心率、血脂指标中总胆固醇（TC）及三酰甘油（TG）等均较治疗前显著降低。

2. 降血脂作用　通过山楂菊花饮（山楂、菊花、泽泻、葛根等）对家兔实验性高脂血症的预防与治疗检测，家兔血浆中 TC、TG、LDL－C 均明显下降，对高血脂有预防与治疗作用。

3. 抗衰老作用　药膳干烧黄芪鱼具有一定的抗氧化作用，并对雄性衰老小鼠生殖系统 NO 含量及 NOS 活力有一定影响。另有回春汤与八仙糕等亦有动物实验。

4. 增强免疫作用　复方阿胶浆、阿胶补血颗粒、东阿阿胶元浆、阿胶神口服液等产品均有补血、增强免疫力等作用。

5. 增强应激与记忆作用　菊麦茶饮（菊花、麦冬、桑椹、女贞子等）能显著提高小鼠的各种应激能力，提高小鼠的运动耐力、耐寒及耐缺氧能力。

6. 抗疲劳作用　动物实验表明，桑椹醋的试验组小鼠游泳时间明显长于对照组，说明桑椹醋有一定的抗疲劳作用。

7. 亚健康的调养　根据亚健康的症状特点以辨证调养，如肝郁气滞型予以二花茶、柴甘枸杞茶等药膳方；痰湿内生型予以橘红糕、半夏山药粥等药膳方等。

8. 防癌抗癌　合理的药膳能有效改善肿瘤化疗病人的营养状况、自觉症状和对化疗的耐受性，而具体癌症当辨证调养。

9. 促进乳汁分泌　催乳药膳（黄芪、当归、通草、王不留行、猪蹄）总有效率为 90%。

10. 糖尿病的调养　中医食疗药膳可明显降低 2 型糖尿病患者的临床症状，改善机体的不良代谢状态，是治疗 2 型糖尿病安全而有效的方法。

【中药养生】

（一）单味药物作用

1. 对营养素及其代谢的影响　杜仲、牛膝、冬虫夏草有促进蛋白质合成代谢的作用，人参、白术等对蛋白质代谢有双向调节作用；黄芪、何首乌、女贞子等药物具有降脂作用；黄精、玉竹、麦冬等药物具有调节糖代谢作用；人参、鹿茸等含有丰富的铁，白术、牡蛎等含有多量的锌，肉桂、大黄等含有多量的铜。

2. 对免疫功能的影响　海参、黄柏等可激活包括脾脏和胸腺在内的中枢性免疫器官，黄精、百合等可提高外周淋巴细胞的百分率，均具有免疫促进作用；平肝息风药石决明、清热退蒸药青蒿、温里散寒药肉桂、活血散瘀药川芎等具有抑制免疫应答作用；清热通便药大黄，补益药当归、杜仲、棉花籽等具有免疫调节效应。

3. 调节内脏功能　人参加强大脑皮质的兴奋和抑制过程，使兴奋和抑制得到平衡，亦可使冠状动脉血流量增加，阻力下降，减慢心率，降低心肌耗氧，改善心功能不全的血流动力学状况，改善心肌的血液供应。补骨脂、杏仁、茶叶、细辛等防治老年慢管炎和肺气肿等病有显著效果。白术、龙胆等均有助于老人消化和消化腺疾病的缓解和功能的康复。仙茅、菟丝子等具有雄性激素样作用，人参、刺五加等可改善垂体促肾上腺皮质激素的分泌。车前子增加尿酸、尿素排出，杜仲之补钾和猪苓之排钾等。鹿茸、阿胶、紫河车等有促进骨髓代谢、促进红细胞和血红蛋白增生。

4. 延缓衰老作用　灵芝、银耳、人参茎叶等药物均对动物（如家蚕、果蝇、小白鼠、豚鼠、鹌鹑等）平均寿命和最高寿命有延长的效果。近年来应用细胞传代的研究方法，表明人参、黄芪、何首乌、茶叶、罗布麻等，具有不同程度的提高细胞传代能力的作用。当归、黄精、漏芦等有降低过氧化脂质的效能。另有抗感染的药物，近年来研究的就有百余种，如金银花、连翘、大青叶、板蓝根等；天麻、灵芝等具有提高耐缺氧能力的效果；黄芪、当归、鹿茸等具有改善因组织低氧与代谢障碍所引起的疲劳的效能；茶叶、生地黄等，具有抗辐射的效能。

（二）中药复方作用

1. 玉屏风散　来源于《丹溪心法》，由防风、黄芪、白术组成，具有益气、固表、止汗的功效。现代主要用于预防反复上呼吸道感染、慢性肾炎、过敏性鼻炎、慢性荨麻疹、病毒心肌炎、小儿夏季热等病。

2. 生脉散 来源于《内外伤辨惑论》。由人参、麦冬及五味子组成，有益气养阴、复脉固脱功效，平时亦有补养之效。现代应用主要为强心复脉、抗休克、滋补强壮。

3. 四君子汤 来源于《太平惠民和剂局方》，全方由人参、白术、茯苓、炙甘草四味药物组成。具有益气健脾的功效，是治疗脾虚证的代表方剂。现代广泛应用于临床各科，如慢性浅表性胃炎、消化性溃疡、慢性肝炎以及妇科、儿科等疾患属脾胃气虚者。

4. 逍遥散 来源于《太平惠民和剂局方》，由柴胡、当归、白芍、白术、茯苓、甘草、生姜、薄荷组成。具有疏肝解郁，健脾和营的功效。现代主要用于肝炎、肝硬化、胆囊炎、神经系统疾病、乳腺增生、慢性睾丸炎、前列腺疾病、更年期综合征、月经不调，以及眼科、口腔科、鼻科等疾病。

5. 六味地黄丸 来源于《小儿药证直诀》。由熟地黄、山茱萸、山药、泽泻、茯苓、牡丹皮组成。具有滋补肝肾的功效。现代主要用于慢性肾炎、肾病综合征、高血压、糖尿病、神经衰弱、甲状腺功能亢进、库欣综合征、不育症以及肿瘤防治等。对六味地黄丸的研究集中在对心血管系统的影响、抗应激作用、延缓衰老作用上。